中华中医药学会肿瘤分会
北京中西医肿瘤防治技术创新联盟　组织编写

# 抗癌秘验方

**KANGAI MIYANFANG**

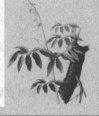

◎ 杨建宇 林才志 冯 利 主编

化学工业出版社
·北京·

本书以常见的 30 余种癌症为主线，将治疗各型癌症的中医秘验方归纳为辨证施治、辨病施治、转移术后放化疗方、单方偏方，内容包括药物组成、功效主治、用法、来源等内容，可供各级中医师及中西医结合医师临证参考，也可启发中药新药研发，还可供癌症患者和关注健康的大众读者阅读。

**图书在版编目（CIP）数据**

抗癌秘验方/杨建宇，林才志，冯利主编. —3 版. —北京：
化学工业出版社，2019.5（2024.10重印）
ISBN 978-7-122-33998-0

Ⅰ.①抗… Ⅱ.①杨…②林…③冯… Ⅲ.①癌-验方
Ⅳ.①R289.5

中国版本图书馆 CIP 数据核字（2019）第 037783 号

责任编辑：李少华　　　　　　　　　装帧设计：刘丽华
责任校对：王　静

出版发行：化学工业出版社（北京市东城区青年湖南街 13 号　邮政编码 100011）
印　　装：北京盛通数码印刷有限公司
850mm×1168mm　1/32　印张 11¾　字数 317 千字
2024 年 10 月北京第 3 版第 7 次印刷

购书咨询：010-64518888　　　　　　售后服务：010-64518899
网　　址：http://www.cip.com.cn
凡购买本书，如有缺损质量问题，本社销售中心负责调换。

定　　价：39.80 元

# 编写人员名单

主　编　杨建宇　林才志　冯　利

副主编　郭正刚　王睿林　李　杨

编写人员　（按姓氏笔画排序）

王立福　王春鹏　王睿林

王聪梅　田　森　冯　利

朱庆文　任晓芳　刘亚明

刘丽红　苏鹏宇　李　杨

李志明　李希伟　杨述特

杨建宇　杨剑峰　吴　敏

邹昊宸　张　斌　陈文英

林才志　庞丹丹　郭正刚

桑秀秀　崔延飞　程伟玲

主　审　孙光荣　周宜强

由于社会、环境、生活等多种因素的综合作用，目前癌症已成为导致死亡的首位病因，严重威胁人民的健康。中医药在防癌抗癌、减少放化疗副作用、延长生存期、提高生存质量等方面一直被认为具有肯定的疗效，在攻克癌症方面被寄予很大希望。

中医药治疗癌症在中医文献中历来就有很多报道，在长期的临床实践中积累了丰富经验，并留下众多验方效方。收集整理中医药治疗癌症的秘验方对于促进中医临床的发展和癌症治疗的研究大有裨益。据此，作者收集整理大量文献报道，将抗癌验方汇于一书，以期能为临床医师和癌症患者提供参考。

本书以常见的 30 余种癌症为主线，将治疗各类癌症的中医秘验方归纳为辨证施治、辨病施治、转移及术后放化疗方、单方偏方四类，内容包括药物组成、功效主治、用法、来源等内容，可供各级中医师及中西医结合医师临证参考，也可启发中药新药研发，还可供癌症患者和关注健康的大众读者阅读。

需要郑重说明，作者诊治的每一位肿瘤病人的处方都不是照抄照搬别人的或者是书上的。因为中医最讲究的是治本，辨证论治，个性化治疗，最忌万人一药、千人一方，大都是根据每位病人的不同情况有针对性地求本处方治疗，几乎是一人一方。因此，对本抗癌系列书中所有处方的使用，都要在中医师（最好是肿瘤专业的执业中医师）指导下应用，切不可盲目套用，以免发生意外。需要特别说明的是，有些抗肿瘤中药是大辛大热有很大偏性的，即俗语所说是有毒的，如果不在中医肿瘤执业医师指导下合理使用，恐怕会有性命之虞，因此，凡是直接应用本系列抗癌书上的处方者，务必要在执业中医师指导下合理应用。

由于时间有限，疏漏之处在所难免，敬请广大读者指正！

编者
2019 年 2 月

# 目录

# 第一章

## 脑　瘤

颅脑肿瘤主要是指颅内的新生物，包括脑实质及其邻近组织的多种原发瘤以及转移瘤。其成因主要是由于风、火、痰湿、血瘀、气滞相互作用，加之脏腑虚弱，清气不升，致使血行不畅，痰湿结聚，阳气阻滞，闭阻脉络，日久形成肿瘤。其临床表现为头痛、恶心、呕吐、眩晕等。

### 一、辨证施治秘验方

#### 涤痰化瘀通窍汤

【药物组成】石菖蒲 10g，郁金 10g，半夏 12g，天南星 9g，川芎 12g，桃仁泥 10g，红花 6g，全蝎 6g，泽泻 15g，牛膝 12g，瓜蒌 30g，山慈菇 12g，白花蛇舌草 30g，大黄 6g。

【加减】头晕肢抽者，加天麻 12g，钩藤 24g，石决明 30g，蜈蚣 3 条；头痛甚者加天麻 12g，蔓荆子 10g；恶心呕吐甚者加赭石 30g，苍术 12g，姜竹茹 12g，白豆蔻 6g；肝肾阴虚者，加生地黄 24g，枸杞子 30g，龟甲 30g，牡蛎 30g，鳖甲 30g；肾气虚者，加杜仲 15g，菟丝子 30g，巴戟天 15g，淫羊藿 30g；热毒甚者，加龙胆 12g，栀子 9g，黄芩 9g，半枝莲 30g，羚羊角粉 5g（冲服）；视物昏花者，加青葙子 12g，枸杞子 20g，决明子 24g；耳闷重听者，加路路通 20g，磁石 30g；气虚肢体不遂者，加黄芪 30g，当归 9g，地龙 15g，桑枝 30g。

【功效主治】涤痰开窍，软坚消肿，活血化瘀，清热解毒。治疗脑瘤。

【用法】每日1剂，水煎服。

【来源】中医杂志，2005，46（8）：611。

## 加味菊明汤

【药物组成】野菊花、决明子、连翘、生牡蛎、生黄芪、茯苓、白茅根各30g，木贼、瓦楞子、白芍各15g，山豆根、蜂房、全蝎各10g。

【加减】头痛甚者加白芷、水蛭各10g；恶心、呕吐甚者加竹茹、半夏各12g；半身不遂者加乌梢蛇、牛膝各12g。

【功效主治】解毒散结，化瘀利水，柔肝息风。治疗脑瘤。

【用法】每日1剂，水煎服，20天为1个疗程，连服1～3个疗程。

【来源】陕西中医，2007，28（9）：1183-1184。

## 脑瘤消方

【药物组成】金银花15g，连翘15g，蒲公英15g，紫花地丁15g，夏枯草15g，三棱12g，莪术12g，半枝莲15g，白花蛇舌草15g，瓜蒌20g，瓦楞子15g，礞石20g，水蛭15g，蜈蚣3条，猪苓40g，牡蛎15g。

【功效主治】祛痰软坚，活血通经。治疗脑瘤。

【用法】水煎取250ml，每日1剂，3～6个月为1个疗程。

【来源】山东中医药大学学报，1997，21（1）：52-53。

## 蛇枝黄芩汤

【药物组成】白花蛇舌草15g，半枝莲12g，生黄芪30g，土茯苓18g，生白术15g，当归12g，大黄6g，黄连9g，葛根12g，无花果12g。

【功效主治】健脾化痰祛瘀，软坚散结解毒。治疗脑瘤。

【用法】水煎服，每日 1 剂。

【来源】山东中医药大学学报，2010，34（5）：424-426。

## 加味救脑汤

【药物组成】辛夷 9～12g，川芎 15～30g，细辛 3～6g，蔓荆子 15～30g，白芷 10～30g，半夏 6～12g，当归 15～30g，葶苈子 15～30g，赭石 15～30g（先煎）。

【功效主治】祛风化痰，散瘀止痛。治疗脑瘤。

【用法】水煎服，每日 1 剂，连续治疗 10 天为 1 个疗程。

【来源】湖北中医杂志，2002，24（1）：29。

## 桃红四物汤加味

【药物组成】当归、川芎、赤芍、桃仁、红花、三棱、莪术、猪苓、土鳖虫、白术各 10g，生地黄、泽泻、石菖蒲各 15g，茯苓 20g，蜈蚣 2 条。

【功效主治】活血养血。主治瘀血阻滞型脑瘤。

【用法】水煎服，每日 1 剂。

【来源】广西中草药，1988，3：30。

## 脑瘤汤

【药物组成】夏枯草 30g，海藻 30g，石见穿 30g，野菊花 30g，生牡蛎 30g，昆布 15g，赤芍 15g，桃仁 9g，白芷 9g，生天南星 9g，蜈蚣 9g，王不留行 12g，蜂房 12g，全蝎 6g，天龙片 15 片。

【功效主治】化痰解毒。主治痰湿结聚型脑瘤。

【用法】水煎服，每日 1 剂。天龙片分 3 次随汤药吞服。

【来源】抗癌中草药制剂. 北京：人民卫生出版社，1981：308。

## 鱼耳汤

【药物组成】火鱼草 50g，苍耳草 50g，薏苡根 50g，蛇六谷

30g，重楼 30g，钩藤 12g。

【加减】头痛加全蝎、僵蚕、石决明；呕吐加姜半夏、旋覆花、赭石；视物不清加决明子、墨旱莲。

【功效主治】解毒平肝。主治毒热内盛型脑瘤。

【用法】水煎服，每日 1 剂。

【来源】抗癌中草药制剂. 北京：人民卫生出版社，1981：310。

## 平消丹

【药物组成】枳壳 30g，干漆 6g（炒），五灵脂 15g，郁金 18g，白矾 18g，仙鹤草 18g，消石 18g，制马钱子 12g。

【功效主治】利湿活血解毒。主治瘀滞湿阻型脑瘤。

【用法】上药共研成细末，水泛为丸。每次服 1.5～6g，每日 3 次，开水送下。

【来源】中医肿瘤学（上）. 北京：科学出版社，1983：338。

## 脑瘤丸

【药物组成】红粉 240g，郁金 240g，血竭 120g，蛤粉 120g，雄黄 120g，硇砂 30g，荆芥穗 30g，急性子 30g，川芎 30g，乳香 30g，没药 30g，朱砂 30g，杜仲 30g，穿山甲 30g，蜗牛 30g，槐花 30g，全蝎 30g，丁香 30g，黑芝麻 30g，天麻 15g，白及 15g，煅金礞石 15g，炒巴豆仁 150g，苍术 60g，银朱 60g，琥珀 60g，炮姜 60g，白芷 90g，大黄 90g，蝉蜕 9g，麝香 9g，蜈蚣 10 条，斑蝥 30 个。

【功效主治】破血解毒。主治瘀毒内结型脑瘤。

【用法】以上各药共研细末，和枣肉为丸，每丸重约 3g，口服，每次 2～4 丸，每日 1 次。

【来源】抗癌中草药制剂. 北京：人民卫生出版社，1981：310。

## 通窍活血汤加味

【药物组成】麝香 1g（分 6 次吞服），桃仁、大枣、赤芍各

15g，红花、黄酒各 10g，老姜 12g，川芎 20g，葱 3 根，田三七 8g（研细末，分 6 次服）。

【功效主治】活血祛瘀。治疗瘀血阻滞型颅内肿瘤（脊索瘤）。

【用法】水煎服，每日 3 次，两日 1 剂。

【来源】新中医，1989，21（5）：41。

## 龙胆泻肝汤加减

【药物组成】生地黄 20g，赤芍 10g，龙胆 10g，黄芩 10g，泽泻 15g，木通 10g，牛膝 15g，栀子 10g，当归 10g，夏枯草 20g，野菊花 10g，蛇六谷 20g（先煎 2h），车前草 30g。

【功效主治】清肝胆实热，活血解毒清热。治疗肝胆湿热，热瘀壅结型脑瘤。

【用法】水煎服，每日 1 剂。

【来源】中医肿瘤学（上）. 北京：科学出版社，1983：338。

## 补阳还五汤加减

【药物组成】生黄芪 30g，当归 9g，赤芍、白芍各 12g，瓜蒌皮 15g，王不留行 15g，夏枯草 15g，海藻 15g，生牡蛎 30g，生天南星 30g，蛇六谷 30g（先煎），蜂房 12g，香白芷 12g，补骨脂 12g，薜荔果 15g。

【功效主治】补气活血。治疗气虚血瘀型脑瘤。

【用法】水煎，每日 1 剂，分两次服。

【来源】上海中医药杂志，1987，7：8。

## 化瘤丹方

【药物组成】硇砂 12g，冰片 15g，天麻 12g，白及 6g，金礞石 45g，荆芥穗 45g，蜈蚣 3 条，章丹 60g（煅），全蝎 9g（炒），巴豆霜 12g，大黄 60g，麝香 3g，血竭 21g，苍术 30g，粉甘草 12g，川芎 12g，没药 21g，蟾酥 15g（以乳汁泡化），乳香 21g，朱砂 15g，金银花 12g，斑蝥 7 个（去头翅），雄黄 30g，杜仲 12g，穿山甲 45g（醋炙），沉香 30g，蜗牛 12g。

【功效主治】破血疏肝，解毒行气。治疗脑瘤、喉癌、食管癌、子宫癌等。

【用法】共研成细末，与黄酒、乳汁蟾酥为糊丸，如小黄豆粒大，每次服 3～5 丸。

【来源】癌症的治疗与预防. 北京：春秋出版社，1988：174。

## 雄姜散

【药物组成】老姜 100g，雄黄 100g。

【功效主治】杀虫温阳。治疗脑瘤、肝癌、淋巴癌、骨肉瘤等。

【用法】取老姜刷去泥沙（不洗），除去叉枝，用小刀挖一小洞，挖空中心，四壁仅留半厘米厚，填装入雄黄粉，以挖出的姜渣封口，置陈瓦上用木炭火焙烤 7～8h，至呈金黄色，脆而不焦为度，离火放冷，研细，过 80 目筛，剩余姜渣可一并焙干后研细，拌入粉内，即得。外用，取安庆膏药以微火烘开，均匀撒上雄姜散，可按瘤块、痛点、穴位三结合原则选定贴敷部位，隔日换药1 次。

【来源】抗癌中草药制剂. 北京：人民卫生出版社，1981：191。

## 化痰逐瘀消瘤汤

【药物组成】川芎、钩藤、天麻、陈皮、清半夏各 10g，白花蛇舌草、半枝莲、丹参、茯苓、炒白术各 15g，甘草 6g。

【加减】气滞血瘀型加当归 10g，鸡血藤 20g，郁金 10g，以化瘀活血行气；气阴两虚型加太子参 15g，生黄芪 20g；风湿痹阻型引起的活动不利，手足疼痛麻木加桑寄生、川牛膝、皂角刺、威灵仙各 15g，独活、羌活各 10g，以止痛通络、祛风胜湿；瘀毒内阻型可加金荞麦、山慈菇、夏枯草、土茯苓各 15g，全蝎 3g，露蜂房6g，以化瘀解毒清热；痰湿凝聚型加车前子、胆南星各 10g，以化痰祛湿。

【功效主治】攻毒扶正，涤痰化瘀。

【用法】水煎服，每剂煎 100ml，每日 1 剂，连续治疗 3 个月。

【来源】曹慧琴．化痰逐瘀消瘤汤联合放疗对原发性脑瘤的疗效观察［J］．陕西中医，2016，09：1207-1208。

## 脑瘤方

【药物组成】天麻 10g，黄芪 20g，川芎 10g，地龙 12g，僵蚕 8g，土鳖虫 10g，牛膝 10g，蜈蚣 2 条，全蝎 6g，泽泻 12g，大黄 6g，重楼 20g，半枝莲 20g，制附片 10g，壁虎 10g，甘草 5g。

【功效主治】化瘀涤痰，扶正攻毒。适用于恶性脑胶质瘤。

【用法】每剂煎两次，每次加水 500ml，煮沸后约 20min 滤出煎液 180ml。

【来源】梁松岳．脑瘤方加放疗治疗恶性脑胶质瘤的临床疗效观察．湖南中医药大学，2013。

## 验方

【药物组成】守宫 6g，蜈蚣 2 条，干蟾蜍 10g，青龙衣 30g，丹参 30g，赤芍 30g，川芎 15g，三棱 12g，莪术 12g，当归 20g，地龙 10g。

【加减】体弱乏力，舌淡红，苔薄白，脉弱者，加太子参 12g，生黄芪 30g；头晕，头痛，头胀，舌红，苔黄，脉弦数者，加天麻 10g，钩藤 20g，龙骨、牡蛎各 30g，夏枯草 30g，菊花 12g，磁石 30g。

【功效主治】活血化瘀，以毒攻毒。治疗脑瘤。

【用法】水煎取 200ml，每日一剂，3 个月为 1 个疗程。

【来源】河北北方学院院报（医学版），2005，3（6）：42。

## 验方

【药物组成】夏枯草 24g，昆布 24g，生牡蛎 30g，象贝母 9g，生、熟薏苡仁各 24g，茯苓 12g，天龙 2 条。

【功效主治】化痰软坚。

【用法】水煎，每日1剂，分3次服。

【来源】肿瘤的辨证施治. 上海：上海科学技术出版社，1980：136。

## 验方

【药物组成】水红花子30g，姜半夏12g，生天南星12g，浙贝母12g，远志6g，煅牡蛎30g，煅瓦楞15g，昆布30g，地龙3g。

【功效主治】化痰活血。

【用法】水煎，每日1剂，分3次服。

【来源】肿瘤的辨证施治. 上海：上海科学技术出版社，1980：136。

## 验方

【药物组成】黄药子15g，僵蚕12g，姜半夏12g，水红花子24g，夏枯草12g，制天南星12g，土茯苓24g，杭白芍12g，生薏苡仁24g，蜈蚣2条。

【功效主治】化痰解毒。

【用法】水煎，每日1剂，分3次服。

【来源】肿瘤的辨证施治. 上海：上海科学技术出版社，1980：136。

## 验方

【药物组成】(1) 脑瘤汤：当归10g，川芎10g，荆芥穗10g，防风3g，天麻10g，枸杞子15g，三棱10g，白术10g，桃仁10g，红花10g，蝉蜕10g，全蝎10g，僵蚕15g，蜈蚣5条。

(2) 消瘤丸（原老丹）：红粉片90g，硇砂60g，血竭90g，礞石60g，白及90g，珍珠15g，乳香、没药各15g，天麻90g，蜈蚣200条，僵蚕90g，苏合香30g，全蝎300g，斑蝥30g，蝉蜕90g，沉香30g，木香60g，白术90g，大黄90g，巴豆120g（炒黑），雄黄 120g，牛黄 150g，冰片 30g，麝香 15g。

【加减】大便燥结加大黄 15g，芒硝 10g（冲）；饮食不振加刀豆 15g，甘松 15g；睡眠不好加合欢皮 15g，白芍 15g，琥珀 2g；寒湿顽痰阻滞经络加天南星 10g，半夏 15g，芥子 10g，橘络 10g，干姜 6 片或苏合香丸 1 丸；寒湿化火，毒热内蕴，神昏加安宫牛黄丸、至宝丹、紫雪散；瘀血阻滞经脉加大黄 10g，穿山甲 10g，姜黄 10g 或大黄䗪虫丸。

【功效主治】平肝活血解毒。

【用法】脑瘤汤：水煎服，每日 1 剂。消瘤丸：每丸如桐子大，每次服 2 丸，可逐渐加量至 5～6 丸。

【来源】癌症的治疗与预防. 北京：春秋出版社，1988：196。

## 验方

【药物组成】石决明 15g，菊花 30g，牡蛎 15g，钩藤 15g，威灵仙 30g，蚕沙 10g，蜂房 9g，僵蚕 9g，地龙 9g，蜈蚣 3 条，全蝎 6g。

【功效主治】疏风解毒。治疗脑瘤头痛严重，呕吐抽搐，视物障碍者。

【用法】水煎服，每日 1 剂。

【来源】中医肿瘤学（上）. 北京：科学出版社，1983：338。

## 验方

【药物组成】当归 10g，川芎 10g，白芷 10g，苍耳子 10g，蜈蚣 7 条，蝉蜕 10g，百部 15g，土茯苓 40g，海藻 15g，牡蛎 15g，莪术 10g，党参 10g，苍术 10g，薏苡仁 10g，陈皮 10g，高良姜 15g，肉桂 15g，牵牛子 30g，槟榔 30g。

【功效主治】破血疏风祛湿。治疗脑瘤（胶质瘤）。

【用法】每日 1 剂，水煎 2 次，早晚分服。

【来源】癌症的治疗与预防. 北京：春秋出版社，1988：147。

## 验方

【药物组成】川芎 10g，白芷 10g，荆芥穗 10g，蔓荆子 10g，当归 10g，莪术 10g，枳壳 10g，蝉蜕 10g，僵蚕 10g，全蝎 10g，蜈蚣 5 个，乌梢蛇 10g，斑蝥 5 个，滑石 15g，干姜 30g，肉桂 30g，附子 30g，熟地黄 30g，党参 10g，牵牛子 30g，槟榔 30g，大黄 15g，芒硝 15g（冲）。

【功效主治】养气行气，破血解毒。治疗脑瘤（星形细胞瘤）。

【用法】每日 1 剂，水煎 2 次，早晚分服。

【来源】癌症的治疗与预防. 北京：春秋出版社，1988：146。

## 验方

【药物组成】半夏 15g，陈皮 10g，威灵仙 30g，茯苓 10g，胆南星 10g，枳实 10g，苍术、白术各 10g，石菖蒲 10g，郁金 10g，竹茹 10g，青礞石 15g，瓜蒌 30g，猪苓 30g。

【功效主治】化痰利湿。治疗痰湿阻络型脑瘤。

【用法】水煎服，每日 1 剂。

【来源】中医肿瘤学（上）. 北京：科学出版社，1983：337。

## 验方

【药物组成】茯苓 30g，陈皮 12g，法半夏 12g，生天南星 12g（先煎），瓜蒌 24g，天麻 12g，薏苡仁 30g，穿山甲 15g，白芷 12g，半枝莲 30g。

【功效主治】清痰祛浊。治疗痰浊阻窍型脑瘤。

【用法】水煎服，每日 1 剂。

【来源】百病良方（第二集）. 重庆：科学技术文献出版社重庆分社，1983：213。

## 验方

【药物组成】熟地黄 15g，山茱萸 15g，茯苓 10g，菟丝子 10g，益智 10g，泽泻 10g，附子 6g，肉桂 3g，牛膝 10g，鹿角胶 10g，车前子 10g，补骨脂 10g，白术 10g。

【功效主治】健脾温肾。治疗脾肾阳虚型脑瘤。

【用法】水煎服，每日 1 剂。

【来源】中医肿瘤学（上）. 北京：科学出版社，1983：337。

## 验方

【药物组成】生地黄、熟地黄各 10g，山茱萸 15g，山药 10g，泽泻 10g，茯苓 10g，菊花 10g，怀牛膝 10g，钩藤 10g，白芍 15g，玄参 15g，生牡蛎 30g，枸杞子 12g，生龟甲 20g，女贞子 15g，生赭石 20g。

【功效主治】清肝滋肾，平肝息风。治疗肝风内动，肾阴不足型脑瘤。

【用法】水煎服，每日 1 剂。

【来源】中医肿瘤学（上）. 北京：科学出版社，1983：336。

## 验方

【药物组成】当归 12g，川芎 12g，赤芍 12g，生地黄 15g，桃仁 12g，红花 12g，莪术 15g，穿山甲 15g，土鳖虫 12g。

【功效主治】行气化瘀。治疗气滞血瘀型脑瘤。

【用法】水煎服，每日 1 剂。

【来源】百病良方（第二集）. 重庆：科学技术文献出版社重庆分社，1983：213。

二、辨病施治秘验方

### （一）垂体肿瘤方

#### 乌茜散

【药物组成】海螵蛸（乌贼骨）40g，茜草 10g。

【功效主治】酸涩止血。治疗脑垂体后叶瘤并便血症。

【用法】共研为细面，每次服 6～10g，每日服 2～3 次。亦可水煎服。

【备注】本方对其他出血病证亦有显著疗效，可随它药同用，也可单独使用，药性平和，服后无不良反应。

【来源】千家妙方. 北京：中国人民解放军战士出版社，1982：577。

## 白头翁黄酒汤合蟾酥解毒丸

【药物组成】(1) 白头翁黄酒汤：白头翁 12g。

(2) 蟾酥解毒丸：蟾酥 6g，轻粉 3g，寒水石 15g，铜绿 3g，醋炙没药、醋炙乳香各 3g，胆矾 3g，雄黄 6g，朱砂 10g，活蜗牛 600g。

【功效主治】祛风化湿清热。治疗湿热阻络型脑垂体瘤。

【用法】(1) 白头翁黄酒汤：将白头翁浸于黄酒中，4h 后，加水 800ml，煎药 40min，余 600ml。每日服 2～3 次，每次服 200ml。

(2) 蟾酥解毒丸：除活蜗牛、蟾酥外，其余药物共为细末，然后将蜗牛捣烂，再同蟾酥合研调黏，加入药末，共捣匀后为丸，如绿豆大小，阴干，储存。每日服 2 次，每次 3 丸，温开水送下。

【备注】上述药物均不能服用过量，过量则有头晕、恶心加重之反应，当停药 1 日，即可消失。"蟾酥解毒丸"送服时应以温开水，切勿用较热开水服用，否则也可引起恶心等症，必须注意。

【来源】千家妙方. 北京：中国人民解放军战士出版社，1982：576。

## 验方

【药物组成】丹参 20g，桃仁 12g，红花、白术、半夏、天麻、僵蚕、白芷各 9g，枸杞子、松萝各 15g，川芎、全蝎各 4.5g。

【功效主治】祛痰活血。治疗痰瘀阻络型脑垂体嗜酸细胞腺瘤。

【用法】每日 1 剂，水煎服。

【来源】浙江中医学院学报，1984，3：31。

## 验方

【药物组成】羚羊角粉 2g（吞），僵蚕、杭白菊、当归、益母草、石斛夜光丸（2 次吞）、钩藤各 9g，全蝎 4g（研吞），蜈蚣 4 条，枸杞子 20g，女贞子 15g。

【功效主治】清肝滋肾。治疗肝风内动，肾阴不足型脑垂体嫌色性细胞腺瘤。

【用法】每日 1 剂，水煎服。

【来源】浙江中医学院学报，1983，3：31。

## 验方

【药物组成】丹参、菊花、夏枯草、石菖蒲、莪术、半枝莲、益母草各 15g，茯苓 12g，三棱、枸杞子、党参各 10g，山慈菇、淫羊藿、鹿角各 9g。

【加减】脾气虚者加黄芪 15g，白术 10g，薏苡仁 30g；平肝加钩藤、葛根、决明子各 15g；软坚抗瘤可加白花蛇舌草 30g，牡蛎 30g，浙贝母 9g，海藻 9g，僵蚕 9g。

【功效主治】活血解毒清肝。治疗血瘀热壅型脑垂体嫌色性细胞腺瘤。

【用法】每日 1 剂，水煎，分两次服。

【来源】上海中医杂志，1983，4：28。

### （二）脑干肿瘤方

## 抗脑瘤饮

【药物组成】白花蛇舌草 60g，半枝莲、野葡萄藤各 30g，沙氏鹿茸草、僵蚕、地龙、蝉蜕各 10g，重楼、海藻、夏枯草、牡蛎（先下）各 15g。

【功效主治】清热解毒。治疗热毒壅聚型脑干肿瘤。

【用法】水煎服，每日 1 剂。

【来源】江西中医药，1989，2：28。

## 益气聪明汤加味

【药物组成】生黄芪、炒党参各 15g，钩藤（后下）、蔓荆子、夏枯草、黄柏各 10g，白芍 12g，升麻、防风、炙甘草各 3g，柴胡、葛根各 6g，制川乌、制草乌、苍耳子、辛夷各 9g。

【功效主治】益气行气。治疗气虚气滞型脑干肿瘤。

【用法】每日 1 剂，水煎，分两次服。

【来源】新中医，1985，17（4）：31。

## 昆藻二陈汤加味

【药物组成】昆布、海藻各 18g，法半夏、茯苓、陈皮、夏枯草、天葵、瓜蒌子各 10g，砂仁、甘草各 6g。可加川芎、葛根各 10g，桔梗 6g，以引药上行达病所。

【功效主治】祛湿化痰。治疗痰湿阻络型脑干肿瘤。

【用法】每日 1 剂，水煎，两次服。可加服消瘤丸，每次 6g，每日 3 次。

【来源】新中医，1989，21（5）：40。

## （三）蝶鞍肿瘤方

## 通窍活血汤加味

【药物组成】赤芍 10g，当归 15g，川芎 10g，桃仁 10g，红花 6g，滇三七 5g，穿山甲 10g，三棱 10g，莪术 10g，建菖蒲 6g，麝香 0.2g。

【加减】久服后去桃仁、红花、麝香，加鸡内金 8g，怀山药 10g。基本好转时用杞菊地黄丸调理。

【功效主治】活血化瘀。治疗瘀血阻窍型蝶鞍肿瘤。

【用法】水煎，分两次服，每日1剂。

【来源】湖南中医杂志，1986，4：46。

### 验方

【药物组成】丹参12g，何首乌15g，生地黄15g，白芍12g，女贞子15g，墨旱莲（旱莲草）12g，旋覆花10g，生赭石30g（先煎），珍珠母20g（先煎），广陈皮5g，竹茹10g，天葵10g，蜈蚣1条，蛇蜕3g（焙），紫草10g，牛膝10g，黄连3g。

【功效主治】平肝益肾，养血益气。治疗肝肾亏虚，气血不足型颅底鞍区占位性病变，脑部蝶鞍肿瘤。

【用法】水煎服，每日1剂。可根据病情化裁。

【来源】黑龙江中医药，1983，3：28。

## （四）脑膜瘤方

### 验方

【药物组成】土茯苓75g，何首乌、钩藤各25g，决明子20g，菊花、桃仁各15g，川芎10g，当归50g。

【功效主治】养血利湿，平肝解毒。治疗肝经湿热型脑膜瘤。

【用法】水煎服，每日1剂。随症加减。

【来源】抗癌本草. 武汉：湖南科学技术出版社，1987：20。

## （五）脑室脉络丛肿瘤方

### 验方

【药物组成】丹参15g，白芷、松萝、葶苈子、钩藤、姜半夏、竹茹、僵蚕各9g，蝉蜕、胆南星、藁本、甘草各6g。

【功效主治】化痰活血。治疗痰瘀阻窍型脑室脉络丛乳头状瘤。

【用法】每日1剂，水煎服。

【来源】浙江中医学院学报，1984，3：31。

## 三、转移及术后、放化疗方

### 威灵仙合剂

【药物组成】威灵仙、薏苡仁、八月札 30g，重楼、橘叶、郁金各 15g，党参、白术、白芍、茯苓各 9g。

【功效主治】利湿解毒补气。治疗转移性脑癌癫狂。

【用法】合剂浓煎 200ml，每次 20ml，每日服 3 次。化疗时加扶正药。

【来源】福建中医药，1987，18（5）：34。

### 振萎启明散

【药物组成】黄芪 500g，马钱子 30g，蜈蚣 60 条，黑豆 300g，新鲜胎盘 1 个。

【功效主治】养血活血，益气解毒。治疗垂体腺瘤并发现神经萎缩手术后。

【用法】将马钱子用麻油炸至内呈紫红色，与胎盘瓦上焙干，诸药共研细面。淡盐水冲服，每次 3g，每日 3 次。

【来源】中医杂志，1988，6：57。

### 脑瘤Ⅰ号方、脑瘤Ⅱ号方

【药物组成】（1）脑瘤Ⅰ号方：蛇六谷 30g，白花蛇舌草 30g，半边莲 15g，半枝莲 15g，夏枯草 15g，天葵 15g，重楼 15g，贯众 15g，菝葜 15g。

（2）脑瘤Ⅱ号方：白花蛇舌草 30g，半边莲 30g，半枝莲 30g，贯众 30g，石见穿 30g，重楼 30g，菝葜 30g，茶树根 30g，柳树根 30g。

【功效主治】解毒化痰。用于中枢神经系统恶性肿瘤术后。

【用法】一般患者术后病情稳定即可开始服用。颅内压偏高者服（2）号方。每天 1 剂，水煎分 2 次服。服用 1～2 年后病情稳定者可改为间隔服药。两方可持续单独服用，亦可交替服用。

【来源】上海中医药杂志，1981，3：8。

## 验方

【药物组成】 （1）龟甲胶、鹿角胶、枸杞子、熟地黄各 15g，补骨脂 18g，巴戟天 30g，当归 15g，何首乌、黄芪、潞党参、金毛狗脊各 30g。

（2）荸荠 60g，天葵、半枝莲、白花蛇舌草、石决明各 30g，重楼、半夏、白术各 15g，三七、僵蚕、天麻各 10g，全蝎 3g。

【功效主治】滋肝补肾。用于颅内恶性肿瘤术后。

【用法】除感冒、食滞等服其他药物外，其余时间均以上两方交替服用，间日 1 剂。

【来源】中西医结合杂志，1985，5（2）：107。

## 四、脑瘤简易疗法

（1）鲜金剪刀草根适量。将上药用清水洗净，放少量食盐共捣烂，敷于头部之肿瘤患处，24～36h 后取下即可。

（2）田螺、明矾各适量。田螺去盖，配明矾捣如泥，外敷患处。

# 第二章

## 眼部肿瘤

　　眼部肿瘤是指发生在眼睑、眼球表面、眼球内及眼眶的肿瘤。多为原发性，少数继发于其他部位肿瘤，如鼻窦的肿瘤可侵犯眼眶。眼睑常见的恶性肿瘤为基底细胞癌、睑板腺癌，良性肿瘤如角化病、痣。结膜角膜常见的恶性肿瘤为鳞状上皮癌、黑色素瘤，良性瘤为皮样瘤。眼内肿瘤以婴幼儿的视网膜母细胞瘤为多见，其次为成人的脉络膜黑色素瘤。眼眶肿瘤良性者有海绵状血管瘤、皮样囊肿、泪腺混合瘤，恶性肿瘤以横纹肌肉瘤、泪腺癌常见。

一、辨证施治秘验方

### 杞菊地黄汤、钩藤息风饮加减

　　【药物组成】生地黄 15g，山茱萸 10g，菊花 10g，枸杞子 10g，钩藤 15g，僵蚕 10g，全蝎 3g，金银花 20g，薄荷 6g，连翘 10g，藤梨根 20g。

　　【功效主治】滋肝补肾，解毒滋阴。治疗肝肾阴虚型内眼恶性肿瘤。

　　【用法】水煎服，每日 1 剂，分 2 次服。

　　【来源】肿瘤病. 北京：人民卫生出版社，1982：39。

### 龙胆泻肝汤加减

　　【药物组成】龙胆 10g，黄连 3g，黄芩 12g，栀子 10g，柴胡

6g，木通 10g，生地黄 12g，车前子 15g，山豆根 10g，夏枯草 20g，野菊花 30g，重楼 20g。

**【功效主治】**清肝利湿明目。治疗肝经湿热型外眼性肿瘤。

**【用法】**水煎服，每日 1 剂，分 2 次服。

**【来源】**肿瘤病. 北京：人民卫生出版社，1982：37。

### 逍遥散加减

**【药物组成】**白术 12g，茯苓 15g，当归 10g，柴胡 6g，赤芍 12g，薄荷 6g，牡丹皮 20g，女贞子 30g，枸杞子 30g，青葙子 30g，木贼草 10g，密蒙花 10g。

**【功效主治】**补脾清肝解毒。治疗肝经风热，脾气不足型外眼恶性肿瘤。

**【用法】**水煎服，每日 1 剂，分 2 次服。

**【来源】**肿瘤病. 北京：人民卫生出版社，1982：37。

### 验方

**【药物组成】**牛膝 15g，川贝母 10g，茯苓 10g，玄参 10g，绿豆 20g，桔梗 10g，防风 6g，延胡索 10g，车前子 30g，黄芩 10g，木通 10g，茺蔚子 15g，郁金 10g，大黄 6g。

**【功效主治】**活血化痰解毒。治疗痰瘀阻络型内眼恶性肿瘤。

**【用法】**水煎服，每日 1 剂。

**【来源】**肿瘤病. 北京：人民卫生出版社，1982：39。

### 验方

**【药物组成】**法半夏、陈皮各 10g，夏枯草 30g，全蝎 9g，蜈蚣 2 条，葳蕤仁、僵蚕、半枝莲各 15g，玄参 12g，白花蛇舌草 20g。

**【功效主治】**祛风化痰。治疗风痰阻窍型眼眶恶性肿瘤。

**【用法】**每日 1 剂，水煎，分 3 次服。

【来源】四川中医，1987，7：31。

## 验方

【药物组成】 （1）白花蛇舌草、半边莲、半枝莲、仙鹤草各90g，七叶莲、白英、藤梨根各45g，玄参、山豆根各30g。

（2）蟾酥丸：制乳香、制没药、明雄黄、蟾酥各180g，蜗牛60g，血竭20g，朱砂10g，胆矾、轻粉、寒水石各6g，牛黄、冰片、麝香各3g，蜈蚣30g。

【功效主治】清热解毒。治疗热毒壅聚型睑板腺癌。

【用法】方（1）每日1剂，水煎2次，每次煎1h。将两次滤液浓缩成500ml，加红糖180g，分3天服完。可连服2～3个月，直至肿块缩小或消失为止。

方（2）蟾酥丸共研细末，水泛为丸，如芥子大，每服5～10粒，每日早晚各服1次。

【来源】中医杂志，1982，4：44。

二、单方偏方

（1）蛇蜕1条，生绿豆30g，白糖120g。先将蛇蜕剪碎，香油炸黄存性为末，绿豆炒香为末，加白糖，用水调匀，放锅内蒸熟，内服。每次1～2g，每日2次。每剂药服完，休息3天，可以继续服。

（2）羊肝50g，煮汤200ml，冲服蛇胆陈皮末2g，每日2次。

# 第三章

# 上颌窦癌

上颌窦癌是头面部常见恶性肿瘤之一，占恶性肿瘤的 1.6％～3.5％。我国北方比较多见，男性发病高于女性，居男性恶性肿瘤的第 7～8 位。好发于 40～50 岁，20 岁以下青少年少见。上颌窦作为鼻窦中容积最大的部位，其恶性肿瘤的发生率亦为各鼻窦之冠，尤其好发于上颌窦的前外下方，次为前内下方，其病理组织学分类绝大多数为（中度分化的）鳞状细胞癌，约占 50％以上，少数为腺癌、腺样囊性癌、纤维肉瘤和恶性神经鞘瘤，也有部分系恶性混合瘤，黏膜上皮样癌、黑色素瘤等，较少且较晚发生转移，治疗后的 5 年生存率为 45.5％～52％。本病的病因尚不十分明确，一般认为可能与长期吸入木尘、甲醛等有毒、有害气体有关。上颌窦癌在传统医学中称谓不一，中医学将其归属于"颧疔""颧疽""痰核""失荣"范畴。

## 一、辨证施治秘验方

### 普济消毒饮加减

【药物组成】板蓝根 30g，玄参、淡竹叶、蒲公英、栀子各15g，黄芩、黄连、连翘、牛蒡子各 12g，僵蚕 10g，升麻、甘草各 6g。

【功效主治】清热解毒。治疗热毒壅聚型上颌窦癌。

【用法】每日 1 剂，水煎服。同服鲜栀子根每次 30g，每周 2

次。戒辛辣燥热食物。

【来源】新中医，1984，16（12）：34。

## 血竭膏

【药物组成】香油 150g，血竭 10g，松香 12g，羊胆 5 个，冰片 3g，麝香 3g，乳香、没药各 20g。

【功效主治】活血化瘀，软坚散结。治疗血瘀型上颌窦癌。

【用法】研末制成油膏，摊于胶布上贴痛处。

【来源】肿瘤临证备要．北京：人民卫生出版社，1980。

## 清胃汤及黄连解毒汤加减

【药物组成】黄连 10g，黄芩 12g，黄柏 12g，栀子 10g，牡丹皮 30g，生地黄 15g，生石膏 30g，升麻 10g，山豆根 20g，苍耳子 10g，白芷 12g，野葡萄根 20g。

【功效主治】清热解毒。治疗热毒壅聚上焦型上颌窦癌。

【用法】水煎服，每日 1 剂，分 2 次服。

【来源】肿瘤病．北京：人民卫生出版社，1982：41。

## 验方

【药物组成】（1）金银花 30g，连翘 15g，天花粉 30g，土贝母 30g，茜草 20g，土茯苓 30g，生黄芪 30g，苍耳子 12g，山慈菇 20g，半边莲 10g。

（2）血竭散：血竭 10g，松香 12g，羊胆粉 30g。

（3）血竭膏：香油 150g，血竭 10g，松香 10g，羊胆 5 具，冰片 3g，麝香 3g。

【功效主治】益气活血。治疗气虚血瘀，毒气下陷型晚期上颌窦癌。

【用法】方（1）煎汤送服犀黄丸，每次汤剂 100ml 犀黄丸 2g。

方（2）共为细末，装入胶囊 100 个，每次 1～2 个，每日 2 次。

方（3）香油煎沸，加松香熔后离火，均匀撒血竭粉于液面，以深赤色为度，再下羊胆汁，加至起黄色泡沫为止，冷却后加入冰片、麝香即成。摊在胶布上贴痛处。

【来源】肿瘤病. 北京：人民卫生出版社，1982：41。

## 验方

【药物组成】（1）半枝莲、白花蛇舌草、石见穿、生地黄、黄芩、玄参各30g，沙参10g，蒲公英15g，薄荷5g，杭白菊10g，生牡蛎30g，蜜大黄10g。

（2）半枝莲30g，金银花、连翘、野菊花、刘寄奴各15g，赤芍10g，生地黄15g，百合30g，石斛、麦冬、天花粉各15g，生牡蛎30g。

【功效主治】清热、凉血、养阴。治疗热毒内蕴，阴虚血热型上颌窦癌。

【用法】水煎服，每日1剂。药渣水煎，趁热熏局部，每次半小时，每日1次，熏至局部出汗为宜；继用桑木炭火烤干，连用15日。此外可服斑蝥片（含斑蝥粉10mg，参三七100mg，百合200mg，制糖衣片），每日2次，每次1片。

【来源】辽宁中医杂志，1987，5：26。

## 验方

【药物组成】（1）白花蛇舌草100g，半枝莲50g，忍冬藤50g，夏枯草20g，生地黄20g，芦根20，陈皮15g，青黛15g（包煎），牡蛎100g（先煎），白石英20g，海藻15g，雄黄1g（冲服），穿山甲5g（冲服），木鳖子七粒（剪碎），人中黄15g，守宫7条。

（2）海马三肾丸（黑龙江中医药大学药厂产）。

【功效主治】解毒利肝。治疗热毒壅聚型上颌窦癌。

【用法】方（1）水煎服1000ml，早、晚各服500ml，用于热毒盛，肿块坚者。若服方（1）后出现正气不足，服用方（2），每日午饭后及睡前各服1丸；若头痛难以忍受，可临时服用方（2）。

【来源】黑龙江中医药，1983，4：27。

## 二、单方偏方

(1) 石见穿，每天 30g 煎服。如当地有新鲜的，可服鲜石见穿汁，每天 30g。

(2) 全蝎、蜈蚣等量研末，吞服，每天 3 次，每次 3g。

(3) 石上柏 60g（鲜者 90～180g），加瘦猪肉 30～60g，清水 6～8碗，煎至一碗或半碗，分 2 次服下，一般 15～20 天为一疗程。

(4) 鲜荸荠、鲜菱角各 30g，去皮内服，服 6 天，休息 1 天，连服 100 天为一疗程。

(5) 生薏米煮粥，常服。

# 第四章

# 鼻 咽 癌

鼻咽癌系指发生于鼻咽腔顶部和侧鼻壁的恶性肿瘤，是我国最常见的恶性肿瘤之一，发病率中国南方高。属中医"鼻渊""失荣"等范畴。其主要病因病机为上焦积热，肺气失宣，鼻窍不通，津聚为痰，气血瘀滞，痰热瘀血蕴结，发为鼻咽肿块。

临床早期常无明显症状，晚期可出现耳鸣、耳聋、头痛、复视及淋巴结肿大、质硬等。

## 一、辨证施治秘验方

### 复方斑蝥汤

【药物组成】斑蝥 1～3 只，灵芝 30g，重楼 30g，白参 20g，白术 10g，茯苓 15g，黄芪 25g，广木香 10g，金钱草 15g，守宫 10g，绿豆 6g，水蛭 10g，甘草 5g，僵蚕 15g。

【功效主治】扶正抗癌，清热解毒，软坚散结。

【用法】每日 1 剂，先用温开水浸泡 30min，再文武火煎 2h，取汁 500ml，分 2～3 次服，10 天为 1 个疗程。方中斑蝥第 1 疗程用 1 只，以后根据病人身体情况、用药后的反应，可逐渐加大用量至 3 只（服药同时多饮绿茶）。

【来源】实用医技杂志，2006，713（13）：2312-2313。

## 抗癌九号

【药物组成】八角金盘、辛夷、苍耳子各 12g，山慈菇、山豆根、白花蛇舌草、石见穿、黄芪各 30g，丹参、赤芍各 15g。

【功效主治】解毒活血。治疗瘀热蕴结型鼻咽癌。

【用法】水煎服，每日 1 剂，30 天为 1 个疗程。配合放疗和化疗，效果更好。

【来源】安徽中医学院学报，1989，2：29。

## 鹅儿猫爪汤

【药物组成】鹅不食草 30g，猫爪草 60g，夏枯草 30g，苍耳草 30g，土茯苓 30g，辛夷 15g。

【功效主治】祛湿化痰解毒。治疗痰湿凝结型鼻咽癌。

【用法】水煎，每日 1 剂，分次饮服。

【来源】中西医结合常见肿瘤临床手册. 郑州：河南科学技术出版社，1984。

## 乳香桃仁汤

【药物组成】乳香、桃仁、大黄、当归各 15g，金银花 30g，蒲公英 12g，野菊花 10g，连翘、天花粉、赤芍、黄芩、薄荷各 6g，知母 3g。

【功效主治】活血解毒。治疗瘀热互结型鼻咽癌。

【用法】水煎，每日 1 剂，分次饮服。

【来源】浙江中医学院学报，1990，14（4）：56。

## 山豆根粉

【药物组成】山豆根 15g。

【功效主治】清热通窍。治疗上焦积热型鼻咽癌。

【用法】上药浓煎去渣，加香蕉精、糖精少许。喷喉，每日 3 次。

【来源】浙江中医学院学报，1990，14（4）：55。

## 升麻解毒汤

【药物组成】升麻 30g，黑玄参 24g，北沙参 18g，苏芡实 18g，冬瓜子 18g，天花粉 9g，粉甘草 3g。

【功效主治】养阴解毒。治疗阴虚内热型鼻咽癌。

【用法】水煎，每日 1 剂，分次饮服。结合冰硼散、珍珠粉吸入鼻腔及咽部。

【来源】福建医药杂志，1980，5：57。

## 黄芪抗癌汤

【药物组成】生黄芪、白花蛇舌草各 100g，黄连 20g，半枝莲 50g。

【功效主治】补气解毒。治疗气虚有热型鼻咽癌。

【用法】水煎，每日 1 剂，分次饮服。

【来源】四川中医，1990，7：20。

## 芙蓉薜荔汤

【药物组成】土贝母、山豆根、山慈菇、白花蛇舌草、半枝莲各 20g，重楼、木芙蓉、薜荔果各 10g，龙葵 30g。

【功效主治】解毒利湿。治疗湿热内蕴型鼻咽癌。

【用法】水煎，每日 1 剂，分次饮服。

【来源】浙江中医学院学报，1990，14（4）：56。

## 天冬枯草汤

【药物组成】天冬、夏枯草各 15g，半枝莲、白花蛇舌草各 30g，金银花 12g，茯苓、沙参、麦冬、牡丹皮、生地黄、蜂房各 9g，川芎 6g。

【功效主治】化痰养阴解毒。治疗痰热内结型鼻咽癌。

【用法】水煎，每日 1 剂，分次饮服。

【来源】浙江中医学院学报，1990，14（4）：56。

## 抗毒合剂

【药物组成】金牛根 30g，丁癸草 30g，蛇莓（蛇泡草）30g，铁包金 30g，韩信草 30g，徐长卿 30g，枝花头 30g，白茅花 15g。

【功效主治】清热解毒。治疗热毒内蕴型鼻咽癌、肝癌、舌癌、骨肉瘤、甲状腺癌、乳腺癌、白血病及消化道癌症。

【用法】加水煎煮，制成煎剂。口服，每日 1 剂，煎 2 次分服。

【来源】抗癌中草药制剂. 北京：人民卫生出版社，1981：191。

## 人参养荣汤加减

【药物组成】人参 10g，党参 10g，茯苓 30g，甘草 10g，当归 15g，杭白芍 20g，熟地黄 10g，生黄芪 30g，女贞子 20g，桑寄生 30g，淫羊藿 20g，五味子 10g，白花蛇舌草 20g。

【功效主治】补气养血。治疗气血两虚型鼻咽癌。

【用法】水煎服，每日 1 剂，分 2 次服。

【来源】肿瘤病. 北京：人民卫生出版社，1981：49。

## 丹栀逍遥散加减

【药物组成】牡丹皮 30g，黑栀子 10g，柴胡 60g，赤芍 15g，龙胆 10g，夏枯草 20g，丹参 30g，白茅根 30g，仙鹤草 30g，郁金 10g，苍耳子 10g，白花蛇舌草 30g。

【功效主治】疏肝郁，宣肺气。治疗肝郁气滞型鼻咽癌。

【用法】水煎服，每日 1 剂，分 2 次服。

【来源】肿瘤病. 北京：人民卫生出版社，1982：48。

## 清气化痰丸

【药物组成】陈皮 10g，青皮 10g，杏仁 10g，黄芩 12g，瓜蒌子 20g，胆南星 10g，制半夏 10g，猪苓 30g，土茯苓 30g，土贝母

30g，小蓟 30g，钩藤 15g，石上柏 30g，辛夷 10g。

【功效主治】化痰清热。治疗脾肺郁热，灼津成痰型鼻咽癌。

【用法】水煎服，每日 1 剂，分 2 次服。

【来源】肿瘤病. 北京：人民卫生出版社，1982：48。

## 羚羊钩藤汤

【药物组成】羚羊角片 10g，桑叶 10g，川贝母 10g，生地黄 15g，钩藤 20g，菊花 10g，白芍 15g，淡竹茹 10g，茯神 15g，夏枯草 20g，丹参 30g，栀子 10g，半枝莲 20g，仙鹤草 25g。

【功效主治】疏风清热，宣肺利气。治疗风热毒邪，堵塞肺络型鼻咽癌。

【用法】水煎服，每日 1 剂，分 2 次服。

【来源】肿瘤病. 北京：人民卫生出版社，1982：49。

## 刁竹金牛汤

【药物组成】徐长卿（寮刁竹）50g，入地金牛 50g，川芎 25g，杠板归 50g，葵树子 150g，生地黄 40g，山药 25g，白茅根 50g，蛇莓（蛇泡草）100g。

【功效主治】软坚散结，消瘀，补益脾肾。治疗瘀血阻滞型鼻咽癌。

【用法】水煎，每日 1 剂，分次饮服。须适当配合化疗；可加入生南星、生半夏各 50～100g，以增强抗癌能力。

【来源】新中医，1977，1：26。

## 苍夷木莲汤

【药物组成】苍耳子 9g，辛夷 3g，白芷 6g，蔓荆子 9g，木莲果 2 枚，昆布 9g，海藻 9g，仙鹤草 15g，忍冬藤 15g，夏枯草 9g，六神丸 12 粒（2 次分吞）。

【功效主治】宣肺利气，软坚散结。治疗鼻咽癌，鼻塞流涕有血，颈部有块状物，头痛者。

【用法】水煎，每日 1 剂，分 2 次服。

【来源】浙江中医学院学报，1990，14（4）：55。

## 沙地龙蛇汤

【药物组成】北沙参 15g，川石斛 12g，玉竹 12g，白花蛇舌草 15g，龙葵 30g，海藻 12g，野菊花 15g，苍耳子 12g，辛夷 10g（包煎），焦栀子 10g，生地黄 15g，赤芍 15g，白茅根 30g，藕节 15g。

【功效主治】养阴清热解毒。治疗阴虚内热型鼻咽癌。

【用法】水煎，每日 1 剂，分次饮服。

【来源】上海市医药杂志，1989，1：27。

## 醋制硇砂粉

【药物组成】紫硇砂适量。

【功效主治】破结血、去恶肉、生好肌、消内积等。治鼻腔及鼻咽肿瘤。

【用法】将紫硇砂用石磨碾成粉状，过 80 目筛，即得细粉末，每 500g 加醋（市场上卖的白醋或红醋）500g，拌匀后先用大火蒸发，同时不断搅拌至糊状，后改为小火蒸干，注意不要烤焦，离火后风吹晾干装入陶瓷皿内，加盖密封备用。内服，成人每日 3～4 次，每次 1.2～1.8g，1 个月为 1 个疗程，间隔 3～5 天。儿童用量酌减。

【备注】制作过程中，不能接触金属；服用期间，忌吃鱼、肉、猪肝、猪血等；口服药粉要加盖密封好，以防潮解；药粉可装入空心胶囊或用糯米纸包妥后按量服下。

【来源】新医学，1974，5（3）：107。

## 豆果丸

【药物组成】山豆根 90g，鱼脑石 60g，射干 120g，茜草 90g，青果 60g，蝉蜕 60g，蜂房 60g，辛夷 90g，苍耳子 60g，料姜石 120g。

【功效主治】利咽消肿，清热解毒，活血化瘀，止痛消炎，除风定痛，通透鼻窍。治疗晚期鼻咽癌。

【用法】共研为细粉，水泛为丸，如绿豆大小。每日 3 次，每次 6～9g，口服，黄芪煎水送下或开水送下。

【来源】癌瘤中医防治研究. 西安：陕西科学技术出版社，1980。

## 百合汤

【药物组成】玄参 12g，沙参 12g，麦冬 12g，生地黄 15g，百合 15g，桔梗 6g，甘草 6g。

【功效主治】养阴生津，清热解毒。治疗阴虚内热型鼻咽癌。

【用法】水煎，每日 1 剂，分次饮服。

【备注】本方需与穴位注射同用，饭前再加服菠萝蛋白酶 3 万单位，每日 3 次。

【来源】新医药通讯，1974，3：21。

## 夷耳金盘汤

【药物组成】八角金盘、辛夷、苍耳子各 12g，山慈菇、山豆根、白花蛇舌草、石见穿、黄芪各 30g，丹参、赤芍各 15g。

【加减】阴虚口干者加沙参、玄参、麦冬；气血不足者加党参、当归、熟地黄、鸡血藤；鼻衄加三七粉、茜草炭、血余炭；头痛，视物模糊或复视选加僵蚕、蜈蚣、全蝎、钩藤等。

【功效主治】攻积破结，解毒化瘀。治疗瘀血内结型鼻咽癌。

【用法】水煎，每日 1 剂，30 天为 1 个疗程，视病情服完 1～3 个疗程后改隔日或 3 日服 1 剂，持续半年巩固疗效。

【来源】安徽中医学院学报，1989，8（2）：29。

## 白花枯草汤

【药物组成】白花蛇舌草 30g，夏枯草 30g，蝉蜕 20g，半枝莲 20g，山豆根 10g，苦参 10g，山慈菇 15g，重楼 20g，蜈蚣 5 条。

【功效主治】清热软坚散结。治疗痰热内蕴型鼻咽癌。

【用法】水煎，每日 1 剂，分次饮服。

【来源】沈阳医学，1987，7（12）：52。

## 益气聪明汤

【药物组成】蔓荆子 9g，升麻 3g，葛根 9g，人参 6g，黄芪 9g，黄柏 6g，白芍 9g，炙甘草 3g。

【功效主治】益气通窍。用于鼻咽癌有耳鸣耳聋者。

【用法】水煎，每日 1 剂，分次饮服。

【来源】浙江中医学院学报，1990，14（4）：56。

## 顺气和中汤

【药物组成】黄芪、白术、白芍、当归、蔓荆子各 9g，人参、陈皮各 6g，甘草、柴胡、升麻、川芎各 4.5g，细辛 2.5g。

【功效主治】益气健脾。用于鼻咽癌有头痛眩晕者。

【用法】水煎，每日 1 剂，分次饮服。

【来源】浙江中医学院学报，1990，14（4）：55。

## 茜根鱼脑汤

【药物组成】茜草根、黄芩、苍耳子、白芷各 9g，凤尾草、金银花、夏枯草各 12g，升麻 3g，鱼脑石 15g（研吞）。

【功效主治】清解化湿。用于鼻咽癌有头痛鼻塞者。

【用法】水煎，每日 1 剂，分次饮服。

【来源】浙江中医学院学报，1990，14（4）：56。

## 二参紫草汤

【药物组成】玄参 30g，北沙参 30g，麦冬 15g，知母 12g，石斛 25g，黄芪 15g，党参 25g，白术 25g，女贞子 15g，紫草 20g，卷柏 15g，苍耳子 15g，山豆根 10g，辛夷 15g，白芷 10g，山药 10g，石菖蒲 10g，菟丝子 15g。

【功效主治】滋阴清热，益气利咽，健脾固肾。治疗阴虚有热，脾肾两虚型鼻咽癌。

【用法】水煎，每日1剂，分3次服。

【来源】云南中医杂志，1988，9（3）：10。

## 益气养阴方

【药物组成】黄芪15g，太子参15g，绞股蓝15g，茯苓12g，山药15g，薏苡仁15g，白芍12g，白及12g，天花粉15g，荷叶10g，升麻6g，炙甘草6g。

【功效主治】益气养阴，清热解毒。适用于气阴两虚型鼻咽癌。

【用法】水煎服，每日1剂，1天2次，饭后温服。

【来源】骆华春．益气养阴方治疗气阴两虚型鼻咽癌的临床疗效观察［D］．福建中医药大学，2011。

## 验方

【药物组成】山慈菇、穿破石、老鼠簕、铁包金、入地金牛、茜草根、蒺藜、七星剑各15g，蛇泡簕、丹参、钩藤、走马胎各30g，大枣60g。

【功效主治】清热解毒活血。治疗瘀热互结型鼻咽癌。

【用法】水煎，每日1剂，分次饮服。

【来源】浙江中医学院学报，1990，14（4）：55。

## 验方

【药物组成】北沙参15g，川石斛12g，玉竹12g，白花蛇舌草15g，龙葵30g，海藻12g，野菊花15g，苍耳子12g，辛夷10g（包煎），焦栀子10g，生地黄15g，赤芍15g，白茅根30g，藕节15g，麦冬30g，象贝母10g，玄参12g，桃仁6g，夏枯草15g，大枣7枚。

【功效主治】益气养阴。治疗气阴两虚型鼻咽癌。

【用法】每日1剂，水煎，分两次服。

【来源】上海中医药杂志，1989，1：27。

## 验方

【药物组成】南沙参、炙鳖甲各 12g，木莲果 2 个，石菖蒲 6g，土贝母、夏枯草、苍耳子、天花粉、玄参、苦丁茶、山豆根、山慈菇各 9g。

【功效主治】养阴益气化痰。治疗气阴不足，内有痰浊型鼻咽癌。

【用法】每日 1 剂，水煎服。

【来源】浙江中医学院学报，1981，2：23。

## 验方

【药物组成】西河柳 15g，地骨皮 30g，夏枯草 15g，土茯苓 30g，炙甘草 6g。

【功效主治】利湿化痰。治疗痰湿内蕴型鼻咽癌。

【用法】水煎。每日 1 剂，分 3 次服。

【来源】肿瘤的辨证施治. 上海：上海科学技术出版社，1980：104。

## 验方

【药物组成】柴胡 6g，龙胆 9g，炙鳖甲 15g，地骨皮 12g，象贝母 12g，炒白术 12g，地龙 6g，海藻 12g，昆布 12g，生牡蛎 24g，夏枯草 24g，鹿衔草 15g，凤尾草 15g。

【功效主治】养阴化痰。治疗肺阴虚损，内有痰浊型鼻咽癌。

【用法】水煎服，每日 1 剂，分 3 次服。

【来源】肿瘤的辨证施治. 上海：上海科学技术出版社，1980：103。

## 验方

【药物组成】金银花 30g，连翘 12g，天花粉 15g，当归 15g，蒲公英 24g，白芍 6g，乳香 15g，黄芩 12g，桃仁 12g，大黄 12g，知母 6g，薄荷 6g。

【功效主治】清热解毒，活血散结。治疗瘀热互结型鼻咽癌。

【用法】水煎服，每日 1 剂，分 3 次服。

【来源】肿瘤的辨证施治. 上海：上海科学技术出版社，1980：103。

## 验方

【药物组成】昆布 9g，海藻 9g，金银花 9g，黄柏 9g，何首乌 18g，天花粉 18g，蒲公英 9g。

【加减】呕吐加藿香 6g，心神不安加益智 9g。

【功效主治】化痰解毒。治疗痰热内蕴型鼻咽癌。

【用法】水煎，每日 1 剂，分 2 次服。

【来源】湖南中草药单方验方选编. 长沙：湖南人民出版社，1970：136。

## 验方

【药物组成】白花蛇舌草 60g，半枝莲 3g，金果榄 9～12g。

【功效主治】解毒清火。治疗内热炽盛型鼻咽癌等。

【用法】水煎服，每日 1 剂，分 2～3 次服。

【来源】中草药单方验方新医疗法选编. 南京：南京革命委员会卫生局卫生教育馆，1971：323。

## 验方

【药物组成】山慈菇 15g，肿节风 30g，蜈蚣 2 条，全蝎 6g，苍耳子 12g，半枝莲 30g，白花蛇舌草 30g，黄芪 30g。

【功效主治】解毒活血。治疗瘀热内蕴型鼻咽癌。

【用法】水煎服，每日 1 剂。

【备注】同时静脉滴注大蒜注射液，每日 1 次。

【来源】百病良方（第二集）. 重庆：科学技术文献出版社重庆分社，1983：168。

## 验方

【药物组成】(1) 蜈蚣地龙散：蜈蚣 3 条，炮山甲 3g，土鳖虫 3g，地龙 3g，田三七 3g。

(2) 山苦瓜 10g，甘油 20g，75％乙醇 25g。

【功效主治】活血通络。治疗瘀血阻络型鼻咽癌。

【用法】方 (1) 各药先行焙干，再共研细末，制成散剂，每日 1 剂，服时用米酒调制成混悬液。

方 (2) 先将山苦瓜切碎，浸泡于乙醇中，添加蒸馏水 25ml，3 天后再补充蒸馏水 50ml，搅匀后用纱布滤除药渣加入甘油制成滴鼻剂，每日滴鼻 3～6 次。

【来源】抗癌中草药制剂. 北京：人民卫生出版社，1981：243。

## 验方

【药物组成】(1) 内服药：辛夷 15g，黄柏 15g，生地黄 15g，苍耳子 15g，白芷 9g，细辛 3g，葱白 30g，刺桐树寄生 30g，猪鼻 1 个。

(2) 外用方：葱白 3 个，皂角 3 个，鲜鹅不食草 6～9g，麝香 0.15～0.2g。

【加减】流鼻血、鼻塞及耳聋加海棠果（去外皮）7 个，花生壳 20 个，水母蟹壳 3～5 个。

【功效主治】利湿通窍。治疗湿浊阻窍型鼻咽癌。

【用法】方 (1) 水煎服，每日 1 剂，连服 7～8 剂后加入黄皮树寄生、苦楝树寄生，再隔日服 1 剂，连服 5～7 剂。海棠果、花生壳及水母蟹壳晒干研末，随主方冲服，隔 3 日 1 剂，连服 6～12 剂。

方 (2) 捣烂绞汁，以棉花蘸药汁塞耳，如耳鼻出血，可将药液滴入。

【来源】抗癌中草药制剂. 北京：人民卫生出版社，1981：247。

## 验方

【药物组成】水龙骨（石蚕）250g，如为干品用60g。

【功效主治】清肝通窍。治疗肝经有热型鼻咽癌。

【用法】将水龙骨（石蚕）捣碎，加水煎浓汁，滤去渣。分早、中、晚3次服下，至病愈为止。

【来源】安徽单验方选集. 合肥：安徽人民出版社，1972：317。

## 验方

【药物组成】钩藤12g，蜈蚣3g，蜂房9g，莪术15g，走马胎12g，葵树子480g，山慈菇12g，桑寄生15g，半枝莲15g。

【加减】头痛加菊花9g；鼻衄加白茅根30g；鼻咽有脓性分泌物加鱼腥草15g。

【功效主治】清肝解毒。治疗鼻咽部肿块较明显之鼻咽癌。

【用法】水煎服，每日1剂。

【来源】中西医结合治疗癌症. 北京：人民卫生出版社，1982：43。

## 验方

【药物组成】人参（最好用朝鲜参、生晒参或红参）5g，黄芪15g，北五味子10g，薏苡仁15g，茯苓30g，猪苓30g，泽泻15g，土茯苓30g，苦荞头30g，丹参25g，灵芝5g，露蜂房10g，生甘草5g。

【功效主治】补气养阴。治疗气阴不足型鼻咽癌、肺癌、膀胱癌、胃癌、子宫癌、食管癌、肝癌。

【用法】水煎服，每日1剂。

【来源】医方妙用. 重庆：重庆出版社，1989：142。

## 验方

【药物组成】生地黄15g，玄参10g，天花粉15g，玉竹10g，枸杞子 15g，女贞子 15g，石斛 30g，半枝莲 30g，苍耳子 10g，重楼 15g，山豆根 10g，夏枯草 15g。

【功效主治】养阴补虚。治疗鼻咽癌。

【用法】水煎服，每日 1 剂。

【来源】中西医结合治疗癌症. 北京：人民卫生出版社，1982：42。

## 验方

【药物组成】石上柏 30g，苍耳子 10g，重楼 15g，射干 10g，山慈菇 15g，白茅根 30g，山豆根 10g，瓜蒌 20g，茜草根 10g，胆南星 10g，半夏 10g，白芷 10g。

【功效主治】清热宣肺。治疗鼻咽癌（早期）。

【用法】水煎服，每日 1 剂。

【来源】中医肿瘤学（上）. 北京：科学出版社，1983：216。

## 验方

【药物组成】苍耳子 12g，辛夷 12g，薄荷 10g（后下），白芷 10g，茜草 15g，莪术 15g，当归 12g，川芎 10g，赤芍 12g，炮穿山甲（炮甲珠）15g，重楼 24g，夏枯草 30g，半枝莲 30g，白花蛇舌草 30g。

【加减】头痛剧烈加蔓荆子 12g；颈部包块明显肿大者加昆布 24g，海藻 24g，浙贝母 12g；兼痰湿重者加茯苓 24g，半夏 12g；听力、视物障碍者加用杞菊地黄丸（成药）。

【功效主治】活血行气。主治气滞血瘀型鼻咽癌。

【用法】水煎服，每日 1 剂。

【来源】百病良方（第二集）. 重庆：科学技术文献出版社重庆分社，1983：167。

## 验方

【药物组成】生地黄 15g，牡丹皮 10g，石上柏 30g，山豆根

10g，钩藤 15g，全蝎 3g，夏枯草 15g，丝瓜络 10g，虎杖 30g，僵蚕 10g，鸡血藤 30g，苍耳子 10g。

【功效主治】凉血清热。治疗毒热型鼻咽癌（以颅神经受侵症状为主者）。

【用法】水煎服，每日 1 剂。

【来源】中医肿瘤学（上）．北京：科学出版社，1983：217。

## 验方

【药物组成】金银花 20g，连翘 15g，紫花地丁 30g，板蓝根 15g，大青叶 15g，桃仁 10g，红花 10g，牡丹皮 10g，蜈蚣 3g，莪术 10g，全蝎 3g，当归 15g，白花蛇舌草 30g，半枝莲 30g。

【功效主治】化瘀解毒。治疗瘀毒型鼻咽癌。

【用法】水煎服，每日 1 剂。

【来源】中西医结合治疗癌症．北京：人民卫生出版社，1982：43。

## 验方

【药物组成】苍耳子 10g，辛夷 12g，薄荷 10g（后下），白芷 10g，茜草 15g，山豆根 12g，板蓝根 30g，荆芥 10g，防风 10g，半枝莲 30g，白花蛇舌草 30g。

【功效主治】祛风清热解毒。治疗风毒凝聚型鼻咽癌。

【用法】水煎服，每日 1 剂。

【来源】百病良方（第二集）．重庆：科学技术文献出版社重庆分社，1983：167。

## 验方

【药物组成】北沙参 30g，麦冬 15g，知母 12g，玄参 12g，金银花 12g，连翘 12g，生石膏 30g，天花粉 20g，芦根 30g。

【功效主治】滋阴润燥。治疗燥热伤阴型鼻咽癌。

【用法】水煎服，每日 1 剂。

【来源】百病良方（第二集）. 重庆：科学技术文献出版社重庆分社，1983：168。

## 二、转移、放化疗方

### 夏天饮

【药物组成】夏枯草、牡蛎各 15g，天花粉、生地黄各 12g，川贝母、玄参、麦冬各 9g，天龙 2 条（焙干研末，冲服）。

【功效主治】养阴清热，软坚散结。主治淋巴结转移性低分化癌（鼻咽癌转移）。

【用法】水煎，每日 1 剂，分次饮服。

【来源】中医杂志，1986，3：62。

### 银翘漏芦汤

【药物组成】连翘 15g，金银花 30g，川黄连 9g，天花粉 12g，浙贝母 12g，昆布 24g，海藻 24g，土茯苓 30g，山慈菇 12g，山豆根 12g，漏芦 12g，玄参 24g，六神丸 30 粒（分 2 次冲服）。

【功效主治】清热解毒，佐以化痰散结。治鼻咽癌伴颈淋巴结转移。

【用法】水煎，每日 1 剂，分 2 次服。

【来源】新中医，1981，11：33。

### 海昆三生汤

【药物组成】生天南星、生半夏、生川乌各 9g，山慈菇、漏芦、当归、山豆根各 12g，金银花 15g，昆布、海藻各 18g，甘草 6g，六神丸 30 粒（分 2 次冲服）。

【功效主治】解毒散结，化痰软坚为主，佐以培补正气。治鼻咽癌颈淋巴结转移。

【用法】水煎，每日 1 剂，分 2 次服。

【来源】新中医，1981，11：33。

## 炙天龙散

【药物组成】炙壁虎（天龙）适量。

【功效主治】祛风散结，解郁通络，祛瘀化凝。治鼻咽癌颈淋巴结转移。

【用法】研粉，每日 2 次，每次 5g，口服。

【备注】天龙有小毒，阴虚舌光绛或继发性感染发热患者禁用。

【来源】浙江中医杂志，1986，1：4。

## 海昆白马汤

【药物组成】海藻 15g，昆布 15g，辛夷 3g，红藤 24g，马勃 3g，夏枯草 15g，升麻 4.5g，山慈菇 3g，白毛藤 30g。

【功效主治】化痰活血。主治鼻咽癌颈淋巴结转移者。

【用法】水煎。每日 1 剂，分次饮服。

【来源】浙江中医学院学报，1990，14（4）：55。

## 木馒头汤

【药物组成】木馒头 2 个，龟甲、瓜蒌、夏枯草各 15g，金银花、丹参、白蔹、蛇床子各 9g，重楼、牡丹皮各 6g。

【功效主治】滋阴解毒。用于鼻咽癌有耳下淋巴结转移者。

【用法】水煎，每日 1 剂，分次饮服。

【来源】浙江中医学院学报，1990，14（4）：56。

## 桔梗射干汤

【药物组成】桔梗 12g，甘草 6g，射干、赤芍、浙贝母、麦冬各 30g，玄参、半枝莲、白花蛇舌草各 30g。

【加减】淋巴结肿大者加夏枯草 12g，风栗壳 30g，海蛤壳 20g；失音者加千层纸 12g；胸痛或伴有咳嗽者加瓜蒌皮 15g，丝瓜络 12g；胁痛加郁金 20g；腰背痛加葛根 30g，豨莶草 12g；齿龈及口干较甚者加太子参 30g（或西洋参 12g），五味子 6g，石斛 15g；

胃纳差者加麦芽 30g，山楂 10g；大便秘结者加干地黄 30g，大腹皮 15g，槟榔 10g。

【功效主治】滋阴益气，清热解毒，恢复气血津液，消除放化疗产生的毒副作用。

【用法】水煎服，每日一剂。

【来源】新中医，2001，33（6）：48-49。

## 山豆射干汤

【药物组成】山豆根 15g，射干 15g，太子参 30g，赤芍 12g，浙贝母 12g，麦冬 15g，玄参 30g，半枝莲 30g，白花蛇舌草 30g，夏枯草 12g，焦山楂 15g，炒谷芽、炒麦芽各 25g，桔梗 10g，甘草 10g，大枣 30 枚。

【加减】鼻塞加苍耳子 10g，辛夷 10g。

【功效主治】用于减轻鼻咽癌放疗后毒副作用。

【用法】每日 1 剂，分 5～8 次服完。

【来源】内蒙古中医药，2007，10：6-7。

## 养阴解毒汤

【药物组成】金银花 15g，玄参 15g，生地黄 15g，射干 9g，麦冬 30g，北沙参 30g，山药 30g，枸杞子 15g，黄芪 30g，鸡血藤 20g，甘草 9g。

【功效主治】用于减轻鼻咽癌放疗后毒副作用。

【用法】中药每日一剂，水煎，多次频频含服，即先在口腔内含 2min，再缓缓咽下，直到放疗总计划结束。

【来源】中医药学报，2010，38（4）：71-73。

## 养阴清肺汤

【药物组成】浙贝母 20g，玄参 15g，生地黄 10g，麦冬 10g，牡丹皮 10g，薄荷 10g，生甘草 6g，白芍 15g。

【功效主治】用于鼻咽癌放疗后急性口腔黏膜反应。

【用法】熬成汤剂 50ml，放入医用雾化吸入器中雾化吸入，时间维持 20min，从第 1 次放射治疗开始，每天于放疗前后各吸入 1 次，持续至放疗结束。同时交代患者雾化前后半小时不要进食或饮水，以免降低药效。

【来源】中医药导报，2009，15（8）：41-43。

## 冬参扶正汤

【药物组成】麦冬 40g，红参 30g，黄芪 20g。

【功效主治】用于减轻鼻咽癌放化疗后毒副作用。

【用法】水煎服，每日一剂。

【来源】中国中医药现代远程教育，2009，7（10）：59。

## 百合增液汤

【药物组成】玄参、生地黄、麦冬、沙参各 15g，百合 12g，桔梗 9g。

【加减】口腔溃疡加连翘 12g，马勃 9g；咽喉痛加蜂房 9g，山豆根 9g。

【功效主治】养阴增液。用于鼻咽癌放疗后口干、唇焦，吞咽困难，胃口尚可，舌边或舌质红，舌光滑无苔并有裂纹，脉滑者。

【用法】水煎。每日 1 剂，分次饮服。

【来源】大众医学，1990，3：47。

## 滋阴抗瘤汤

【药物组成】生地黄、沙参、玄参、白花蛇舌草、金银花各 30g，天冬、麦冬各 15g，山豆根 10g。

【功效主治】滋阴抗癌。治疗鼻咽癌放疗后综合征。

【用法】水煎。每日 1 剂，分次饮服。

【来源】湖南中医学院学报，1988，8（2）：10。

## 通窍活血汤

【药物组成】赤芍、川芎、桃仁、红花、当归、莪术、白芷各

5g，重楼、山豆根各 10g，生姜 3 片，大枣 5 枚。

**【功效主治】**活血祛瘀。用于鼻咽癌放疗时。

**【用法】**水煎。每日 1 剂，早晚分服。放疗开始服药至放疗结束停服。

**【来源】**中西医结合杂志，1987，7（4）：214。

## 黄芪归芎汤

**【药物组成】**黄芪 15～30g，赤芍 10g，川芎 10g，当归 10～12g，桃仁 10g，红花 10g，鸡血藤 15～24g，葛根 10g，陈皮 9g，丹参 15～24g。

**【功效主治】**活血化瘀，散结清热。用于鼻咽癌放疗中。

**【用法】**水煎。从放射治疗开始即加用本方内服，每日 1 剂，早晚分服，放疗结束停药。

**【来源】**中医杂志，1983，9：36。

### 生津解毒饮

**【药物组成】**玉竹、麦冬、天冬、白毛藤各 15g，白茅根、藕节、白花蛇舌草各 30g，玄参、知母、金银花、茯苓、党参各 9g，黄芩、甘草各 6g。

**【功效主治】**养阴生津清热。用于治疗鼻咽癌放疗后阴津亏虚或口腔黏膜糜烂等。

**【用法】**水煎。每日 1 剂，分次饮服。

**【来源】**浙江中医学院学报，1990，14（4）：56。

### 养津饮

**【药物组成】**雪梨干 30g，芦根 30g，天花粉 15g，麦冬 9g，玄参 15g，生地黄 9g，桔梗 9g，荠苨 15g，杭白菊 12g。

**【加减】**临床有些患者在放疗中虽未出现全身反应，但由于放射线对口腔黏膜和腺体均有破坏，而出现口干不欲饮，或饮不多，舌苔白腻，可在本方中加佩兰，以利恢复口腔黏膜和腺体功能；伴咽痛、口糜者加板蓝根、金丝草等。

【功效主治】养阴润燥，益气生津。用治鼻咽癌放疗不良反应。

【用法】水煎。放疗期间或放疗后，每日1剂，分次饮服。

【备注】本方与清肺汤交替使用疗效较好。

【来源】新医药通讯，1974，3：19。

## 清肺汤

【药物组成】甘草3g，麦冬9g，白芍9g，桔梗9g，菊花9g，玄参15g，沙参15g，生地黄15g，薄荷0.6g。

【功效主治】清肺养阴。用治鼻咽癌放疗不良反应。

【用法】水煎。每日1剂，分次饮服。

【备注】本方需与养津饮交替使用。

【来源】新医药通讯，1974，3：19。

## 鼻咽清毒剂

【药物组成】野菊花30g，夏枯草15g，重楼30g，党参10g，蛇泡簕30g，龙胆10g，苍耳子30g，入地金牛30g，蔗糖30g。

【功效主治】清热解毒，消炎散结。用于治疗鼻咽癌放疗后。

【用法】制成干粉剂20包。每次20g，冲服。放疗结束半年至2年内，每日2次；2～3年后，隔日1次；3～5年后，减量隔日1次；5年后，每周服2次。

【备注】本方用于鼻咽癌放疗后，需与中药辨证方交替使用。

【来源】广州医药，1990，2：18。

## 益气养阴汤

【药物组成】太子参30g（或西洋参15g），玄参、麦冬、生地黄、女贞子各15g，石斛、天花粉各20g，白花蛇舌草、半枝莲各30g，甘草6g。

【功效主治】益气养阴，清热解毒，祛瘀散结。用于治疗鼻咽癌放疗后。

【用法】放疗期间每日 1 剂，连服 6 天，休息 1 天，4 周为 1
个疗程，连续服用 3 个疗程至放疗结束。放疗后半年内每周维持
5～6 剂；放疗后半年以上每周服 3 剂，持续 2 年以上。

【来源】中医杂志，1990，3：17。

## 清热汤干糖

【药物组成】蛇泡簕 30g，白茅根 30g，石上柏 30g，沙参 15g。

【功效主治】清热解毒，养阴生津。适用于鼻咽癌放疗 3 年后。

【用法】制成干糖粉剂，适量内服。

【备注】须放疗后 3 年以上者用。

【来源】医学研究通讯，1976，3：27。

## 升血调元汤

【药物组成】鸡血藤 30g，女贞子、黄芪、黄精、补骨脂、党
参各 15g。

【功效主治】升血调元。适用于鼻咽癌治疗过程中血白细胞下
降者。

【用法】水煎。每日 1 剂，分次饮服。

【来源】新中医，1984，12：33。

## 白莲解毒汤

【药物组成】白花蛇舌草 45g，半边莲、半枝莲、鸡血藤、女
贞子、生地黄、雪梨干各 30g。

【加减】咽痛明显加菊花、玄参各 10g；放射性溃疡者，用冰
冻霜湿敷患部。

【功效主治】清热养阴生津。用于治疗鼻咽癌放疗过程中出现
津液亏损症状者。

【用法】水煎。每日 1 剂，分次饮服。

【来源】新中医，1989，5：37。

## 冰冻霜

【药物组成】生油适量，石灰水适量。

【功效主治】适用于放射性溃疡。

【用法】制成混悬液，湿敷患部。

【来源】新中医，1989，5：39。

## 参苓麦芽汤

【药物组成】太子参、茯苓各 15g，天花粉、麦芽、白茅根、墨旱莲（旱莲草）各 30g，白术 12g。

【加减】头晕加白芷 15g，何首乌 15g；头痛加钩藤 12g，蔓荆子 12g；鼻塞加苍耳子 12g，菊花 15g；鼻衄加葛根 15g，仙鹤草 15g。

【功效主治】健脾利湿。用于鼻咽癌放疗后，胃纳差，不能食，神倦，口干，头晕，手足麻木，舌边红干、苔白，脉细者。

【用法】水煎，每日 1 剂，分次饮服。

【来源】大众医学，1990，3：47。

## 验方

【药物组成】野菊花 20g，钩藤 10g，桑叶 10g，夏枯草 15g，龙胆 10g，牡丹皮 10g，茅莓 30g，石上柏 30g，苍耳子 10g，玄参 10g，赤芍 15g，重楼 15g。

【功效主治】理气化瘀。治疗气郁型鼻咽癌（颈淋巴结转移为主者）。

【用法】水煎服，每日 1 剂。

【来源】中医肿瘤学（上）. 北京：科学出版社，1983：217。

## 验方

【药物组成】川楝子 10g，石菖蒲 10g，白芍 12g，夏枯草 30g，生牡蛎 30g，玄参 12g，生硼砂 1.5g（冲），瓜蒌 15g，皂角刺 15g。

**【功效主治】**滋阴软坚。用于鼻咽癌淋巴结转移较明显者。

**【用法】**水煎服，每日 1 剂。

**【来源】**中医肿瘤学（上）．北京：科学出版社，1983：218。

## 验方

**【药物组成】**生石膏 50g，制大黄 5g，蝉蜕 4g，生地黄、玄参各 30g，淡黄芩、牡丹皮、金银花各 10g，川芎、白芷各 5g，人中黄 10g。

**【功效主治】**清热滋阴活血。用于鼻咽癌放疗后大出血。

**【用法】**每日 1 剂，水煎服。

**【来源】**江苏中医杂志，1986，5：26。

## 验方

**【药物组成】**金银花 15g，生甘草、明天麻各 10g，双钩藤 15g，生石决明 20g（先煎），白菊花 10g，生白芍 15g，牡丹皮、炒桑枝各 10g。

**【功效主治】**活血养血通络。用于鼻咽癌放疗中颜面神经麻痹。

**【用法】**每日 1 剂，水煎服。

**【来源】**江苏中医杂志，1986，5：26。

## 验方

**【药物组成】**青蒿 10g，鳖甲 10g，秦艽 9g，地骨皮 12g，玄参 12g，生地黄 12g，金银花 15g，天花粉 15g，牡丹皮 10g，赤芍、白芍各 10g，蝉蜕 6g，甘草 6g，灯心草 1.5g，鲜苇根 30g，常山 10g，黄芪 30g。

**【功效主治】**养阴清热。用于鼻咽癌化疗后低热。

**【用法】**水煎服，每日 1 剂。

**【来源】**贵阳中医学院学报，1989，4：30。

## 验方

【药物组成】薄荷 6g，甘草 3g。

【功效主治】清洁口腔，生津、止渴、润喉。治疗鼻咽癌放疗后阴亏津伤、口咽干燥等。

【用法】煎汤含漱，每日 4～6 次，或代茶饮用，每日数次。

【来源】中华护理杂志，1987，22（12）：549。

## 验方

【药物组成】人参 3g，金银花、白花蛇舌草或夏枯草各 20～30g。

【功效主治】扶正培本，清热解毒。用于鼻咽癌放疗后。

【用法】人参每半月服 3g，服法为：第 1 天 3g 开水冲服，第 2 天以原 3g 人参再冲服，第 3 天开水再冲后连渣服下。单味金银花、白花蛇舌草或夏枯草 20～30g，每周 2 次，连续 2 年。在服用人参当天，停用上述 3 种中草药。

【来源】中西医结合杂志，1986，5：291。

## 验方

【药物组成】白茅根 30g，山豆根 15g，紫草根 30g，薏苡根 15g，板蓝根 12g。

【加减】口干较甚者，加太子参、天花粉；口腔黏膜溃疡溃破者，用青黛粉调冰片涂局部。

【功效主治】养阴清热，泻火解毒。用于鼻咽癌放疗初期。

【用法】每日 1 剂，水煎，分次饮服。陈家俊报道本方用于放疗初期肺热伤阴、痰火凝滞，见咽干，口渴喜饮，咽喉疼痛，舌淡红或红，苔薄白或黄，脉滑有力者。

【来源】山西中医，1989，5（4）：23。

## 验方

【药物组成】青黛、冰片。

【功效主治】止痛，促进溃疡愈合。用于鼻咽癌放疗出现口腔黏膜溃破者。

【用法】青黛研粉，调冰片，取适量，涂局部，每日数次。

【来源】山西中医，1989，5（4）：23。

## 验方

【药物组成】川黄连 9g，川厚朴 9g，栀子 9g，淡豆豉 9g，芦根 15g，法半夏 9g，菖蒲 9g，枳壳 9g，薏苡仁 30g，麦芽、谷芽各 15g。

【功效主治】清热利湿化浊。用于鼻咽癌放疗中期出现湿热中阻征象者。

【用法】水煎，每日 1 剂，分次饮服。

【来源】山西中医，1989，5（4）：23。

## 验方

【药物组成】熟地黄 15g，生地黄 15g，女贞子 15g，墨旱莲 15g，山茱萸 12g，山药 15g，牡丹皮 9g，泽泻 9g，茯苓 15g，知母 12g，龟甲 18g。

【功效主治】滋阴补肺益肾。用于鼻咽癌放疗中后期出现肺肾阴亏征象者。

【用法】水煎，每日 1 剂，分次饮服。

【来源】山西中医，1989，5（4）：23。

三、单方偏方

（1）紫草根 30g，水煎服，每日 1 剂。

（2）瘦猪肉 50g，山楂 50g，石上柏 50g，加水 1500ml，煮熟，吃肉喝汤，每日 1 剂。连服 7 天为 1 个疗程，休息 3 天，再用。可服用 10 个疗程。

（3）射干 60g，水煎服。或捣敷或醋磨搽敷患处。

（4）15%～20%醋制硇砂溶液滴鼻。每日 3～4 次，一般可连续滴用，直至治愈后继用 2～3 个月，以巩固疗效。主治鼻咽肿瘤和鼻腔肿瘤。

（5）鲜蛇泡簕 200g，瘦猪肉适量。水煎 3～4h，分次服食，每周 1～3 次。

# 第五章

# 舌　癌

　　舌癌是发于舌部的恶性肿瘤，在我国，发病率占口腔癌的第3位，恶性程度最高。发病年龄以40～60岁多见，男多于女。本病发展迅速，病程短。据资料统计，舌癌经手术治疗后3～5年生存率一般在60%以上，其预后与病期早晚关系密切，此外与病变部位及治疗方法也有关，如舌尖部癌除较晚期外，一般预后较好。舌癌在中医学中又有"舌菌""舌痔""舌岩"之称。

　　临床症状初起可见舌部生小硬结，形如豆粒，逐步形成明显的肿块，边缘隆起，产生小溃疡，硬而不痛，逐渐疼痛、溃烂，向颜面和耳部放射。

辨证施治秘验方

## 加味黄连解毒汤

　　【药物组成】黄连、黄芩、木通各12g，山豆根、山慈菇、僵蚕各15g，生地黄20g，竹叶10g，白花蛇舌草30g，守宫5条，冰片6g，甘草9g。

　　【加减】舌体肿痛选加露蜂房、土鳖虫各12g；舌体溃烂、痰多选加浙贝母、瓜蒌皮、天花粉各15g；体虚纳少选加黄芪、党参各30g；肝肾阴虚者选加女贞子15g，旱莲草30g；气滞血瘀者选加三七10g，丹参30g，赤芍12g；瘀毒化热明显者选加蒲公英30g，蜈蚣5条，栀子12g，先煎犀角2g（或先煎水牛角50g）。

【功效主治】清心化痰、泻火解毒、软坚散结。治疗痰瘀互结，火毒内盛之舌癌。

【用法】每天1剂，水煎两次，饭后服。患者坚持连续服药半年以上。

【来源】陕西中医，2002，23（12）：1078-1079。

## 龙蛇点舌汤

【药物组成】白花蛇舌草30g，野菊花9g，蒲公英9g，海藻9g，生牡蛎12g，龙葵15g，象贝母9g，车前子9g，生大黄9g，梅花点舌丹2粒。

【功效主治】清热解毒。主治热毒壅聚型舌癌。

【用法】水煎服，每日1剂。梅花点舌丹每次1粒，每日2次，随汤药吞服。

【来源】抗癌中草药制剂. 北京：人民卫生出版社，1981：314。

## 导赤散加减

【药物组成】生地黄20g，竹叶10g，木通10g，甘草10g，黄连6g，牡丹皮20g，山豆根30g，重楼20g，丹参30g，栀子10g，蒲公英20g，郁金10g，藤梨根30g。

【功效主治】清心导热。治疗心脾郁火型舌癌。

【用法】水煎服，每日1剂，分2次服。

【来源】肿瘤病. 北京：人民卫生出版社，1982：45。

## 莲心豆根汤

【药物组成】莲子心2g，山豆根12g，夏枯草15g，生地黄15g，金银花12g，淡竹叶10g，川黄连6g，黄芩9g，茯苓12g，车前草10g，赤芍9g，甘草3g，白花蛇舌草20g。

【功效主治】清心泻火，化瘀解毒。主治瘀热内结型舌癌。

【用法】水煎，每日1剂。

【来源】癌的扶正培本治疗. 福州：福建科学技术出版社，1989。

## 公英导赤散

**【药物组成】**生地黄 20g，木通 10g，甘草 6g，淡竹叶 10g，川黄连面 3g，山豆根 10g，重楼 15g，蒲公英 30g，车前草 30g，赤芍 10g。

**【功效主治】**清心泻火，利湿解毒。主治湿热内蕴型舌癌。

**【用法】**水煎，每日 1 剂。

**【来源】**中医肿瘤学. 北京：科学技术出版社，1983。

## 豆根二冬汤

**【药物组成】**山豆根 12g，天冬 18g，麦冬 15g，玄参 10g，绞股蓝 10g，生地黄 12g，黄芩 9g，石斛 12g，知母 12g，半枝莲 15g，猪苓、茯苓各 12g，瓜蒌 20g，川黄连 6g，白术 12g，甘草 3g，浙贝母 9g，太子参 15g，山药 12g。

**【功效主治】**清热泻火，解毒散结佐以养阴。主治热毒壅聚，阴液已伤型舌癌。

**【用法】**水煎，每日 1 剂。

**【来源】**癌的扶正培本治疗. 福州：福建科学技术出版社，1989。

## 清凉甘露汤

**【药物组成】**犀角 3g（现代以水牛角代替），石斛 20g，银柴胡 10g，茵陈 20g，黄芩 10g，知母 10g，龙胆 10g，山豆根 10g，山慈菇 15g，夏枯草 20g。

**【功效主治】**解毒散结，清心利胆。主治心胆郁热型舌癌。

**【用法】**水煎，每日 1 剂。

**【来源】**肿瘤临证备要. 北京：人民卫生出版社，1980。

## 草河车儿茶汤

**【药物组成】**山豆根 15g，重楼（草河车）30g，夏枯草 15g，土贝母 15g，蒲公英 20g，儿茶 9g，苦参 10g，川黄连粉 3g（冲），半枝莲 30g，白花蛇舌草 30g，龙葵 30g。

【功效主治】清热解毒泻火。主治热毒壅聚型舌癌。

【用法】水煎，每日 1 剂。

【来源】中医肿瘤学. 北京：科学出版社，1983。

### 白毛藤天冬汤

【药物组成】麦冬 15g，沙参 12g，白毛藤 30g，天冬 18g，金银花 9g，藤梨根 25g，太子参 15g，生黄芪 15g，茯苓 12g，黄精 12g，枸杞子 12g，竹叶 12g，绞股蓝 12g，仙鹤草 18g，青黛 12g（分 3 次口服），西洋参 6g（另炖）。

【功效主治】解毒化瘀散结，补气养血育阴。治热瘀内蕴，气血两虚型舌癌。

【用法】水煎，每日 1 剂。

【来源】癌的扶正培本治疗. 福州：福建科学技术出版社，1989。

### 沙参仙鹤草汤

【药物组成】党参 15g，沙参 30g，茯苓 10g，白术 10g，甘草 5g，当归 15g，黄芪 30g，生地黄 20g，仙鹤草 30g，知母 10g，竹叶 10g，山豆根 15g，重楼 15g，青黛 12g（包）。

【功效主治】清热解毒，补气养血，育阴生津。治热毒内蕴，气阴两伤型舌癌。

【用法】水煎，每日 1 剂。

【来源】中医肿瘤学. 北京：科学出版社，1983。

### 北庭丹

【药物组成】番硇砂、人中白各 1.5g，瓦上青苔、瓦松、青鸡矢各 3g。

【功效主治】清热解毒，散肿消结。治疗热毒内蕴型舌癌。

**【用法】**将上药装于两个银罐内，密封，外用盐泥封固。以炭火煅红约 1h，候冷开罐，将药取出，入麝香、冰片各 0.3g，共研细。用磁针刺破舌癌病变部位以北庭丹点之。

**【来源】**癌 的 扶 正 培 本 治 疗. 福州：福建科学技术出版社，1989。

## 莲香汤

**【药物组成】**莲子心 20g，土木香 15g。

**【功效主治】**清热解毒，消肿散结。治热毒内蕴型痈疽疔疮、肿毒、舌癌等。

**【用法】**水煎，每日 1 剂，内服。

**【来源】**中西医结合常见肿瘤临床手册. 郑州：河南科学技术出版社，1984。

## 夏莲二豆煎

**【药物组成】**半夏 10g，黄连 10g，刀豆子 60g，赤小豆 60g。

**【功效主治】**清热利湿，化痰散结。治痰热郁滞之肿毒舌癌等。

**【用法】**水煎，每日 1 剂，内服。

**【来源】**中西医结合常见肿瘤临床手册. 郑州：河南科学技术出版社，1984。

## 导赤散合清胃散加减

**【药物组成】**生地黄 20g，车前子（包煎）、夏枯草、玄参、黄连、龙葵、石上柏各 15g，淡竹叶、升麻、当归、牡丹皮各 10g，半枝莲 30g，生甘草 6g。

**【加减】**心烦失眠加珍珠母 20g，远志 15g；大便燥结加厚朴 15g。

**【功效主治】**清热泻火，解毒散结。适用于舌癌热毒蕴结证。

**【用法】**每日 1 剂，水煎，含咽后服。

**【来源】**吴结妍. 刘展华教授辨证论治舌癌经验 [J]. 河北中

医，2017，06：812-814。

## 黄连解毒汤合清气化痰丸加减

【药物组成】茯苓 30g，陈皮 6g，法半夏、黄芩、枳实、牛膝、桃仁各 15g，栀子、黄连各 10g，蒲公英、白花蛇舌草各 20g，土鳖虫 6g。

【加减】触及颌下、颈部淋巴结加猫爪草 20g，夏枯草 15g；头痛加天麻 15g，钩藤 10g。

【功效主治】清热解毒，化痰散结。适用于舌癌痰热上扰证。

【用法】每日 1 剂，水煎，含咽后服。

【来源】吴结妍. 刘展华教授辨证论治舌癌经验 [J]. 河北中医，2017，06：812-814。

## 六味地黄丸合养阴解毒汤加减

【药物组成】茯苓 30g，熟地黄 25g，太子参、金银花、仙鹤草、连翘、玄参、麦冬、泽泻各 15g，山慈菇、牡丹皮各 10g。

【加减】出血多者加地榆 15g，白及粉（冲服）20g；颈部淋巴结肿痛加夏枯草 15g，海藻 15g。

【功效主治】滋阴降火，化瘀解毒。适用于舌癌阴虚毒蕴证。

【用法】每日 1 剂，水煎，含咽后服。

【来源】吴结妍. 刘展华教授辨证论治舌癌经验 [J]. 河北中医，2017，06：812-814。

## 验方

【药物组成】黄芪 30g，党参 15g，当归 15g，川芎 12g，丹参 20g，半枝莲 15g，山慈菇 10g，穿山甲（山甲珠）10g，三七 6g，藕节 10g，陈皮 15g，金银花 15g，连翘 12g，蒲公英 12g，黄连 10g，砂仁 6g，鸡内金 10g，菟丝子 10g，枸杞子 10g，甘草 3g。

【功效主治】补气凉血解毒。主治气虚血热型舌癌。

【用法】水煎服，每日 1 剂。

【来源】河北中医，1986，1：9。

## 验方

【药物组成】(1) 白花蛇舌草 30g，夏枯草、连翘各 24g，茯苓 15g，苍术、陈皮、半夏、莪术、香附各 9g，赤芍 15g，焦山楂 12g。

(2) 外敷冰硼散。

【加减】感受风邪加防风、蔓荆子、藁本等；头痛加地龙、丹参；纳呆加神曲、麦芽、炒莱菔子；火盛加龙胆、黄芩、黄连；便干加大黄、枳实等。

【功效主治】解毒活血。主治热结血瘀型舌癌。

【用法】方（1）水煎服，每日 1 剂。

方（2）外敷患处。

【来源】山西中医，1989，1：24。

## 验方

【药物组成】苦参 30g，五倍子 30g，山豆根 30g，龙葵 30g，重楼 30g，白茅根 30g，仙鹤草 30g。

【功效主治】清利湿热。主治湿热阻络型舌癌。

【用法】入冰片少许煎汤，代水含漱，1 日数次。

【来源】中医肿瘤学（上）. 北京：科学出版社，1983：225。

# 第六章

# 喉 癌

喉癌是对发生于喉部的恶性肿瘤的统称，为头颈部常见恶性肿瘤之一。中医古以"喉痹""缠喉风""烂喉风""喉菌""喉百叶""喉痈"等名代表，目前临床多以"喉百叶"名之。中医认为喉为肺之门户，主气，司呼吸，又为音之府、肝肾经络循行之处，故喉癌的发生与肺、肝、肾诸脏功能失调有关，尤以肺热、肝肾阴虚、虚火上炎为主，外感风热侵袭、气血阻滞、灼津成痰、瘀毒痰浊、互结于喉而成，乃内外因结合发病。

其临床表现以声音嘶哑、吞咽疼痛、咳痰带血、呼吸困难为主。

一、辨证施治秘验方

## 牛蒡解毒汤

【药物组成】牛蒡子 10g，甘草 6g，升麻 10g，生地黄、玄参各 15g，天花粉 15g，连翘、白术、黄芩、桔梗、青皮、葛根各 10g，栀子 9g，黄连 6g。

【功效主治】解毒疏风利咽。用于风热毒盛型喉癌、舌癌、扁桃体癌等。

【用法】水煎服，每日 1 剂。

【来源】中医肿瘤学（下）.北京：科学出版社，1985：21。

## 解毒丹方

【药物组成】明矾 15g，菖蒲 30g，雄黄 24g，琥珀 15g，穿山甲 30g（醋炙），冰片 3g，硼砂 15g，郁金 15g，血竭 15g，生甘草 15g，滑石 15g。

【功效主治】活血解毒。用于瘀血内结型喉癌、子宫癌、胃癌等。

【用法】以上十一味共研细末，装零号胶囊，每次 6 个（约 4.5g），每日服 1～2 次。

【来源】癌症的治疗与预防. 北京：春秋出版社，1988：175。

## 龙蛇羊泉汤加减

【药物组成】龙葵 30g，蛇莓 30g，白英（即白毛藤、蜀羊泉）30g，重楼 30g，山豆根 20g，金荞麦 15g，锦灯笼 10g，蒲公英 30g，半枝莲 20g，玄参 20g，生地黄 10g，牛蒡子 10g。

【功效主治】利湿清热益肾。用于肾虚内热，湿毒蕴结型喉癌。

【用法】水煎服，每日 1 剂，分 2 次服。

【来源】肿瘤病. 北京：人民卫生出版社，1982：52。

## 僵蚕蜂房汤

【药物组成】玄参 12g，天冬 15g，麦冬 15g，山豆根 12g，马勃 10g，僵蚕 12g，露蜂房 15g，金银花 15g，半枝莲 30g，白花蛇舌草 30g。

【功效主治】疏风清热利咽，佐以解毒散结。主治风热毒盛型喉癌。

【用法】水煎，每日 1 剂，分 2 次服。

【来源】中医药防治肿瘤. 广州：科学普及出版社广州分社，1982。

## 清咽利膈汤

【药物组成】连翘 10g，栀子 10g，黄芩 10g，黄连 10g，玄参

15g，桔梗 10g，生大黄 6g，芒硝 10g，金银花 15g，山豆根 20g，锦灯笼 15g，甘草 10g，重楼 20g。

【功效主治】清热降火，散结利咽。主治热毒阻窍型喉癌。

【用法】水煎，每日 1 剂，分 2 次服。

【来源】肿瘤临证备要. 北京：人民卫生出版社，1980。

## 双冬豆根汤

【药物组成】麦冬 12g，天冬 12g，栀子 9g，桔梗 10g，浙贝母 9g，沙参 12g，黄芩 9g，太子参 10g，玄参 10g，山豆根 12g，白术 10g，金银花 9g，甘草 12g，茯苓 12g，白花蛇舌草 20g。

【功效主治】滋阴凉血，清热解毒。主治血热毒盛型喉癌。

【用法】水煎，每日 1 剂，分 2 次服。

【来源】癌的扶正培本治疗. 福州：福建科学技术出版社，1989。

## 利咽清金汤

【药物组成】桔梗 10g，黄芩 10g，浙贝母 10g，麦冬 15g，生栀子 10g，薄荷 6g，山豆根 10g，重楼 15g，牛蒡子 12g，板蓝根 20g，紫苏 6g，金果榄 6g。

【功效主治】滋阴凉血，清热解毒。治血热毒盛型喉癌。

【用法】水煎，每日 1 剂。

【来源】癌的扶正培本治疗. 福州：福建科学技术出版社，1989。

## 甲珠黄芪汤

【药物组成】玄参 12g，天冬 15g，麦冬 15g，玉竹 18g，莪术 15g，炮穿山甲（炮甲珠）15g，黄芪 30g，半枝莲 30g，白花蛇舌草 30g。

【功效主治】益气养阴，扶正解毒。治气阴两虚型喉癌。

【用法】水煎，每日 1 剂，分 2 次服用。

【来源】中医药防治肿瘤. 广州：科学普及出版社广州分社，1982。

## 马勃莪术汤

【药物组成】玄参 12g，浙贝母 12g，马勃 10g，莪术 15g，炮穿山甲（炮甲珠）15g，硼砂 6g，硇砂 3g，重楼 24g，全蝎 3g，蜈蚣 2 条，半枝莲 30g，白花蛇舌草 30g。

【功效主治】活血化瘀，清热解毒，软坚散结。治疗瘀热互结型喉癌。

【用法】水煎，每日 1 剂，分 2 次服用。

【来源】中医药防治肿瘤. 广州：科学普及出版社广州分社，1982。

## 白毛仙草汤

【药物组成】太子参 15g（或西洋参 6g），沙参 12g，麦冬 10g，石斛 12g，生地黄 9g，生黄芪 15g，黄精 12g，枸杞子 12g，川贝母 6g，百合 10g，茯苓 10g，白毛藤 20g，仙鹤草 20g，甘草 3g。

【功效主治】益气养阴，扶正解毒。治气阴两虚型喉癌。

【用法】水煎，每日 1 剂，分 2 次服。

【来源】癌的扶正培本治疗. 福州：福建科学技术出版社，1989。

## 豆干汤

【药物组成】蜂房 9g，蛇蜕 9g，全蝎 9g，射干 9g，山豆根 9g，桔梗 9g，石斛 9g，麦冬 15g，北沙参 30g，玄参 18g，生甘草 3g。

【功效主治】滋阴凉血，清热解毒。治疗血热毒盛型喉癌。

【用法】水煎，每日 1 剂，分 2 次服。

【来源】癌瘤中医防治研究. 西安：陕西科学技术出版社，1980。

## 豆铃汤

【药物组成】山豆根 9g，马兜铃 15g，牛蒡子 15g，桔梗 9g，蜂房 9g，蝉蜕 9g，连翘 30g，黄芩 9g，全蝎 9g，石斛 15g，麦冬 15g，生甘草 3g。

【功效主治】滋阴凉血，清热解毒。治血热毒盛型喉癌。

【来源】癌瘤中医防治研究. 西安：陕西科学技术出版社，1980。

## 金马丸

【药物组成】郁金 120g，制马钱子 60g，火硝 30g，山豆根 60g，白矾 30g，料姜石 60g。

【功效主治】活血化瘀，清热解毒，软坚散结。治瘀热互结型喉癌。

【用法】水煎，每日 1 剂，内服。

【来源】中医药防治肿瘤. 广州：科学普及出版社广州分社，1982。

## 龙葵薄荷汤

【药物组成】山豆根 30g，龙葵 30g，夏枯草 30g，嫩薄荷 3g。

【功效主治】清热解毒。治热毒内蕴型喉癌。

【来源】中西医结合常见肿瘤临床手册. 郑州：河南科学技术出版社，1984。

## 蝉蜕菝葜汤

【药物组成】昆布 30g，海藻 30g，蝉蜕 15～30g，菝葜 30～60g，陈皮 15g。

【功效主治】清热化痰。治痰热阻络型喉癌。

【用法】水煎，每日 1 剂，分 2 次服用。

【来源】中西医结合常见肿瘤临床手册. 郑州：河南科学技术

出版社，1984。

## 菝葜猪苓汤

【药物组成】菝葜 30～60g，生薏苡仁 30～60g，猪苓 30g。

【功效主治】清热利湿。治湿热内蕴型喉癌。

【用法】水煎，每日 1 剂，分 2 次服用。

【来源】中西医结合常见肿瘤临床手册. 郑州：河南科学技术出版社，1984。

## 鹅不食草汤

【药物组成】鹅不食草 30g，野菊花 15～30g，胖大海 10g，僵蚕 10g，陈皮 15g。

【功效主治】清热解毒。治热毒内壅型喉癌。

【用法】水煎，每日 1 剂，内服。

【来源】中西医结合常见肿瘤临床手册. 郑州：河南科学技术出版社，1984。

## 苡仁刀豆汤

【药物组成】生薏苡仁 60g，刀豆子 60g，白茯苓 30g，淡竹叶 30g。

【功效主治】清热利湿。治湿热内蕴型喉癌。

【用法】水煎，每日 1 剂，分 2 次服用。

【来源】中西医结合常见肿瘤临床手册. 郑州：河南科学技术出版社，1984。

## 喉癌解毒汤

【药物组成】沙参 12g，麦冬 12g，天冬 15g，茯苓 15g，猪苓 15g，白术 12g，太子参 25g，黄芩 9g，金银花 10g，桔梗 10g，牛蒡子 10g，绞股蓝 15g，栀子 10g，甘草 3g，生薏苡仁 18g，重楼 12g。

【加减】若出现脾胃虚寒,酌减栀子、黄芩、重楼,选加党参、芡实、怀山药;若白细胞降低,酌减重楼、栀子、桔梗,选加黄芪、紫河车、鸡血藤。

【功效主治】养阴生津,清热解毒。治热毒内蕴,阴液不足型喉癌。

【用法】水煎,每日1剂,分3次服。

【来源】癌的扶正培本治疗. 福州:福建科学技术出版社,1989。

## 犀角石膏散

【药物组成】紫雪散30g,犀角30g（用水牛角代替）,羚羊角30g,生石膏30g,寒水石30g,升麻30g,玄参60g,甘草20g,沉香15g,木香15g。

【功效主治】凉血清热,解毒利咽。治血热毒盛型喉癌。

【用法】上药共研细末,每日服2次,每次服3g。

【来源】肿瘤临证备要. 北京:人民卫生出版社,1980。

## 银硼丸

【药物组成】蜂房、山豆根、蛇蜕、金银花、硼砂、土茯苓、全蝎各等份。

【功效主治】清热解毒,消炎消肿,软坚化瘀,清利咽喉,活血润燥。治热瘀内结型喉癌。

【用法】上药共研为细末,水泛为丸,如绿豆大小。每日服3次,每次服6～9g。黄芪煎水或开水送下。

【来源】癌瘤中医防治研究. 西安:陕西科学技术出版社,1980。

## 喉症异功散

【药物组成】斑蝥2g,乳香2g,没药2g,全蝎2g,玄参2g,血竭2g,麝香1g,冰片1g。

【功效主治】活血化瘀，消肿止痛。主治瘀血内阻型喉癌。

【用法】上药共研细末，取药少许，撒在解毒膏上贴在颈项部，对着肿物，半天揭去。连用 10 天为 1 个疗程。

【来源】肿瘤临证备要. 北京：人民卫生出版社，1980。

## 射干二衣汤

【药物组成】射干 9g，炒全蝎 9g，胖大海 9g，蝉蜕 6g，凤凰衣 6g，板蓝根 6g，地龙 4.5g，桔梗 4.5g，土贝母 9g，败酱草 12g，凤尾草 12g。

【功效主治】凉血解毒，通络消瘤。主治血热毒盛型喉癌。

【用法】水煎，每日 1 剂，分 2 次服。

【来源】福建中医药，1987，2：48。

## 吹喉消肿散

【药物组成】山西硼砂 3g，玉丹 0.2g，黄柏 0.1g，明腰黄 1g，蒲黄 0.1g，白芷 0.1g，冰片 1g，甘草 0.5g，薄荷 0.2g。

【功效主治】喉癌。

【用法】共为细末，研至无声，吹喉用。

【来源】实用中西医肿瘤治疗大全，1995：435。

## 喉癌方

【药物组成】硼砂 30g，乌梅肉 15g，桔梗 15g，海浮石 15g，胆南星 20g，赤练蛇粉 30g，薄荷 15g，饴糖 120g。

【功效主治】各期喉癌。

【用法】上药共研细末，炼蜜为丸，每丸重 3g。口含化，每日 3～4 次。

【来源】中华肿瘤治疗大成，1996：292。

## 验方

【药物组成】(1) 夏枯草 15g，山慈菇 15g，重楼 15g，威灵仙

15g，猫爪草 25g，鸡内金 15g，生牡蛎 30g，太子参 15g，焦山楂、神曲、麦芽各 10g，米醋 20ml。

（2）壁虎 25 条，蛤粉 50g，粳米 60g（炒至米焦黄），僵蚕 15g，全蝎 15g，蜈蚣 10 条，硼砂 15g，露蜂房 30g（烧存性）。

【功效主治】化痰散结。适用于喉癌伴颈淋巴结肿大者。

【用法】方（1）将米醋分 2 次兑入药中，水煎，饭后服。颈部有肿大之淋巴结者把药渣用纱布包裹温熨颈部。

方（2）中的药物共研为细末，装入胶囊，每服胶囊 4 粒，1 日 3 次，温开水送服。

【来源】中医杂志，1986，4：45。

## 验方

【药物组成】龙葵 30g，白英 30g，蛇莓 15g，麦冬 12g，石见穿 15g，苦荞麦（开金锁）15g，金杯茶匙 12g。

【功效主治】解毒养阴。用于声带息肉癌变。

【用法】水煎 2 次，两煎混合，分 2 次服，每日 1 剂。

【来源】千家妙方．北京：中国人民解放军战士出版社，1982：527。

## 二、单方偏方

（1）紫雪散，未破者吹于患处。

（2）锦灯笼果 50g，柿子 50g，以上两药隔日交替服用。

（3）石上柏全草，干用 5 钱至 2 两，加瘦猪肉 1～2 两或大枣数个，清水 8～9 碗煎 6h 成 1 碗左右，内服，每天 1 剂。

# 第七章

# 甲状腺癌

　　甲状腺癌是对发生于甲状腺滤泡上皮、滤泡细胞及甲状腺间质的恶性肿瘤的统称。本病首载于唐·孙思邈《备急千金要方·瘿瘤》篇。篇中将瘿瘤分为五瘿六瘤，石瘿为五瘿之一。中医认为本病的产生"多外因六邪，荣卫气血凝郁，内因七情，忧恚怒气，湿痰瘀滞山岚水气而成"，"欲伤肾，肾火郁遏"亦为其病因之一。外邪侵袭，即感染"山岚水气"，主要指水中、土壤中缺碘，或碘含量过高，在此环境中长期生活，造成脾虚痰聚，聚而成块，蕴久生毒，发为石瘿；情志抑郁则肝郁脾虚，肝郁化火，脾虚生湿，火炼液而生痰，留于颈前，发为本病。房劳过度，致肝肾阴虚，虚火上炎，炼液为痰，结于颈前，发为石瘿。

　　本病总以甲状腺无痛性结节为主症，晚期可伴有呼吸困难、声音嘶哑、吞咽不畅等局部浸润及压迫症状。

一、辨证施治秘验方

## 四海舒郁丸

　　【药物组成】海蛤壳 30g，猫爪草 30g，海藻 15g，昆布 15g，海带 15g，黄药子 15g，党参 15g，茯苓 15g，海浮石 15g，白术 15g，法半夏 15g，陈皮 6g。

　　【加减】病程日久，伴纳呆乏力明显，加黄芪 30g，山楂 15g，以益气健脾；伴瘀血、肿块坚硬，加三棱 15g，莪术 15g，以化瘀散结。

【功效主治】化痰祛湿。治疗痰湿凝聚型甲状腺癌。

【用法】每日一剂，水煎服。

【来源】中国中医药报，2010：5。

## 海藻玉壶汤

【药物组成】猫爪草 30g，海藻 15g，郁金 15g，浙贝母 15g，昆布 15g，海带 18g，夏枯草 20g，黄药子 15g，法半夏 12g，青皮 12g，柴胡 12g，陈皮 6g。

【加减】伴气郁化火，症见口干、口苦、烦躁、易怒，加生牡蛎 30g，野菊花 15g，以疏肝清热；伴有瘀血，症见肿物坚硬不移、舌质暗红或有瘀斑，加三棱 15g，莪术 15g，以化瘀散结。

【功效主治】疏肝理气。治疗肝气郁结型甲状腺癌。

【用法】每日一剂，水煎服。

【来源】中国中医药报，2010：5。

## 八珍汤

【药物组成】党参 25g，白术 15g，茯苓 15g，熟地黄 20g，白芍 15g，当归 12g，川芎 10g，鸡血藤 30g，猫爪草 30g，夏枯草 15g，山楂 15g，炙甘草 12g。

【加减】伴心悸失眠，加首乌藤 15g，酸枣仁 10g，以养心安神；伴大便溏薄，加炒扁豆 30g，苍术 15g，燥湿健脾。

【功效主治】益气补血。治疗气血两虚型甲状腺癌。

【用法】每日一剂，水煎服。

【来源】中国中医药报，2010：5。

## 二虫合剂

【药物组成】金银花 60g，生鳖甲 60g，生牡蛎 30g，天花粉 30g，白花蛇舌草 30g，蒲公英 30g，连翘 15g，三棱 9g，莪术 9g，海藻 9g，昆布 9g，生大黄 3g，天花粉 3g（冲），全蝎 4.5g，蜈蚣

5 条。

【功效主治】养阴散坚。用于阴虚血瘀型甲状腺癌。

【用法】加水煎煮，共煎 4 次，每次取药汁 500ml，口服，以上药量共 2 日分 6 次饮完。

【来源】抗癌中草药制剂. 北京：人民卫生出版社，1981：275。

### 黄白汤

【药物组成】夏枯草 15g，山豆根 15g，生牡蛎 15g，黄药子 15g，白药子 15g，橘核 12g，王不留行 12g，天葵子 12g，炮甲珠 9g，紫苏梗 9g，射干 9g，马勃 9g，昆布 30g。

【功效主治】化痰软坚散结。主治痰瘀互结型甲状腺癌。

【用法】水煎服，每日 1 剂。

【来源】抗癌中草药制剂. 北京：人民卫生出版社，1981：275。

### 五海丸

【药物组成】海螺 20g，海藻 15g，海蛤粉 20g，海螵蛸 15g，昆布 10g，龙胆 10g，土木香 10g。

【功效主治】化痰清热行气。主治痰热阻络型甲状腺癌。

【用法】共研细末，蜂蜜为丸，每丸 6g，每次 2 丸，每日 3 次。

【来源】肿瘤病. 北京：人民卫生出版社，1982：55。

### 蛇舌解毒汤合消瘰丸

【药物组成】白花蛇舌草、半枝莲、牡蛎、丹参各 30g，海藻、夏枯草、玄参、牡丹皮、赤芍、半夏各 15g，柴胡、桔梗、川贝母、厚朴、挂金灯各 9g。

【功效主治】化痰解毒。主治痰浊内阻型石瘿（甲状腺乳头癌）。

【用法】水煎服，每日1剂。

【来源】湖北中医杂志，1988，3：39。

## 通气散坚丸加散结灵

【药物组成】当归15g，川芎10g，黄芩10g，天花粉20g，莪术10g，胆南星10g，海藻15g，穿山甲10g，夏枯草20g，丹参30g，干蟾皮15g，白英20g，龙葵30g。

【功效主治】疏肝，理气，化痰。主治肝郁气滞，痰郁气结型甲状腺癌。

【用法】水煎，每日1剂，分2次服。

【来源】肿瘤病.北京：人民卫生出版社，1982：54。

## 海藻玉壶汤加消瘿气瘰丸

【药物组成】海藻15g，昆布15g，川贝母10g，陈皮10g，半夏12g，青皮12g，川芎10g，猫爪草15g，夏枯草20g，黄药子15g。

【功效主治】化痰解毒。主治痰凝毒聚型甲状腺癌。

【用法】水煎，每日1剂，分2次服。

【来源】肿瘤病.北京：人民卫生出版社，1982：54。

## 验方

【药物组成】(1) 牡丹皮、栀子、柴胡、乳香、没药各9g，当归、白芍各12g，玄参、牡蛎、夏枯草、海藻、昆布各15g，白花蛇舌草、半枝莲各30g，川贝母9g（另包）。

(2) 红花、三七各6g，桃仁、栀子各15g，大黄30g，天花粉18g，乳香、没药、黄芩、樟脑各12g，姜黄26g。

【功效主治】活血清热。主治瘀热内结型甲状腺癌。

【用法】方(1) 水煎内服，每日1剂。

方(2) 研磨，酒醋各半调敷颈部。

【来源】湖北中医杂志，1985，3：10。

## 验方

**【药物组成】**(1)海藻、昆布、海浮石、金银花、当归各 12g，黄连 3g，黄芩 6g，黄芪 30g。

(2)海藻、昆布、土贝母、山慈菇、夏枯草、络石藤各 9g，黄芩、丹参各 12g，川厚朴、陈皮各 6g，牡蛎 30g，小金丹 1 粒。

**【功效主治】**清热益气养血。主治血热互结型甲状腺癌。

**【用法】**方(1)水煎，配六神丸 10 粒服。

方(2)水煎服，小金丹吞服。

**【来源】**福建中草药处方．福州：福建省新华书店，1971：118。

## 验方

**【药物组成】**生黄芪 30g，生白术 12g，茯苓、夏枯草、生山药、玄参、半枝莲、炙鳖甲、生薏苡仁各 15g，制半夏、全当归、牡丹皮、人中黄、浙贝母各 9g，生何首乌、牡蛎（先煎）、白花蛇舌草各 30g，升麻 6g，山慈菇、露蜂房、生大黄、泽漆各 12g，守宫粉 9g（分吞），芫芳丸 6g（分吞）。

**【功效主治】**益气利湿，养血活血。用于晚期甲状腺乳头状癌。

**【用法】**水煎服，每日 1 剂。

**【来源】**中国医药学报，1987，1：39。

## 验方

**【药物组成】**当归 12g，黄芪 30g，白芍 15g，生地黄 12g，青皮 12g，芦荟 9g，昆布 30g，海藻 30g，天南星 9g，夏枯草 30g，龙胆 9g，炮甲珠 15g，白花蛇舌草 30g。

**【功效主治】**疏肝解郁，用于肝郁气结型甲状腺癌。

**【用法】**水煎服，每日 1 剂。

**【来源】**百病良方（第二集）．重庆：科学技术文献出版社重庆分社，1983：174。

## 验方

【**药物组成**】柴胡 10g，郁金 10g，夏枯草 15g，海藻 10g，生牡蛎 30g，黄药子 15g，半夏曲 10g，半枝莲 30g，土贝母 20g，重楼 15g，青皮、陈皮各 10g，猫爪草 30g。

【**功效主治**】疏肝化痰。用于肝郁痰湿型甲状腺癌（多见于初期）。

【**用法**】水煎服，每日 1 剂。

【**来源**】中医肿瘤学（上）. 北京：科学出版社，1983：231。

## 验方

【**药物组成**】红参 6g（嚼服），黄芪 30g，白花蛇舌草 30g，半枝莲 30g，夏枯草 30g，山豆根 12g，炮甲珠 15g，莪术 12g，昆布 30g，海藻 30g，天冬 15g，土鳖虫 9g。

【**功效主治**】活血行气。用于气血瘀结型甲状腺癌。

【**用法**】水煎服，每日 1 剂。

【**来源**】百病良方（第二集）. 重庆：科学技术文献出版社重庆分社，1983：175。

## 验方

【**药物组成**】海藻、昆布、黛蛤粉、海浮石、当归、制香附、连翘各 10g，黄药子 15g，法半夏、青皮、陈皮各 6g，生甘草 6g。

【**加减**】肿块质地坚硬，无明显虚弱征象者，酌加三棱、莪术、大黄、炮穿山甲；舌苔白腻者，去连翘、海浮石，加胆南星、川厚朴、茯苓；形瘦多火，伴见舌红、口干咽燥、心烦者，去法半夏、制香附、陈皮，加麦冬、夏枯草、玄参、生地黄、沙参、牡丹皮；体弱年高者酌加黄芪、党参、生地黄、白芍、丹参。

【**功效主治**】理气消瘿，化痰散结。治痰气交阻型甲状腺癌。

【**用法**】水煎，每日 1 剂，分 2 次服。

【**来源**】江苏中医杂志，1982，1：26。

## 验方

【药物组成】香附 10g，郁金 10g，青皮 10g，三棱 10g，莪术 10g，山慈菇 15g，芥子 10g，全瓜蒌 15g，海蛤壳 30g，生牡蛎 30g，八月札 20g，白花蛇舌草 20g。

【加减】甲状腺肿块质地较硬，病程较长者，加桃仁、鬼箭羽、石见穿、穿山甲片、乳香、没药，或海螵蛸、煅瓦楞；大便燥结难行者，重用瓜蒌，或加用生大黄；年老体弱，药后神疲乏力者加炙黄芪、当归、党参、黄精；妇女经期去三棱、莪术，改用丹参、赤芍。

【功效主治】理气消瘿，化痰散结。治痰气交阻型甲状腺癌。

【用法】水煎。每日 1 剂，分 2 次服。

【来源】上海中医药杂志，1985，7：26。

## 验方

【药物组成】海藻、昆布、香附、郁金各 12g，柴胡、连翘、浙贝母、鳖甲各 10g，牡蛎、夏枯草、半枝莲各 30g，玄参 15g，瓦楞子 20g。

【加减】痰多苔厚腻者，加天竺黄、芥子、法半夏、陈皮、胆南星、海浮石；包块质硬或消散缓慢者，去夏枯草、连翘、海藻、昆布，加当归、川芎、桃仁、赤芍、丹参；腺瘤囊肿型者去牡蛎、瓦楞子，加泽泻；阴虚潮热心烦者，去夏枯草、连翘、半枝莲，加栀子、牡丹皮、青蒿、沙参、生地黄、天花粉；卫表不固者加黄芪、防风、白术。

【功效主治】理气消痰，消瘿散结。治痰气交阻型甲状腺癌。

【用法】每日 1 剂，分 2 次服。

【来源】四川中医，1984，2（5）：40。

## 验方

【药物组成】硇砂 1~10g，当归 10g，川芎 10g，赤芍 10g，柴胡 10g，青皮 10g，枳实 10g，夏枯草 15g，海藻 10～30g，昆布 10～30g，贝母 10g，瓜蒌 10～15g。

**【加减】**阴虚发热、局部疼痛加栀子、麦冬、黄连、延胡索；增强软坚散结之功，可加瓦楞子、生牡蛎、鸡内金；增加清热解毒，消肿散结之力，可加白花蛇舌草、半枝莲、连翘、山慈菇、黄芩、白芷等；助理气化痰，活血化瘀之功，可加桔梗、前胡、郁金、天花粉、红花；神疲乏力，气短心悸，重用黄芪、当归、太子参、柏子仁、煅龙骨等。

**【功效主治】**理气消瘿，化痰散结。治痰气交阻型甲状腺癌。

**【用法】**水煎，每日 1 剂，分 2 次温服。硇砂分 3 次药汁冲服。

**【来源】**甘肃中医学院学报，1987，4：21。

### 验方

**【药物组成】**生黄芪 20g，党参 15g，夏枯草 30g，芥子 20g，白芍 10g，炙僵蚕 10g，石见穿 20g，玄参 10g，海浮石 30g，瓦楞子 30g，香附 10g。

**【加减】**阴虚内热，重用益气药，加养阴清热药，上方加银柴胡、地骨皮、青蒿、北沙参、石斛；痰核经久不愈，加攻毒消肿之品，白花蛇舌草、木馒头、蜀羊泉、土茯苓。

**【功效主治】**理气消瘿，化痰散结。治痰气交阻型甲状腺癌。

**【用法】**水煎，每日 1 剂，分 2 次服。

**【来源】**湖南医药杂志，1983，4：49。

### 验方

**【药物组成】**海藻、昆布各 20g，生牡蛎、海浮石、黄药子、夏枯草各 15g，当归、穿山甲、三棱、莪术各 10g，木香 6g。

**【加减】**腺瘤疼痛者，加制乳香、没药；心悸、失眠加酸枣仁、柏子仁各 10g，珍珠母 15g；气滞者加青皮、枳壳；食欲减退者加鸡内金、焦山楂；并发甲亢、白细胞减少者，加生黄芪、鸡血藤、鹿角胶、丹参、枸杞子。

【功效主治】化痰软坚，活血散结。治痰瘀互结型甲状腺癌。

【用法】水煎，每日1剂，分2次服。

【来源】新中医，1984，12：36。

## 验方

【药物组成】猫爪草30g，石上柏20g，三棱15g，莪术15g，丹参20g，风栗壳（栗毛球）20g，夏枯草20g，浙贝母15g，牡蛎15g，甘草10g。

【功效主治】化痰软坚，活血散结。治痰瘀互结型甲状腺癌。

【用法】水煎，每日1剂，分2次服。

【来源】中医杂志，1987，9：51。

## 验方

【药物组成】黄连3g，胆南星、茯苓、半夏、赤芍、昆布、海藻、穿山甲片、皂角刺、三棱、莪术、山慈菇各10g，陈皮5g。

【功效主治】化痰软坚，活血散结。治痰瘀互结型甲状腺癌。

【用法】水煎。每日1剂，分2次服。

【来源】江苏中医，1992，3：13。

## 验方

【药物组成】夏枯草、全当归、珍珠母、生牡蛎各30g，昆布、丹参各15g。

【功效主治】化痰软坚，活血散结。治痰瘀互结型甲状腺癌。

【用法】上药共研细末，加蜜制丸，每丸重9g。每日服药2次，每次服1丸。用药3个月为1个疗程。

【来源】中医杂志，1981，2：36。

## 验方

【药物组成】海藻30g，夏枯草15g，芥子6g，王不留行12g，牡丹皮9g，艾叶9g，椒目9g，苍术、白术各12g，茯苓、猪苓各

12g，泽泻 15g，赤小豆 12g，射干 15g，重楼 15g。

【加减】气机郁滞者加八月札、郁金、陈皮、枳壳；阴虚内热者加玄参、天冬、麦冬、生地黄、熟地黄、知母、天花粉；心悸胸闷者，加薤白、瓜蒌子、柏子仁；夜寐不安者，加酸枣仁、首乌藤、合欢皮。

【功效主治】化痰软坚，活血散结。治痰瘀互结型甲状腺癌。

【用法】水煎，每日 1 剂，分 2 次服。

【来源】上海中医药杂志，1987，2：16。

### 验方

【药物组成】柴胡、三棱、莪术、红花各 10g，郁金、玄参、夏枯草、海藻、昆布各 15g，生牡蛎 30g，白花蛇舌草 30～45g，浙贝母、赤芍各 12g。

【功效主治】化痰软坚，活血散结。治痰瘀互结型甲状腺癌。

【用法】水煎，每日 1 剂，分 2 次服。

【来源】四川中医，1992，5：47。

### 验方

【药物组成】猫爪草 15g，炮穿山甲 10g，海藻 10g，昆布 10g，橘络 3g，半夏 10g，牡蛎 30g，玄参 15g，莪术 6g，夏枯草 15g，甘草 6g，香附 10g。

【加减】体质壮实者，猫爪草可用至 30g；伴随内热心烦者，去半夏加蒲公英；肝气郁结，乳房胀痛者，加柴胡、白芍、王不留行；体虚者酌加黄芪、党参等。

【功效主治】化痰软坚，活血散结。治痰瘀互结型甲状腺癌。

【用法】水煎，每日 1 剂，分 2 次服。

【来源】广西中医药，1992，15（3）：15。

### 验方

【药物组成】夏枯草 12g，黄药子 12g，海藻 12g，昆布 12g，玄参 9g，牡蛎 30g，当归 6g，陈皮 4.5g，生甘草 4.5g，白花蛇舌草 30g，川芎 4.5g，芋艿丸 9g（吞）。

**【功效主治】**活血化瘀，散结消癥。治痰瘀互结型甲状腺癌。

**【用法】**水煎，每日 1 剂，分 2 次服。

**【来源】**上海中医药杂志，1983，1：24。

## 验方

**【药物组成】**昆布、黄药子、海藻各 15g，土贝母 12g，炒穿山甲、乌梢蛇、重楼各 10g，生牡蛎、忍冬藤各 30g。

**【加减】**痰甚者加天南星、瓜蒌；气郁甚者加香附；血瘀甚者加蜈蚣、全蝎；热毒甚者加山豆根。

**【功效主治】**活血化瘀，散结消癥。治痰瘀互结型甲状腺癌。

**【用法】**水煎，每日 1 剂，分 2 次服。

**【来源】**陕西中医，1988，9（7）：293。

## 验方

**【药物组成】**黄药子、海藻、昆布、当归、夏枯草各 12g，陈皮 6g，蛤壳 30g，桃仁 10g。

**【加减】**心悸甚者加酸枣仁、远志、灵磁石；多梦少寐者加合欢皮、天王补心丹；痰多加制半夏、芥子、土贝母；体虚加党参、地黄；震颤加牡蛎、石决明；肿块坚硬者加三棱、莪术、炙穿甲片。同时配服：①内消片（穿甲片、斑蝥、蜈蚣、全蝎），每日 2 次，每次 1～2 片；②黑追龙丸（斑蝥粉做成绿豆大小丸药），早晚各服 1 丸；③小金丹，常规服用。

**【功效主治】**活血化瘀，散结消癥。治痰瘀互结型甲状腺癌。

**【用法】**水煎，每日 1 剂，分 2 次服。

**【来源】**江苏中医杂志，1987，6：9。

## 验方

**【药物组成】**山慈菇 10g，炮穿山甲 10g，黄药子 6g，海藻

30g，昆布 30g，夏枯草 10g，贝母 10g，牡蛎 30g，僵蚕 10g，郁金 10g，天花粉 12g，玄参 15g，金橘叶 6g。

【功效主治】活血化瘀，散结消癥。主治痰瘀互结型甲状腺癌。

【用法】水煎，每日 1 剂，分 2 次服。

【来源】吉林中医，1991，3：29。

## 验方

【药物组成】当归、白芍、贝母、柴胡各 10g，昆布、海藻、夏枯草、三棱各 12g，海浮石 20g。

【功效主治】活血化瘀，散结消癥。主治痰瘀互结型甲状腺癌。

【用法】水煎，每日 1 剂，分 2 次服。

【来源】湖北中医杂志，1986，4：53。

## 验方

【药物组成】三棱 12g，莪术 12g，丹参 20g，当归 12g，穿山甲 12g，夏枯草 12g，生牡蛎 30g，海藻 12g，昆布 12g，八月札 12g，广郁金 9g。

【功效主治】活血化瘀，散结消癥。主治痰瘀互结型甲状腺癌。

【用法】水煎，每日 1 剂，分 2 次服。

【来源】浙江中医学院学报，1987，11（1）：39。

## 验方

【药物组成】海藻 18g，昆布 18g，生牡蛎 30g，海浮石 30g，海蛤壳 30g，夏枯草 30g，鳖甲 9g，黄药子 15g，柴胡 9g，白芍 9g，五灵脂 18g，三棱 18g，莪术 18g，穿山甲 9g。

【加减】气滞明显者加川楝子、香附、八月札、枳壳；血瘀明显者加桃仁、红花、急性子；痰郁明显者，加半夏、象贝母。

【功效主治】活血化瘀，散结消癥。主治痰瘀互结型甲状腺癌。

【用法】水煎，每日 1 剂，分 2 次服。

【来源】上海中医药杂志，1987，8：20。

## 验方

**【药物组成】**夏枯草 20g，北沙参 20g，白芍 20g，生地黄 20g，天冬、麦冬各 20g，川贝母 10g，石斛 20g，海藻 20g，昆布 15g，黄药子 10g，僵蚕 20g，地龙 30g，金银花 20g，炒枣仁 20g，首乌藤 30g。

**【功效主治】**养阴清热，化痰软坚。主治痰热内结，兼有阴虚型甲状腺癌。

**【用法】**水煎，每日 1 剂，分 2 次服。

**【来源】**河南中医，1991，11（4）：24。

## 验方

**【药物组成】**海藻、昆布、牡蛎各 20g，天花粉、夏枯草、金银花、连翘、山豆根各 15g，生地黄、射干、桔梗、升麻、白芷各 10g，甘草 7.5g。

**【功效主治】**养阴清热，化痰软坚。主治痰热内结，兼有阴虚型甲状腺癌。

**【用法】**水煎，每日 1 剂，分 2 次服。

**【来源】**吉林中医药，1987，3：16。

二、转移、术后及放化疗方

## 验方

**【药物组成】**金银花 60g，连翘 15g，三棱 9g，莪术 9g，生鳖甲 60g（打碎），海藻 9g，昆布 9g，生牡蛎 30g，天花粉 30，蜈蚣 5 条，全蝎 4.5g，天龙粉 3g（冲），白花蛇舌草 30g，生大黄 3g，蒲公英 30g。

**【功效主治】**清热活血通络。用于转移性甲状腺癌。

**【用法】**每剂药煎 4 次，每次煎药汁 500ml，2 日 6 次服完。同时用农吉利注射液肌内注射，每日 2 次，每次注射 2ml。

【来源】新中医，1976，增刊（二）：21。

## 验方

【药物组成】生地黄 15g，玄参 12g，沙参 30g，麦冬 15g，女贞子 15g，墨旱莲 15g，首乌藤 30g，茯神 10g，远志 10g，夏枯草 15g，野菊花 15g，黄药子 15g，生牡蛎 30g。

【功效主治】滋阴清肝。用于阴虚肝旺型甲状腺癌（多见于癌肿累及喉返神经，或放疗、手术后）。

【用法】水煎服，每日 1 剂。

【来源】中医肿瘤学（上）. 北京：科学出版社，1983：231。

## 验方

【药物组成】太子参 30g，夏枯草 15g，重楼 15g，玄参 15g，沙参 30g，生黄芪 20g，当归 10g，赤芍、白芍各 15g，白术 15g，石斛 30g，白芷 6g，鹿角霜 10g。

【功效主治】益气生血。用于气血双亏型甲状腺癌（多见于后期，或放疗后复发者）。

【用法】水煎服，每日 1 剂。

【来源】中医肿瘤学（上）. 北京：科学出版社，1983：232。

三、单方偏方

（1）蛤肉带壳 60g，紫菜 30g，水煮熟后，吃肉吃菜喝汤。每日 1 剂，连服 1 个月为一疗程，休息 7 天，可连用 3 个疗程。

（2）蛇蜕 2g，鸡蛋 1 枚，将蛋破一小孔，装入蛇蜕末，封口煮食，每次服 1 枚，每日 2 次，连服 60 天为一疗程。

（3）黄药子 4 两，用生酒 3 大壶煮 1.5h，置 7 天后，早晚任饮，服完为度。

（4）取蜈蚣 3 条（炙），全蝎 3g，壁虎 3g，儿茶 3g，蟾酥 3g，黄升 1.5g，共研为细末；以凡士林 20g 调和。每次以适量涂于纱布，贴在肿块处；每天换药 1 次，连用 5 日后停用 2 天。

# 第八章

# 食 管 癌

　　食管癌是发生于食管黏膜的恶性肿瘤，在中医学中相当于"噎膈"范畴。中医认为，"噎膈"发病不外乎内外两大因素：外因多为六淫侵袭、寒温失调、饮食不节、贪恋酒色等；内因则包括阴阳不和、七情郁结、脏腑内虚、气滞血瘀、顽痰恶血等，特别强调情志、痰结及气虚血枯对疾病的影响。临床表现为吞咽困难、进食时胸骨后或心窝部不适、闷胀或刺痛，或烧灼感，形体逐渐消瘦、体重明显减轻、全身乏力等。

## 一、辨证施治秘验方

### 丁香透膈汤

　　【药物组成】丁香 5g，砂仁 3g，生黄芪 20g，白花蛇舌草 30g，夏枯草 20g，制半夏 10g，制南星 10，生瓦楞子 30g，急性子 20g，蜣螂 10g，制守宫 10g，威灵仙 20g，石打穿 20g，露蜂房 10g，全蝎 5g，蜈蚣 2 条。

　　【功效主治】理气化痰，活血解毒。治疗气滞痰阻、血瘀毒热之食管癌。

　　【用法】水煎服，每日一剂。

　　【来源】吉林中医药，2006，26（12）：36-37。

## 健脾散结汤

【药物组成】山豆根 10g，半夏、冬凌草、茯苓、鸡内金各 15g，郁金、莪术、生黄芪、半枝莲各 30g。

【加减】气虚甚加党参 20g 或红参 10g 等；阴虚内热加鳖甲 30g 或青蒿 15g 等；瘀血明显加桃仁、红花各 10g；出血者加仙鹤草 30g、三七粉 10g 等；咽下疼痛或胸痛者加夏天无 15g，延胡索 15g；大便干加莱菔子 30g，生大黄 10g，或肉苁蓉 30g；舌红少苔咽干痛者加麦冬 15g。

【功效主治】益气健脾化痰，活血散结解毒。

【用法】每日 1 剂，煎 2 次，取汁 300ml，每日 3 次，温服。

【来源】四川中医，2007，25（9）：71-72。

## 开噎启膈汤

【药物组成】芦根 60～120g 煎汤代水泡余药，炒栀子 10g，干姜 10g，丹参 30g，莪术 10g，水蛭 10g，苏半夏 10g，白芍 20g，大枣 3 枚，生姜 5 片，炙甘草 6g。

【加减】气短乏力、多汗者，加黄芪 30g，红参 10g（另炖），炒白术 10g；恶寒身冷，四肢拘急者，加熟附子 10g（先煎），桂枝 10g，党参 15g；口干苦、舌质嫩红者，加沙参 20g，玉竹 15g，生地黄 12g，黄芪 30g；腹胀大便干结难下者，加大黄 5g（后下），芒硝 3g（冲服）；胸痛彻背者，加王不留行 10g，延胡索 10g，瓜蒌皮 10g；夜寐欠安者，加酸枣仁 20g，煅牡蛎 20g（先煎）。

【功效主治】滋阴润燥，行气化痰，活血止痛。

【用法】每日 1 剂，煎煮 2 次，取汁约 300ml，早晚分服或根据病情而定。15 天为 1 个疗程。

【来源】吉林中医药，2004，24（10）：23-24。

## 利膈通散

【药物组成】紫硇砂（精制）60g，火硝 60g，紫金锭片 60g，浙贝母、牛黄、梅片、公丁香、沉香、礞石各 150g。

【功效主治】治疗痰浊壅结，气滞血瘀之食管癌。

【用法】浙贝母先研细末，然后用火硝、紫金锭片、牛黄研末后加入梅片，诸药混匀后服用，每次用 1g 药散，嘱患者含咽，含咽时出现痰涎上涌时，可令其吐出，每天含咽 4～5 次，感觉无痰涎上涌时，可改为每天 2～3 次咽服，连用 30 天为 1 个疗程，每个疗程可停药 3 天继续用药，可连续咽服 5～10 个疗程。

【来源】中国中医药现代远程教育，2009，7（9）：122。

## 天仙旋覆花汤

【药物组成】天花粉 50g，威灵仙 30g，炮穿山甲 8g，炒白芍、炒白术各 10g，旋覆花 10g（包），赭石 30g（包，先煎）；麦冬 20g，党参 30g，制乳香、没药各 10g，姜半夏 10g，熟大黄 15g，熟附片 10g，淡干姜 10g，炙甘草 10g。

【加减】呕吐苔重加姜汁、贝母、陈皮；呕吐物夹血或呈咖啡色样物加三七、云南白药；大便干难下加番泻叶、枳壳、枳实，熟大黄（熟军）改生大黄（生军）；疼痛加柴胡、郁金、桔梗、枳壳、金铃子散；腹胀明显加柴胡、陈皮、乌药；纳差加砂仁、蔻仁、白扁豆、焦三仙。

【功效主治】温通温降。以温治本，以通降治标。

【用法】水煎服，每日一剂。

【来源】光明中医，2008，23（6）：855。

## 噎膈方

【药物组成】生半夏 10g，石见穿 30g，礞石 10g，急性子 20g，莪术 20g。

【加减】伴乏力、体虚者加炙黄芪 20g，太子参 20g；胸痛明显加延胡索 15g，郁金 10g；呕吐明显加川黄连 3g，生姜 10g，紫苏梗 10g；纳差消瘦者加炒谷芽、炒麦芽各 15g，六曲 10g，怀山药 15g。

【功效主治】涤痰化瘀。

【用法】加水 500ml，分煎 2 次后混匀，每日 3 次分服，吞咽困难明显者则宜少量频服，少数水饮难入患者可用药液 500ml 灌肠，每日 1 次。

【来源】湖南中医杂志，2004，20（4）：1-2。

## 益气降逆消瘤汤

【药物组成】黄芪、茯苓各 50g，清半夏 15g，水蜈蚣 25g。

【加减】胸痛明显加延胡索 15g，郁金 10g；呕吐明显加生姜 10g；纳差消瘦加焦三仙 20g。

【功效主治】益气化痰，降逆消瘤。

【用法】1 天 1 剂，1 剂加水 500ml，分煎 2 次后混匀，1 天 3 次分服。

【来源】浙江中西医结合杂志，2007，17（11）：692。

## 自拟扶正消癌汤

【药物组成】党参 15g，当归 12g，生地黄 15g，石斛 15g，天花粉 15g，三七 10g，威灵仙 15g，僵蚕 15g，半夏 12g，茯苓 20g，柴胡 10g，白术 10g，甘草 10g。

【功效主治】扶正抗癌。

【用法】每日 1 剂，水煎后，分早中晚 3 次温服，3 个月为 1 个疗程。

【来源】四川中医，2008，26（1）：82。

## 人工牛黄散

【药物组成】板蓝根 30g，猫眼草 30g，人工牛黄 6g，硇砂 3g，威灵仙 60g，制南星 10g。

【功效主治】清热解毒。主治热毒内壅型食管癌。

【用法】将上药制成浸膏干粉，每次服 5 分，每日服 4 次。

【来源】中草药通讯，1972，2：14。

## 复方壁虎酒

【药物组成】黄酒 1000ml，泽漆 100g，壁虎 50g，蟾皮 50g，锡块 50g。

将泽漆、壁虎、锡块、蟾皮装入消毒的容器内（禁用铁铝制品），再将黄酒加入，每日搅动两次，注意密封，浸泡 5～7 天，滤过药渣，静置 2 天即可服用。

【功效主治】活血解毒。用于瘀血内结型食管癌。

【用法】口服，1 日 3 次，1 次 25～50ml，饭前半小时服，天冷时可温服，能进食后，每次再调服壁虎粉 2g 及蟾皮粉 1g。

【来源】北京中医杂志，1986，3：25。

## 噎膈饮

【药物组成】白花蛇舌草 30g，蒲公英 30g，半枝莲 12g，山豆根 15g，山慈菇 10g，鸦胆子 10g，黄药子 10g，露蜂房 10g，三七粉 9g，斑蝥 1g（去头足），蟾酥 0.5g。

【功效主治】解毒活血。主治瘀血内结型食管癌。

【用法】水煎服，每日 1 剂。

【来源】内蒙古中医药，1988，2：48。

## 启膈散

【药物组成】北沙参、明百合、怀山药、金石斛、白花蛇舌草各 30g，川贝母、云茯苓、杭麦冬、赭石、半枝莲、赤丹参各 15g，川郁金、旋覆花（另包）各 9g。

【功效主治】养阴活血。主治阴虚血瘀型食管癌。

【用法】水煎服，每日 1 剂。

【来源】四川中医，1984，5：64。

### 旋覆代赭汤加减

【药物组成】旋覆花、柴胡各 10g，赭石、丹参各 30g，苍术、党参各 15g，白蔻仁、制半夏、半枝莲各 6g，急性子、陈皮、黄药子各 12g，白花蛇舌草 25g，甘草 3g。

【功效主治】活血降气。主治气滞血瘀型食管癌。

【用法】水煎服，两日 1 剂。另外可外配艾灸，穴取足三里。方法是：将生姜切成 5 分硬币大小厚薄的片，用针把姜片扎出许多小孔，放于穴位之上，点烧艾炷，初期 3 壮，后期 5 壮，燃完为止。

【来源】四川中医，1988，8：15。

### 紫硇砂

【药物组成】紫硇放入瓷器内研成细末（避金属），加水煮沸，过滤取汁，按 1：1 加醋，再煎，先武火，后文火，煎至干燥，成灰黄色结晶粉末。

【功效主治】活血解毒。主治血瘀毒聚型食管癌。

【用法】每日服 3 次，每次服 2～5 分，最大剂量每次不超过 8 分。

【来源】中草药单方验方新医疗法选编．南京：南京市革命革委会卫生局卫生教育馆，1971：328。

### 逐瘀培气汤

【药物组成】桃仁 9g，红花 3g，赭石 24g，法半夏 9g，天冬 9g，当归 18g，天花粉 9g，麻仁 9g，杏仁 9g，芦根 9g，山药 12g，牡丹皮 9g，党参 15g，三七 1.5g（研面）。

【功效主治】益气祛瘀。主治气虚血瘀型食管癌。

【用法】先将三七和红花研面冲服，余药水煎服。

【来源】中草药验方选编．通辽：内蒙古自治区人民出版社，

1972：148。

## 急灵仙方

【药物组成】急性子 10g，木鳖子 10g，威灵仙 30g，半夏 10g，瓜蒌 30g，郁金 10g，老刀豆 15g，山豆根 10g。

【功效主治】化痰祛瘀。主治痰瘀交阻型食管癌。

【用法】水煎服，每日 1 剂。

【来源】中医肿瘤学（下）．北京：科学出版社，1985：38。

## 消癌 3 号

【药物组成】威仙灵 60g，板蓝根、猫眼草各 30g，人工牛黄 6g，硇砂 3g，制南星 9g。

【功效主治】活血利湿，清热解毒。主治湿热内阻，瘀血停滞型食管癌。

【用法】制成浸膏粉，每次 1.5g，每日服 4 次。

【来源】中药新用．重庆：科学技术文献出版社重庆分社，1986：243。

## 抗癌丸

【药物组成】（1）糖丸方：山豆根 90g，斑蝥 15g，红娘子 15g，乌梅 90g，蜈蚣 6g，红枣肉 1000g，白糖 2500g。

（2）蜜丸方：山豆根 100g，斑蝥 100g，木香 100g，乌梅 100g，蜈蚣 15g，全蝎 50g，黄连 50g，红娘子 20g，轻粉 20g，红枣仁 400g，蜂蜜适量。

【功效主治】活血通络。主治瘀血阻络型食管癌。

【用法】以上各药粉碎成细粉，加入红枣肉捣烂，最后用糖粉或蜂蜜制丸，即得。糖丸每丸重 6g，蜜丸每丸重 3g。口服，糖丸每次 1 丸，每日 3 次，含化后服下。蜜丸每次半丸，每日 2 次，温开水送下。

【备注】服药期间禁食猪肉、辣椒，忌饮酒。

【来源】抗癌中草药制剂．北京：人民卫生出版社，1981：195。

## 加味参赭培气汤

【药物组成】潞党参 15g，生赭石 30g，天冬 15g，当归 12g，肉苁蓉 9g，清半夏 12g，生白芍 12g，炒紫苏子 7.5g，竹茹 6g。

【功效主治】益气降气。主治气虚气逆型食管癌。

【用法】水煎 200ml，每服 100ml，每日 2 次。

【来源】中草药验方选编．通辽：内蒙古自治区人民出版社，1972：148。

## 龙虎白蛇汤

【药物组成】龙葵 30g，万毒虎 30g，白英 30g，白花蛇舌草 30g，半枝莲 15g，绿豆 30g，黄药子 15g，乌梅 9g，乌药 9g，田三七 3g，无根藤 15g。

【功效主治】清热解毒。主治热毒壅聚型食管癌。

【用法】加水煎煮，制成煎剂。口服，每日 1 剂。

【来源】抗癌中草药制剂．北京：人民卫生出版社，1981：192。

## 双仁散

【药物组成】鸦胆子仁 60g，桃仁 120g，水蛭 60g，生赭石 250g。

【功效主治】活血降气解毒。主治气滞血瘀型食管癌。

【用法】取水蛭（干）、桃仁、生赭石共研细末，再加鸦胆子仁捣烂，混合。口服，每次 10～12g，每日 3～4 次，掺入藕粉内冲服。

【来源】抗癌中草药制剂. 北京：人民卫生出版社，1981：195。

## 枝子汤

【药物组成】急性子 30g，半枝莲 60g，陈皮 12g，半夏 12g，茯苓 9g，苍术 9g，党参 15g，黄芪 15g，桂枝 15g，炙甘草 9g，红枣 10 个。

【功效主治】温阳化痰。主治寒痰内阻型食管癌。

【用法】水煎服，每日 1 剂。同时配合针刺，主穴：天鼎（双）、止呕、巨阙、上脘、中脘、内关（双）、足三里（双）、厥阴俞（双）、膈俞（双）、脾俞（双）；另选取随症配穴（包括耳针）。

【来源】抗癌中草药制剂. 北京：人民卫生出版社，1981：197。

## 龙虎三胆散

【药物组成】地龙 5 条，壁虎 2 个，猪胆、羊胆、狗胆各 1 个。

【功效主治】清热活血。主治热壅血瘀型食管癌。

【用法】先将上药剪碎焙干，研成细末，量约 10g，分为 2 包，第一天早晨空腹服大黄 10g，白开水送下。第二天早晨空腹服龙虎三胆散 1 包，黄酒 100ml 为引。第三天早晨空腹如前再服 1 包。以上为一疗程，休息 3 天再服。

【来源】肿瘤病. 北京：人民卫生出版社，1982：76。

## 复方八角金盘汤

【药物组成】八角金盘 10g，八月札 30g，石见穿 15g，急性子 15g，半枝莲 15g，丹参 12g，土木香 10g，生山楂 12g。

【功效主治】行气活血。主治气滞血瘀型食管贲门癌。

【用法】水煎服，每日 1 剂。

【来源】辽宁中医杂志，1985，8：23。

## 治膈散

【药物组成】山慈菇 200g，硼砂 80g，硇砂、三七各 20g，冰片 3g，沉香 50g。

【功效主治】清热解毒。主治毒热内结型食管贲门癌。

【用法】诸药共研极细末，每日 4 次，每次 10g，10 天为一疗程。服完一疗程后改每日 2 次，每次 10g，以巩固疗效。

【来源】浙江中医杂志，1989，6：246。

## 降香通膈汤

【药物组成】降香 24g，佩兰 12g，防己 12g，半夏 12g，乌梅 15g，陈皮 10g，炮穿山甲 4.5g。

【功效主治】降气化痰。主治气滞痰阻型食管癌、贲门癌等。

【用法】水煎服，每日 1 剂。

【来源】抗癌中草药制剂．北京：人民卫生出版社，1981：192。

## 再生丹

【药物组成】急性子 15g，知母 15g，硼砂 15g，枯矾 9g，五灵脂 9g，雄黄 6g，硇砂 9g，郁金 7.5g，青盐 3g，麝香 3g，陈石灰 15g（炒黄色），牛胆 1 个。

【功效主治】活血解毒。主治血瘀毒聚型食管癌、胃癌。

【用法】将上药共研末，与牛胆汁拌至不干不湿，再装入牛胆内阴干备用。成人每服 0.36g，烧酒送下，痰火者则用蜜水调服，每日 2～3 次。

【来源】中草药验方选编．通辽：内蒙古自治区人民出版社，1972：147。

## 鲜桔汤

【药物组成】天雄片 30g，炙川乌 0.9g，炙草乌 0.9g，木香

0.6g，香附 0.9g，大血藤 0.9g，木通 0.9g，当归 1.5g，赤芍0.9g，桃仁 0.6g，红花 0.6g，威灵仙 0.9g，夏枯草 30g，细辛 0.3g。

【加减】阳不甚虚者去天雄片，脉细小者不去，气血虚加潞党参 30g，黄芪 30g。方中天雄片、炙川乌、炙草乌三味先煎 2h，再入诸药，继续煎 1h。

【功效主治】行气活血利湿。主治气滞血瘀，湿浊内阻型食管癌、胃癌、肝癌。

【用法】水煎成 300ml，每服 100ml，每日 2 次。

【来源】中草药验方选编．通辽：内蒙古自治区人民出版社，1972：150。

## 抗癌乙丸

【药物组成】黄药子 60g，重楼 60g，山豆根 120g，败酱草120g，白鲜皮 120g，夏枯草 120g。

【功效主治】清热化痰。主治痰热内阻型食管癌、贲门癌、胃癌、肠癌、肺癌等肿瘤。

【用法】以上各药共研细末，炼蜜为丸，每丸重约 6 克。口服，每次 1～2 丸，每日 2～3 次，温开水送下。

【来源】抗癌中草药制剂．北京：人民卫生出版社，1981：187。

## 逍遥散加减

【药物组成】醋炒柴胡 6g，白术 9g，茯苓 9g，全瓜蒌 20g，清半夏 10g，郁金 10g，杭白芍 12g，当归 15g，急性子 10g，半枝莲 30g。

【功效主治】疏肝理气。主治肝郁气滞型食管癌。

【用法】水煎服，每日 1 剂。

【来源】中西医结合治疗癌症．太原：山西人民出版社，1984：26。

## 枳朴六君子汤加味

【药物组成】枳实 12g，厚朴 12g，党参 30g，白术 12g，陈皮 9g，半夏 12g，茯苓 9g，乌梢蛇 12g，全蝎 9g，生薏苡仁 30g，甘草 3g。

【功效主治】温胃健脾。主治脾胃虚寒型食管癌。

【用法】水煎服，每日 1 剂。

【来源】中草药验方选编．通辽：内蒙古自治区人民出版社，1972：151。

## 抗癌汤

【药物组成】藤梨根 60g，野葡萄根 60g，干蟾皮 12g，急性子 12g，半枝莲 60g，紫草 30g，天龙 6g，姜半夏 6g，甘草 6g，丹参 30g，白花蛇舌草 30g，马钱子 3g。

【功效主治】益气活血。主治气虚血瘀，毒邪侵袭型食管癌。

【用法】水煎服，每日 1 剂。

【来源】千家妙方．北京：中国人民解放军战士出版社，1982：561。

## 复方斑蝥丸

【药物组成】斑蝥 10～16 枚（去毒烧炼），大枣 30 枚（去核），人参 30g，生黄芪 40g，莪术 30g，白术 30g，急性子 30g，田三七 30g，半夏 30g，炮穿山甲 30g，重楼 50g，茜草 25g，云茯苓 30g，沉香 25g，补骨脂 25g，甘草 20g。

【加减】胸背疼者加血竭 5g，烧刺猬皮 9g，花蟾皮 7g，威灵仙 20g；口气腐臭者加紫花地丁 25g，鱼腥草 20g，金银花炭 20g，大黄炭 7g，土茯苓 20g，生薏苡仁 40g；气阴虚加太子参 20g，怀山药 30g，女贞子 30g，天冬 20g，生地黄 25g；气血虚加当归身 15g，熟地黄 20g，鸡血藤 30g。

【功效主治】破血化痰，益气降气。用于血瘀痰阻型中晚期食管癌、贲门癌。

**【用法】**选择个大、无虫蚀的全斑蝥，用针将头、足、翅、胸甲全部去掉，纳入去核之大枣内用线缠扎，烘干，碾细面，与上述其他诸药碾面后混匀，炼蜜为丸，每丸10g，每次2丸，1日3次内服，3个月为一疗程，服药期间忌食小米，注意观察尿液变化。

**【来源】**中西医结合杂志，1989，9（8）：503。

## 南星参斛汤

**【药物组成】**生南星、金银花各30g，党参、石斛、枇杷叶、生麦芽、枳实各10g，赭石15g（先煎），青黛、生甘草各3g。

**【加减】**痰涎壅盛者，加芥子、姜半夏各10g；瘀血内阻者，加急性子10g，广郁金12g；疼痛剧烈者加延胡索、土鳖虫各12g。

**【功效主治】**化痰清热行气。用于痰热内阻型晚期食管癌。

**【用法】**每日1剂，水煎服。15剂为一疗程，初治时可慢慢呷饮，如有呕吐，吐后再喝。

**【来源】**浙江中医杂志，1989，5：200。

## 守宫酊

**【药物组成】**守宫1份，薏苡仁3份，薜荔果（奶母子）3份，黄药子3份。

**【功效主治】**活血利湿。用于湿瘀内阻型晚期食管癌。

**【用法】**将上述药物用清水过滤以除泥沙，然后加入曲酒，以浸至药面为度，密封于搪瓷桶内，浸泡两周后启用。药物只能浸泡1次，浸泡2次药酒疗效不佳。每日3次，每次服15~20ml。空腹饮用，或进餐时吞服。有嗜酒者亦可适当增加药量，但每天不得超过150ml。

**【来源】**湖北中医杂志，1980，5：31。

## 甘遂甘草散

**【药物组成】**甘遂、甘草。

【功效主治】攻逐水饮。用于水饮壅盛型晚期食管癌。

【用法】取甘遂适量，用面粉包裹，放入锯末火中烧，或在炉火上烤，至面粉烤黄为度，取甘遂在铜药钵中捣碎，过筛取粉备用；另取甘草切碎，铜药钵中捣碎过筛取粉备用。临用时取甘遂0.3g，甘草0.15g，以温开水冲服，每日3次。

【来源】千家妙方．北京：中国人民解放军战士出版社，1982：563。

## 加味开噎散

【药物组成】雄黄1g，朱砂6g，山豆根12g，五灵脂12g，硼砂6g，芒硝30～60g，射干12g，青黛9g，鲜狗胆1个。

【功效主治】软坚开膈。用于食管癌饮食不进。

【用法】诸药共研为末，以鲜狗胆汁调水，分3天送服。

【来源】千家妙方．北京：中国人民解放军战士出版社，1982：562。

## 开管散

【药物组成】全蝎30g，麝香0.6g，乌梅30g，蜈蚣30g，冰片3g。

【功效主治】行气活血。用于食管癌吞咽困难。

【用法】共为细末，每次3g含化。

【来源】中草药验方选编．通辽：内蒙古自治区人民出版社，1972：152。

## 加味小金丹

【药物组成】白胶香9g，草乌9g，五灵脂9g，地龙9g（血压低可减少），制乳香9g，制没药9g，当归9g，白术9g，陈皮9g，儿茶6g，制土鳖虫9g，麝香0.03g。

【功效主治】活血止痛。用于食管癌咽下疼痛者。

【用法】共为细末，最后加入麝香炼蜜丸（3g重），每丸1g，每日 2 次。

【来源】中草药验方选编。通辽：内蒙古自治区人民出版社，1972：153。

### 开道散

【药物组成】硼砂 60g，火硝 30g，硇砂 6g，礞石 15g，沉香 9g，冰片 9g。

【功效主治】凉血行气。用于食管癌全梗阻者。

【用法】上药共研细末。口服，每次 1g，含化后缓缓吞咽，每隔 0.5～1h 1 次；待黏沫吐尽，能进食时可改为 3h 1 次；连服 2 天停药。

【来源】抗癌中草药制剂．北京：人民卫生出版社，1981：193。

### 验方

【药物组成】赭石 30g，旋覆花 15g（包），制半夏 12g，云茯苓 15g，全瓜蒌 30g，郁金 15g，丹参 30g，香附 18g，甘松 12g，檀香 12g，砂仁壳 10g，黑栀子 10g，粉甘草 6g，荷梗适量为引。

【加减】大便秘结，坚硬如羊粪者全瓜蒌增至 45g，玄明粉 10g（冲）；阴亏较甚，口燥咽干，舌红无苔者去制半夏，加增液汤；呕吐痰涎者加海浮石 30g；心烦、口苦、舌苔黄者加黄连 10g，去制半夏；正气虚弱，少气懒言，神疲乏力者加党参 12g；X 线或细胞学检查提示有癌变者，加白花蛇舌草 30～60g，半枝莲 30g，开郁散结，病情好转，用养阴益气之品善后。

【功效主治】化痰开郁。主治痰浊内阻型食管癌。

【用法】水煎服，每日 1 剂。

【来源】四川中医，1983，5：62。

### 验方

【药物组成】（1）茯苓、姜半夏、焦山楂各 13g，陈皮、炒神曲、炒麦芽、焦鸡内金各 10g，炮穿山甲、炒柿蒂各 9g，急性子、黄药子各 15g，石见穿 16g。(2) 南沙参、北玉竹、怀山药各 24g，杭麦冬 15g，黄药子、急性子、石打穿各 16g，白茅根 60g，白花蛇舌草 120g。(3) 化癌散：生水蛭 180g，白鹅尾巴毛烧成炭 30g，熊胆 16g。

**【功效主治】**行气化痰活血。主治痰瘀交阻型食管癌。

**【用法】**方 (1) 加水 1500ml，煎取 500ml，入蜂蜜 120g 煎沸，分 4 次服，每日 1 剂。方 (2) 加水 2500ml，煎服 500ml，入蜂蜜 120g 煎沸，分 2 次服，每日 1 剂。方 (3) 共研细末，每日 7g，分 2 次冲服。

**【来源】**广西中医药，1982，2：29。

### 验方

**【药物组成】**(1) 蜒蚰 20 条，精猪肉数片。(2) 野百合、猫人参、白毛藤各 30g，潞党参、炙黄芪、昆布各 18g，黄药子、半边莲、龙葵各 15g，穿山甲 12g，鸡内金、象贝母各 9g。

**【功效主治】**益气化痰。主治痰浊阻滞型食管癌。

**【用法】**方 (1) 二味药加盐少许，煮汤，调以味精，饮之。方 (2) 每日 1 剂，水煎服。

**【来源】**江苏中医学院学报，1978，3：38。

### 验方

**【药物组成】**菝葜根（鲜）500g（干品 250g）。

**【功效主治】**养阴解毒。主治阴虚毒聚型食管癌。

**【用法】**洗净，加水 2 碗，煎 3～4h，倒出药液，加肥猪肉 100g，炖至三分之一即可。一天内分服（早上不要服用）。

**【备注】**不要用铁锅，并忌食刺激性食物。

**【来源】**中草药单方验方新医疗法选编．南京：南京市革命委员会卫生局卫生教育馆，1971：329。

## 验方

**【药物组成】**硇砂 6g，黄芪 15g，甘草 5g。

**【功效主治】**补气活血。用于气虚血瘀型食管癌。

**【用法】**水煎服，每日 1 剂。将硇砂捣碎加水，用武火煮沸 30min，尔后加黄芪、甘草，用文火煎煮 30min，沉淀滤取汁。

**【来源】**河北中医，1987，2：29。

## 验方

**【药物组成】**(1) 食管饮：半枝莲 30g，白花蛇舌草 30g，刘寄奴 30g，金沸草 10g，赭石 30g，柴胡 10g，香附 10g，郁金 10g，炒枳壳 10g，沙参 10g，麦冬 10g，玄参 10g，清半夏 10g，丹参 10g，开道散 3g。(2) 开道散：醋制紫硇砂（紫硇砂加等量醋，再加适量水，至紫硇砂全部溶解后，取溶液熬枯即成）1000g，紫金锭 1000g，冰片 10g，麝香 1g，共研细末，备用。

**【加减】**食管癌溃疡型或伴有胃溃疡者，开道散减量或不用，加海螵蛸；大便干结加大黄；大便稀，倦怠无力，脉细虚加党参、炒白术，酌减理气药；舌苔黄腻加薏苡仁、瓜蒌，减养阴药。

**【功效主治】**活血行气。主治气滞血瘀型食管癌。

**【用法】**方 (1) 食管饮，水煎服，每日 1 剂。方 (2) 开道散用水冲服。每次 1g，每日 3 次。

**【备注】**汤剂和散剂并进是取效的关键，其作用缓和，需长期用药，在服药期间忌食虾酱、韭菜、牛肉。食管气管瘘禁用开道散和食管饮。

**【来源】**辽宁中医杂志，1986，3：21。

## 验方

**【药物组成】**党参 10g，制南星 10g，急性子 10g，威灵仙 10g，白术 10g，茯苓 15g，或鲜石竹根 30～60g。

**【加减】**恶心呕吐加竹茹 6g，姜半夏 6g；体倦乏力、白细胞下降加黄芪 30g，当归 15g；口干舌红加生地黄 10g，女贞子 10g，沙参 10g；苔腻不思食加藿香梗 10g，焦三仙各 10g，薏苡仁 30g。

【功效主治】益气化痰。主治痰浊内阻型食管癌。

【用法】水煎服，每日 1 剂。

【来源】中级医刊，1981，8：32。

### 验方

【药物组成】北沙参、急性子、天南星、白毛藤、浙贝母各 10g，半枝莲、丹参各 15g，白花蛇舌草 30g，麦芽、谷芽各 12g。

【加减】两胁不畅者加郁金 10g，红花 6g，去白毛藤。

【功效主治】化痰解毒，滋阴活血。主治痰瘀交阻，阴虚毒聚型食管中段癌。

【用法】水煎服，每日 1 剂。

【来源】四川中医，1988，12：24。

### 验方

【药物组成】石竹根 30g，党参、茯苓、白术、甘草各 9g。

【功效主治】益气养阴。用于气阴两虚型食管癌。

【用法】每日 1 剂，分两次煎服。

【备注】上方亦可单用石竹根加少许红糖。

【来源】安徽单验方选集．合肥：安徽人民出版社，1972：312。

### 验方

【药物组成】姜半夏 12g，广陈皮 6g，茯苓 9g，山豆根 9g，射干 6g，乌梅 3 个，生甘草 4.5g，桃仁泥 9g，沉香 1g，硼砂 1g。

【功效主治】理气化痰。主治痰阻气滞型食管癌。

【用法】每日 1 剂，分两次煎服。

【来源】安徽单验方选集．合肥：安徽人民出版社，1972：313。

## 验方

【药物组成】黄药子 50g，半枝莲 100g，五灵脂 15g，山豆根 50g，硼砂 5g，守宫 3 条，两头尖 10g，硇砂 5g，川贝母 15g，旋覆花 10g。

【功效主治】活血解毒。主治瘀阻毒聚型食管癌。

【用法】水煎服，每日 1 剂。

【来源】吉林中医药，1983，2：26。

## 验方

【药物组成】乌梢蛇 500g，蜈蚣 120g，全蝎 120g，生薏苡仁 1000g，硇砂 15g，皂角刺 250g，瓜蒌 500g。

【功效主治】活血通络。主治瘀血阻络型食管癌。

【用法】研成细面，压成 0.5g 片。1 日 3 次，1 次 10 片。

【备注】如蜈蚣、全蝎缺，可用露蜂房 240g 代。

【来源】中草药验方选编．通辽：内蒙古自治区人民出版社，1972：151。

## 验方

【药物组成】（1）桃仁代赭汤：桃仁 9g，红花 9g，赭石 30g，山药 18g，天花粉 18g，天冬 9g，土鳖虫 15g，党参 15g，三七面 6g（冲服）。（2）桃三硼甘丸：桃仁 30g，三七 30g，硼砂 18g，甘草 12g，碘化钾 15g，胃蛋白酶 20g。共为细面，炼蜜为丸，每丸重 9g。（3）慈菇膏：山慈菇 120g，白蜜 250g，将山慈菇研细面，与蜂蜜混合成膏。

【功效主治】活血降气。主治气滞血瘀型食管癌。

【用法】桃仁代赭汤水煎，先服，隔日再服丸药 1 丸，服至症状大减，能吃流食，再服慈菇膏，每次 15～30g，每日 2 次。

【来源】中草药验方选编．通辽：内蒙古自治区人民出版社，1972：149。

## 验方

【**药物组成**】（1）食管癌Ⅰ方：山豆根 15g，急性子 15g，半枝莲 30g，白花蛇舌草 60g，泽漆 15g，制南星 9g，芒硝 3g（后下），硼砂 1.5g，威灵仙 30g，生薏苡仁 30g。（2）消噎散：山慈菇 120g，海藻 60g，制半夏 30g，浙贝母 60g，三七 18g，红花 30g，制乳香、制没药各 15g，柿蒂霜 60g。

【**功效主治**】软坚解毒。主治毒瘀壅聚型食管癌。

【**用法**】方（1）每日 1 剂，两次煎服。方（2）共研极细末，每日服 3 次，每次 6g，加蜂蜜适量用温开水冲服。

【**来源**】安徽单验方选集．合肥：安徽人民出版社，1972：312。

## 验方

【**药物组成**】紫草 1500g，生黄芪 1500g，金银花 1500g，山豆根 1500g，白花蛇舌草 1500g，紫参 1500g，薏苡仁 1500g，香橼 750g，黄柏 1500g。

【**功效主治**】凉血活血，益气利湿。主治瘀热内结，湿浊阻络型食管癌。

【**用法**】共研末，炼蜜为丸，每丸重 9g，药蜜各半；每日服 3 次，每次服 2 丸。

【**备注**】部分病人服用后有恶心，食欲不振，以体弱者明显。

【**来源**】千家妙方．北京：中国人民解放军战士出版社，1982：560。

## 验方

【**药物组成**】干蟾皮 12g，急性子 30g，八月札 12g，夏枯草 15g，白花蛇舌草 30g，紫丹参 30g，生马钱子 4.5g，瓦楞子 30g，枸橘 30g，生天南星 9g，公丁香 9g，紫草根 30g，木香 9g，蜣螂 9g，天龙 9g，苦参 30g。

【功效主治】活血化痰。主治痰瘀交阻型食管癌。

【用法】水煎服（马钱子为剧药，该方医生指导服用为妥）。

【来源】千家妙方．北京：中国人民解放军战士出版社，1982：559。

## 验方

【药物组成】（1）党参 60g，丹参 60g，硼砂 6g，硇砂 3g，莪术 15g，石打穿 30g，黄药子 15g，炮甲珠 12g，蜈蚣 2 条，全蝎 3g，乌梅 12g，僵蚕 12g，半枝莲 30g，白花蛇舌草 30g。（2）猪苓 30g，龙葵 15g，半枝莲 30g，水蛭 6g，肿节风 30g，石见穿 15g，山慈菇 15g，山豆根 15g。（3）鸦胆子 3g，天龙（壁虎）3g，水蛭 3g，蜈蚣 1 条。（4）蛞蝓 3～5g，大枣 60g。

【功效主治】益气利湿，化痰通络。用于食管癌初起。

【用法】方（1）各药共研成细粉，炼蜜为丸。每丸重 10g，每次含化 1～2 丸，每日含化 3 次。方（2）水煎服，每日 1 剂。方（3）共研细粉，装入胶囊（一日量），开水吞服。方（4）蛞蝓研末，用大枣煎水送服。

【来源】百病良方（第二集）．重庆：科学技术文献出版社重庆分社，1983：171。

## 验方

【药物组成】黄药子 30～60g（最多 90g），川续断 15g，沙苑子 15g，蜈蚣 3～5 条，海藻 15g，牡蛎 15g，砂仁 6g，枇杷叶 15g，钩藤 15g，远志 15g，熟地黄 20g，党参 10g，鸡内金 6g。

【加减】呃逆不止，加柿蒂 15～30g，降香 10～15g，沉香 2g，旋覆花 10g，赭石 15～30g；食管黏膜炎症，加海螵蛸（乌贼骨）10～15g，瓦楞子 10～15g，蛤粉 10g。

【功效主治】益气清肝，化痰活血。主治痰瘀交阻，肝经有热型食管癌。

【用法】黄药子用白酒 1 两浸泡 1h 单煎。其他各药水煎 2 次，与黄药子煎液混合早晚服。

【来源】癌症的治疗与预防．北京：春秋出版社，1988：104。

## 验方

【药物组成】党参 15g，赭石 15g，枳壳 6g，薤白 9g，天冬、麦冬各 12g，芦根 9g，甘草 1.5g，肉苁蓉 9g，火麻仁 15g，法半夏 9g，当归 15g，郁李仁 12g，萝卜 7 片为引。

【功效主治】补气行气，养阴化痰。主治痰浊内阻，气阴两虚型食管癌。

【用法】水煎 200ml，成人每服 100ml，早晚温服。

【来源】中草药验方选编．通辽：内蒙古自治区人民出版社，1972：149。

## 验方

【药物组成】白砒 120mg，重楼 1250g，山豆根 2500g，夏枯草 2500g，白鲜皮 1000g，败酱草 2500g。

【功效主治】化痰利湿解毒。主治痰湿内阻型食管癌。

【用法】炼蜜为丸，每丸重 0.9g，1 日 3 次，每次 2 丸。

【来源】中草药验方选编．通辽：内蒙古自治区人民出版社，1972：154。

## 验方

【药物组成】（1）半夏 12g，党参 12g，丁香 3g，赭石 24g，紫苏梗 15g，旋覆花 15g，竹茹 15g。（2）龙葵 30g，白英 15g，蛇莓 15g，半枝莲 15g，金刚刺 15g。

【加减】气胀加莱菔子 15g，佛手花 6g。

【功效主治】化痰行气。主治气滞痰阻型食管癌。

【用法】水煎服，每日 1 剂。

【来源】抗癌中草药制剂．北京：人民卫生出版社，1981：204。

## 验方

【药物组成】炒紫苏子 9g，乌药 6g，焦槟榔 9g，青皮 9g，三棱 9g，莪术 9g，当归 15g，吴茱萸 4.5g，生牡蛎 15g，法半夏 9g，甘草 4.5g，生姜 9g，干蟾皮 6g。

【加减】如胸前疼痛，用全蝎粉 0.3g，开水冲服。

【功效主治】行气降气。主治气滞气逆型食管癌。

【用法】水煎服，每日 1 剂，分 2 次服。

【来源】肿瘤的辨证施治．上海：上海科学技术出版社，1980：69。

## 验方

【药物组成】蜀羊泉 30g，白花蛇舌草 30g，威灵仙 30g，白茅根 30g。

【功效主治】清利湿热。主治湿热内阻型食管癌。

【用法】水煎服，每日 1 剂，分 3 次服。

【来源】肿瘤的辨证施治．上海：上海科学技术出版社，1980：69。

## 验方

【药物组成】黄毛耳草 15g，石见穿 15g，半枝莲 15g，威灵仙 15g，鬼针草 15g，枸橘叶 15g。

【功效主治】清热解毒。主治热毒内盛型食管癌。

【用法】水煎服，每日 1 剂，分 3 次服。

【来源】肿瘤的辨证施治．上海：上海科学技术出版社，1980：69。

## 验方

【药物组成】黄药子 30g，川续断 15g，远志 15g，沙苑子 10g，钩藤 10g，附子 15g，干姜 15g，肉桂 15g，党参 15g，生地黄、熟地黄各 15g，牛蒡子 10g，射干 10g，桃仁 10g，红花 10g，大黄 10g，芒硝 15g（冲）。

**【功效主治】**活血软坚，疏肝温阳。主治气滞血瘀型食管癌。

**【用法】**每日 1 剂，水煎，早晚分服。

**【来源】**癌症的治疗与预防．北京：春秋出版社，1988：154。

### 验方

**【药物组成】**黄药子 60g，三棱 12g，莪术 12g，川续断 15g，威灵仙 15g，木香 10g，荜茇 10g，肉桂 10g，干姜 10g，附子 10g，荷梗 10g，紫蔻 10g，丁香 10g，郁金 15g，党参 15g，熟地黄 30g，番泻叶 10g。

**【功效主治】**破血行气。主治气滞血瘀型食管癌。

**【用法】**每日 1 剂，水煎，2 次分服。其中黄药子单包，加白酒二两兑水先煎 0.5h，再与诸药同煎。

**【来源】**癌症的治疗与预防．北京：春秋出版社，1988：155。

### 验方

**【药物组成】**青龙衣。

**【功效主治】**解毒。主治食管贲门癌。

**【用法】**每日 3 次，每次 10～20ml，连服 1 年。

**【备注】**青龙衣系胡桃科植物核桃的未成熟果实的酒浸剂。由黑龙江中医研究院附属药厂生产。本品对早期食管贲门癌患者疗效显著。

**【来源】**江苏中医，1989，2：44。

### 验方

**【药物组成】**炙马钱子 60g，炙硇砂 60g，大蜈蚣 10 条，全蝎 10 个，皂角 15g，赭石 12g，土鳖虫 9g，自然铜 9g，麝香 3g，乳香、没药各 18g。

**【功效主治】**活血行气解毒。主治气滞血瘀型食管癌、胃癌。

【用法】共为细面，江米糊为绿豆大丸，每服 10 丸，日服 3 次。

【来源】中草药验方选编．通辽：内蒙古自治区人民出版社，1972：156。

## 验方

【药物组成】露蜂房 20g，全蝎 20g，山慈菇 25g，僵蚕 25g，蟾皮 15g。

【功效主治】清热解毒。主治毒热内聚型食管癌、胃癌。

【用法】上 5 味，捣碎，置净器中，用酒 450ml 浸之，经 7 日后开取。每日 3 次，每次空腹服 10～15ml。

【来源】药酒验方选．太原：山西科学教育出版社，1985：145。

## 验方

【药物组成】（1）牡蛎 250g，蛤粉 250g，磁石 250g，硼砂 150g，朱砂 30g，冰片 45g。（2）黄连 15g，大黄 15g，青黛 30g，瓦楞子 30g，硼砂 15g，朱砂 15g，冰片 15g，麝香 0.25g，鲜猪胆汁适量。（3）南星 15g，乌梅 12g，延胡索 9g，黑矾 9g，半边莲 30g，夏枯草 30g。

【功效主治】软坚清热。用于瘀热内结型食管癌及其他恶性肿瘤。

【用法】方（1）各药共研细末，制成散剂。方（2）各药共研细末后加入 10 倍量的鲜猪胆汁，调和均匀。方（3）水煎，制成 500ml 煎剂后，加卤水 70ml，混合均匀。口服，每次服散剂 1.5 克，复方胆汁液及煎剂各 10ml，每日 3 次。

【来源】抗癌中草药制剂．北京：人民卫生出版社，1981：198。

## 验方

【药物组成】（1）鲜芦根（去节）250～500g，忍冬藤 30～

120g，金银花 15～30g，连翘 15～30g，蒲公英 30～90g，紫花地
丁 30g，甘草 15g。(2) 清半夏 12～90g，生姜 9～30g，远志 15g，
焦枣仁 30g，党参 15～30g，当归 15～30g，焦麦芽 30g，稻芽 15g，
焦山楂 15g。

【加减】化湿加蔻仁 6g，砂仁 9g（均后下）；化浊加白芷 6～
9g，佩兰叶 12～15g（均后下）；止痛加乳香 6～9g，没药 6～9g
（均后下），延胡索 3g；肢体厥冷加熟附子 6g，肉桂 3～6g；止嗽
加桔梗 6～9g，紫菀 15g，款冬花 15～30g，杏仁 9～15g；呕吐甚
加灶心土 120g（布包先煎，取澄清汁煎药）；偏寒呕加丁香 3g，柿
蒂 9g；右胁疼加吴茱萸 3g，川黄连 6g。

【功效主治】清热解毒，用于食管癌。

【用法】水煎服，每日 1 剂。方 (1) 用于热毒炽盛，阴亏液耗
型，方 (2) 用于胃气不降型。

【来源】天津中医，1986，5：12。

## 验方

【药物组成】柴胡 15g，白芍 30g，香附 12g，旋覆花 12g，丹
参 30g，核桃树枝 30g，瓜蒌 30g。

【功效主治】疏肝理气。用于肝郁气滞型食管癌。

【用法】水煎服，每日 1 剂。

【来源】百病良方（第二集）．重庆：科学技术文献出版社重
庆分社，1983：170。

## 验方

【药物组成】败酱草 30g，瓜蒌 30g，生薏苡仁 30g，青黛 9g，
硼砂 9g，山豆根 12g，白术 12g，忍冬藤 30g。

【功效主治】化湿清热。用于脾胃湿热型食管癌。

【用法】水煎服，每日 1 剂。

【来源】中草药验方选编．通辽：内蒙古自治区人民出版社，
1972：152。

## 验方

【药物组成】郁金 12g，砂仁壳 10g，南沙参 18g，浙贝母 12g，丹参 15g，茯苓 15g，法半夏 10g，瓜蒌 30g，天南星 10g，黄药子 30g。

【功效主治】化痰行气。用于痰气交阻型食管癌。

【用法】水煎服，每日 1 剂。

【来源】百病良方（第二集）．重庆：科学技术文献出版社重庆分社，1983：170。

## 验方

【药物组成】旋覆花 10g（包），赭石 20g，莱菔子 15g，郁金 10g，瓜蒌 20g，山豆根 10g，贝母 10g，砂仁 4g，紫苏梗 10g，刀豆子 15g，重楼 20g，陈皮 10g。

【功效主治】化痰行气。用于痰气互阻型食管癌。

【用法】水煎服，每日 1 剂。

【来源】中医肿瘤学（上）．北京：科学出版社，1983：239。

## 验方

【药物组成】急性子 15g，木鳖子 10g，威灵仙 30g，半夏 15g，胆南星 10g，赤芍 10g，桃仁 10g，半枝莲 30g，山豆根 10g，瓜蒌 30g，重楼 15g，郁金 10g。

【功效主治】活血化痰。用于血瘀痰滞型食管癌。

【用法】水煎服，每日 1 剂。

【来源】中医肿瘤学（上）．北京：科学出版社，1983：239。

## 验方

【药物组成】党参 30g，黄芪 30g，白术 15g，茯苓 12g，旋覆花 12g，赭石 30g，干姜 9g，附片 12g（先煎）。

【功效主治】益气温阳。用于气虚阳微型食管癌。

【用法】水煎服，每日1剂。

【来源】百病良方（第二集）．重庆：科学技术文献出版社重庆分社，1983：171。

### 验方

【药物组成】黄芪 30g，党参 20g，当归 15g，白芍 10g，旋覆花 10g，赭石 30g，威灵仙 30g，急性子 10g，生半夏 10g（先煎1h），桂枝 10g，陈皮 10g，生地黄、熟地黄各 10g。

【功效主治】益气温阳。用于气虚阳微型食管癌。

【用法】水煎服，每日1剂。

【来源】中医肿瘤学（上）．北京：科学出版社，1983：240。

### 验方

【药物组成】莪术 12g，当归 15g，昆布 30g，海藻 30g，瓜蒌30g，蛴螂 10g，土鳖虫 10g，生地黄 30g，女贞子 15g，麦冬 15g。

【功效主治】活血化瘀。用于瘀血内结型食管癌。

【用法】水煎服，每日1剂。

【备注】如服药即吐，可先服玉枢丹（成药）。

【来源】百病良方（第二集）．重庆：科学技术文献出版社重庆分社，1983：170。

### 验方

【药物组成】黄芪 30g，黄精 30g，天花粉 15g，陈皮 6g，鸡内金 10g，炙甘草 6g。

【功效主治】健脾利湿，补肾益气。用于晚期食管癌、贲门癌。

【用法】水煎服，每日1剂。

【来源】中西医结合杂志，1985，5（11）：666。

### 验方

【药物组成】苦参 6g，海浮石、全瓜蒌各 12g，丹参、刺猬皮、炒陈皮、黄药子、急性子各 9g，蜀羊泉、枸杞子各 18g，薤白 4.5g，石见穿 15g，五灵脂 3g（炒），紫草 6g，麦冬、墨旱莲、天花粉、远志各 9g。

【功效主治】健脾活血利咽。用于食管癌，反胃，饮水吞咽困难者。

【用法】水煎服，每日 1 剂。

【来源】中草药单方验方新医疗法选编．南京：南京革命委员会卫生局卫生教育馆，1971：327。

## 二、术后、放疗方

### 旋覆代赭汤

【药物组成】旋覆花、党参、法半夏、甘草各 10g，赭石、大枣各 30g，生姜 5g。

【功效主治】活血降气。用于食管癌手术后并发症。

【用法】水煎服，每日 1 剂，分两次服。

【来源】河南中医，1987，1：21。

### 养阴清热汤

【药物组成】生地黄、玄参、麦冬、南沙参各 15g，石膏 60～100g，连翘、桃仁、牡丹皮、甘草各 10g，金银花 30g。

【加减】气虚加党参 15g，黄芪 30g；血虚加当归、何首乌各 10g；胸疼加延胡索、川楝子各 10g；恶心呕吐加赭石 30g，旋覆花 10g；纳差加神曲 10g，谷芽、麦芽各 30g。

【功效主治】养阴清热。用于食管癌放疗反应。

【用法】水煎服，每日 1 剂。

【来源】天津中医，1988，3：6。

### 益气养阴汤

【药物组成】黄芪 45g，太子参 30g，麦冬、白术、茯苓各

15g，沙参 12g，石斛 10g，桃仁 15g，红花 10g，甘草 6g。

【加减】放疗期间出现干咳无痰，口咽干燥，可加用鲜芦根 30g，桑白皮 20g。如果放疗 1～2 周后出现吞咽梗阻加重，食水难下，胸骨后疼痛则考虑放射性食管炎，在上方的基础上加用金银花 15g，黄芩 20g。

【功效主治】益气养血。治疗放疗后气血两虚之证。

【用法】每日一剂，水煎服。

【来源】辽宁中医杂志，2006，33（3）：325-326。

## 顺食汤

【药物组成】紫草 50g，黄柏 40g，山慈菇 50g，山豆根 60g，姜汁 100ml，红糖 100g，蜂蜜 100ml。

【功效主治】食管癌放疗后放射性食管炎。

【用法】先把紫草、黄柏、山豆根加水 400ml，用武火煮沸后再煎 15min，过滤药液剩 250ml。将山慈菇研细过筛，其粉与姜汁、红糖、蜂蜜一同入药液中，武火煎沸即可。口服，25ml/次，3 次/天。出现放射性食管炎时加量至 50ml/次，3 次/天，至放疗结束。

【来源】药物与临床，2007，4（32）：36-38。

## 自拟中药上消合剂

【药物组成】旋覆花 57g，石斛 38g，急性子 38g，赭石 114g，麦冬 38g，沉香曲 38g，当归 38g，草豆蔻 38g，川楝子 38g（炒），半夏 34g（姜制），竹茹 34g（姜制），木香 23g，厚朴 23g（姜制），仙鹤草 57g，丁香 12g，南沙参 38g，猫人参 114g。

【功效主治】食管癌放疗后放射性食管炎。

【用法】将其制成 500ml 的汤药，每次 30ml，每日 3 次。

【来源】中医药学报，2008，36（5）：50-51。

## 补中益气汤

【药物组成】党参 15g，黄芪 15g，当归 10g，升麻 6g，醋柴胡

12g，陈皮 6g，炒薏苡仁 15g，炒白术 10g，炙甘草 6g，半边莲 20g，白花蛇舌草 20g，红豆杉 10g。

【加减】久泻无度者，加石榴皮 15g，仙鹤草 20g 涩肠止泻；食积不化者，加用鸡内金 15g，炒六神曲、炒谷麦芽各 20g 消积导滞；情志不畅、焦虑不安者，加用郁金 10g 疏肝解郁；阳虚，形寒肢冷者，加制附子 6g，干姜 6g 温阳补虚；五更泄泻者，加肉豆蔻 10g，补骨脂 10g 温肾暖脾。

【功效主治】补中益气，升阳举陷。适用于食管癌术后功能性腹泻。

【用法】每日 1 剂，水煎服。

【来源】弓树德. 补中益气汤加减治疗食管癌术后功能性腹泻的临床研究 [D]. 南京中医药大学，2018。

### 行气散结方

【药物组成】清半夏 9g，陈皮 15g，制南星 9g，青皮 15g，莪术 12g，白花蛇舌草 30g，茯苓 24g，白术 15g，鸡内金 24g，青礞石 24g，木香 9g，生甘草 9g。

【功效主治】行气散结。适用于配合食管癌化疗治疗。

【用法】水煎服，每日 1 剂。

【来源】夏蕾. 行气散结方配合化疗治疗食管癌的临床研究 [D]. 山东中医药大学，2008。

### 验方

【药物组成】西洋参 5g，煨葛根、黄芩各 10g，黄连 5g，白头翁、北秦皮、煨木香、扁豆衣各 10g，生甘草 5g，鲜五方草 10g。

【功效主治】食管癌术后腹泻。

【用法】每日 1 剂，水煎服。

【来源】江苏中医杂志，1986，5：26。

## 三、单方偏方

（1）猫胎盘，焙干研面，早晚各服 6～10g，黄酒冲服。

（2）干蟾皮 0.3g，山药粉适量，水泛为丸，如绿豆大，每次 4 粒，每日 3 次。

（3）韭菜挤汁 20ml，蒸鸡蛋 2 枚，每日分两次吞服。

（4）柿饼 2 枚，细嚼嚼化，常服。

（5）韭黄 50g，猪肉 50g，共煮熟食，吃肉喝汤。

（6）乌梅、半枝莲各 100g。半枝莲加水 1000ml，煎成 750ml，过滤去渣，乌梅放入 1500ml 水中浸泡 24h，再煮沸 0.5h 去渣，浓缩成 50ml，倾入半枝莲煎剂中即成。每次 5ml，每天 3 次。

（7）硼砂 4.5g，青黛 3g，沉香 4.5g。上药共研细末。取白萝卜 500g，生姜 250g，捣碎压汁，荸荠汁 500g，调匀。每日 3 次，每次 3 匙，加上药末 0.2g 一起冲服。

（8）白砒 2mg，山药粉 98g，水泛为丸，如绿豆大，每次 4 粒，1 日 3 次。

（9）核桃树枝或核桃树叶或青核桃（未成熟果实）煮鸡蛋，常服。

（10）水蛭 10g，海藻 30g，共研细末，每服 2 钱，黄酒送服。

（11）露蜂房 8g，配以适量僵蚕、山慈菇、薏苡仁等水煎服。

（12）麻雀 1 只去毛及肠杂，将鱼虱 30g 装入腔内，黄泥包裹，烧焦存性，研细末，分 3 次，酒送服。

（13）威灵仙、白蜂蜜各 30g，水煎服，每日 1 剂，分早晚服，连服一周。

（14）五汁饮：梨汁、藕汁、甘蔗汁、韭菜汁、乳汁（人乳或牛乳），不拘量兑服。

（15）石见穿、急性子各 30g，浓煎成汤，冲入硇砂 1～2g，呷饮。胃溃疡、食管静脉曲张者禁用。

（16）百草霜，炼蜜为丸，如芡实大，每服用新汲井水调化 1 丸徐徐咽下。

（17）真阿魏 30g，狗苦胆 1 个。先将真阿魏研细，用胆汁拌匀为丸，如梧桐子大，每日早晨用开水送服 15 丸。

（18）白花蛇舌草 120g，白茅根 120g，赤砂糖 250g，水煎服，每日1剂。

（19）鲜半夏，剥去外皮，捣成糊状制丸，每次用2g，置于舌根部咽下，每日服3～4次。若能使梗阻缓解可继续用药，但一般不超过30天。

（20）阳桃4个，橄榄14粒，芫荽120g，均用鲜品，明矾1.5g。共捣烂绞汁，加米数粒共煮熟，每日1次，2～3次为一疗程。

（21）石竹根30～60g。生用，水煎服，每日1剂。

（22）凤仙花1.5g，晒干研末调饭粒为丸，开水送服，每日1次。

（23）菝葜根1kg，加水2.5kg，熬成浓汁400g，加米酒200g再煎0.5h，每次20ml，早晚各1次。

（24）蜀羊泉、地榆各等份，炒微黑色，共研末和匀，每日15～24g，布包水煎，空腹分两次温服。

（25）黄药子560g，白酒1500g。将黄药子浸入白酒中，一天一夜后取出再放入冷水内浸七天七夜，取出烘干研末，每次用开水送服9g，每天3次。

# 第九章

## 纵隔肿瘤

纵隔位于两侧肺之间，以胸骨和胸椎为其前后界。内有许多重要器官，有大血管、气管、主支气管、心包、食管、胸腺及大量脂肪、神经和淋巴管等组织，因先天发育过程异常或后天性囊肿或肿瘤形成，就成为纵隔肿瘤。纵隔肿瘤种类繁多，有原发的、有转移的，原发肿瘤中以良性多见，但也有相当一部分为恶性。

一般而言，纵隔肿瘤阳性体征不多，其症状与肿瘤大小、部位、生长方式、质地、性质等有关。良性肿瘤生长缓慢，可生长到相当大尚无症状或很轻微。相反，恶性肿瘤侵犯程度高，进展迅速，可在较早期已出现症状。常见症状有胸痛、胸闷、咳嗽、头面部水肿、一侧面部无汗、吞咽困难等。此外，还可出现一些与肿瘤性质相关的特异性症状：如随吞咽上下运动为胸骨后甲状腺肿，咳出头发样细毛或豆腐渣样皮脂为破入肺内的畸胎瘤；伴重症肌无力者为胸腺瘤等。

辨证施治秘验方

### 抗癌片

【药物组成】牛黄 15g，田三七 60g，琥珀 30g，黄连 15g，黄柏 15g，黄芩 15g，贝母 15g，陈皮 15g，丹药 30g（明矾 60g，牙硝 60g，水银 60g，煅皂矾 60g，朱砂 15g）。

【功效主治】清热活血。用于宫颈癌、食管癌、鼻咽癌、肺癌、肝癌、肠癌、胃癌、乳腺癌、卵巢癌、纵隔肿瘤等。

【用法】先将丹药方中药物共研细末，至不见水银为度，置生铁锅内用大瓷碗覆盖，碗上加压，碗周围以石膏粉密封；按一般炼丹法，先文火后武火，煅炼 3h，离火待冷，揭开瓷碗后附于碗内者即为丹粉，以红亮者为佳，刮下置阴凉处数月，以去火毒，再加牛黄、田三七、琥珀共研细末，并加入黄连、黄柏、黄芩、陈皮、贝母等细粉及适量辅料，制粒、压片，即得。每片内含丹药0.03~0.05g。口服，每次 1 片，每日 2~3 次，饭后服，1 个月为一疗程。

【备注】服药后有少数病人可引起口腔炎，严重时可减量或暂停数日，即能自愈。服药期间禁食鸡肉、鲤鱼、牛肉、母猪肉，少吃葱、蒜及少饮浓茶。

【来源】抗癌中草药制剂．北京：人民卫生出版社，1981：187。

## 验方

【药物组成】玄参12g，川贝母12g（另包吞服），生牡蛎12g，全瓜蒌10g，薤白 10g，赤芍 10g，桃仁 10g，红花 10g，半枝莲15g，青皮、陈皮各10g，海藻10g，昆布10g，当归10g，全蝎6g（研末吞服），白花蛇舌草30g，紫花地丁10g。

【功效主治】纵隔肿瘤。

【用法】水煎服，每日 1 剂。

【来源】贵阳中医学院学报，1997，19（2）：8。

# 第十章

# 胃　癌

　　胃癌指原发于胃黏膜上皮的恶性肿瘤，文献中以"胃脘痛""伏梁""反胃""心积"等名称代表。汉代张仲景《金匮要略》言："朝食暮吐，暮食朝吐，宿谷不化，名曰胃反，脉紧而涩，其病难治。"后代医家多从之以"反胃""翻胃"论治。胃癌的发生多以脾胃虚弱，加之饮食、七情所伤而致。饮食内伤，包括过食生冷、饮食无律，常进食熏制、腌制、炸烩、霉变食品及饮酒无度等，致使脾胃受损，运化失职，痰湿内生，郁久化热，湿热蕴结，气血瘀滞，聚而成形，发为本病。情志失调，忧思郁怒，损伤肝脾，气机不畅，血行瘀滞，水湿不化，湿聚成痰，痰瘀互结，结而成块，发为本病。总之，胃癌属本虚标实之证，病位以脾胃为主，涉及肝、肾；总以食积、气结、热蕴、痰凝、血瘀、脏虚为患。临床表现以消化不良、胃脘疼痛及包块、呕吐、黑便为主。

## 一、辨证施治秘验方

### 抗癌汤

　　【药物组成】党参、黄芪、白术、茯苓、制半夏、薏苡仁、淮山药、半枝莲、白花蛇舌草各15g，厚朴、莪术、藿香各10g，黄连、甘草各6g。

　　【加减】并辨证加减，气虚症状明显则重用黄芪至30g，加太子参15g；如白细胞少则再加上鸡血藤、黄精、补骨脂各15g。出现化疗后恶心呕吐者，则加佛手、竹茹、神曲、莱菔子各 15g。

【功效主治】扶正祛邪，抗肿瘤。

【用法】每日一剂，加水复煎取汁，分 3 次于饭后服，4 周为 1 个疗程，治疗 3 个疗程。

【来源】中国现代药物应用，2010，4（9）：160-161。

## 消结散

【药物组成】壁虎、三七、水蛭、半夏、鸡内金、威灵仙、猫爪草、草豆蔻各等份。

【功效主治】化瘀散结，消瘤体。

【用法】药物共研细末，每次 9g，每日 3 次，用蜂蜜调成糊状，或开水冲服。同时口服通关口服液。

【来源】辽宁中医杂志，2005，32（1）：47。

## 胃症宁汤

【药物组成】生黄芪 30g，党参、白术、白芍、茯苓、陈皮、砂仁、当归、生地黄各 20g，延胡索、川楝子、藤梨根、半枝莲、白花蛇舌草各 15g，炙甘草 10g 等。

【加减】瘀毒内结型：胃症宁汤去生黄芪、党参、白术、茯苓，加桃仁、红花、香附各 20g，生蒲黄 15g（单包），活血化瘀止痛；白及、槐花、生地榆各 20g，止血生肌；沙参、太子参、麦冬各 20g，滋阴生津。如失血过多则重用黄芪 50g 加熟地黄 20g，阿胶 15g（烊化），滋阴养血。痰湿凝滞型：胃症宁汤去延胡索、当归、生地黄，加瓜蒌、川贝母、法半夏各 15g，化痰散结；便溏者加石榴皮、海螵蛸各 20g，收涩止泻。脾胃虚寒型：胃症宁汤去陈皮、延胡索、川楝子、当归、生地黄，加肉豆蔻、高良姜各 5g，温胃散寒止痛，吴茱萸、半夏各 10g，温胃散寒止呕；便溏者加莲子肉、山药、石榴皮各 20g，健脾止泻。胃热伤阴型：胃症宁汤去延胡索、川楝子、半枝莲、白花蛇舌草，加沙参、麦冬、石斛各 20g，养阴生津，栀子、黄芩各 15g，泻火解毒；便干加肉苁蓉、郁李仁各 20g，润肠通便；白细胞低者加鸡血藤、补骨脂各 20g，益精养血。

【功效主治】扶正祛邪，抗肿瘤。

【用法】水煎服，每日一剂。

【来源】实用中医内科杂志，2005，19（5）：427。

## 夏星汤

【药物组成】姜半夏 15g，制天南星 12g，赭石 20g，蜂房 10g，丹参 15g。

【功效主治】涤痰和胃，祛瘀散结，攻毒破坚。治疗痰瘀互结型中晚期胃癌。

【用法】每日 1 剂，水煎取汁 300ml，分早、晚餐后 2 次服。

【来源】河北中医，2010，32（4）：512-513。

## 参术蕲蛇汤

【药物组成】党参 15g，白术 9g，木香 9g，茯苓 9g，蕲蛇 9g，麦冬 9g，黄药子 9g，山豆根 9g，蜈蚣 3 条，白茅藤 30g，浙贝母 6g，急性子 6g，金银花 6g，鸡内金 6g，生半夏 6g。

【功效主治】健脾益气活血，用于脾气不足，内有瘀血型贲门癌。

【用法】水煎服，每日 1 剂。

【来源】抗癌中草药制剂．北京：人民卫生出版社，1981：210。

## 和气养荣汤加减

【药物组成】广郁金 10g，醋延胡索 10g，炒白术 10g，云茯苓 12g，炒白芍 12g，炒党参 12g，炒当归 12g，绵黄芪 10g，蓬莪术 10g，绿萼梅 6g，生甘草 3g，谷芽、麦芽各 10g。

【加减】如胃癌已被切除，病情以正虚为主者，上方用之。如胃癌未能切除，脘腹隐痛，不思饮食，面晦肢倦，病情为正虚邪恋，治当攻补兼施，于上方中加适量化瘀除积，活血通络之品，如三棱、薏苡仁、鸡内金等。

【功效主治】益气养胃。用于胃气虚损型胃癌。

【用法】水煎服，每日 1 剂，分早中晚 3 次煎服。每个疗程 30 剂，两疗程间隔 5 天，一般完成 3～5 个疗程，以后酌情使用。

【来源】中医杂志，1986，12：40。

## 八珍汤合麦门冬汤加减

【药物组成】党参 12g，白术、白芍、当归各 10g，茯苓、玉竹、麦冬、生地黄、熟地黄各 15g，陈皮、甘草、砂仁（后下）各 6g，黄芪、山药各 30g。

【功效主治】补气养血。用于气血两虚型胃癌。

【用法】水煎服，每日 1 剂。

【来源】湖北中医杂志，1987，6：28。

## 胃积糖浆方

【药物组成】制川乌 3g，姜半夏 9g，煅赭石 15g，枳壳 9g，半枝莲 30g，丹参 9g，白茅根 30g，鸡内金 12g，党参 9g，巴豆霜 0.15g。

【功效主治】益胃健脾。主治脾胃虚弱型胃癌。

【用法】浓煎取汁，加白糖 60g，制成糖浆 200ml 半瓶备用。每日 3 次，每次 20ml。

【来源】辽宁中医杂志，1984，8：37。

## 蟾皮莪术汤

【药物组成】干蟾皮 9g，莪术 9g，生马钱子 3g，八月札 12g，枸橘 30g，瓜蒌 30g，白花蛇舌草 30g，白毛藤 30g，煅瓦楞 30g，生薏苡仁 30g，槟榔 15g，赤芍 15g，夏枯草 15g，广木香 9g，加天龙片或蛇药片 15 片。

【功效主治】活血解毒。主治血瘀毒聚型胃癌。

【用法】水煎服，每日 1 剂。天龙片或蛇药片每次 5 片，每日

3 次。

【来源】抗癌中草药制剂．北京：人民卫生出版社，1981：213。

## 三根汤

【药物组成】藤梨根 90g，水杨梅根 90g，虎杖根 60g，焦山楂 6g，鸡内金 6g。

【功效主治】活血燥湿。主治瘀滞湿阻型胃癌。

【用法】水煎服，每日 1 剂。

【来源】抗癌中草药制剂．北京：人民卫生出版社，1981：208。

## 藤龙汤

【药物组成】藤梨根 90g，龙葵 60g，石打穿 30g，鸟不宿 30g，鬼箭羽 30g，菝葜 60g，无花果 30g，九香虫 9g。

【加减】便秘加全瓜蒌 30g；呕吐加姜半夏 15g；疼痛加娑罗子 15g。

【功效主治】清热解毒。用于热毒内盛型胃癌。

【用法】水煎服，每日 1 剂。

【来源】抗癌中草药制剂．北京：人民卫生出版社，1981：208。

## 胃癌粉

【药物组成】乌梢蛇 60g，螃蟹 6g，鹿角霜 60g。

【功效主治】凉血活血。主治血瘀血热型胃癌。

【用法】晒干研细末，每次 5g，每日 3 次。

【来源】肿瘤病．北京：人民卫生出版社，1982：80。

## 加减漏芦汤

【药物组成】漏芦 30～60g，土茯苓 15～90g，党参（或生芪）15～60g，白术 30～60g，云茯苓 30～60g，牡丹皮 15～30g，升麻 15～30g，黄芩 9～30g，吴茱萸 9～24g，生甘草 9～15g，制半夏 50g（或生半夏 15～30g）。

【功效主治】健脾凉血益气。主治脾气不足型胃癌。

【用法】将上药煎 3 遍去渣，将 3 煎兑在一起再浓缩成 300ml 左右，1 日分 3~4 次服用。同时配合三味散（炒土鳖虫 30g，炒全蝎 30g，红参 30g，共研细末），每次冲入汤剂 1.5g，随汤药服用。如吐血、便血者，在三味散内加田三七 30g。

【来源】中医肿瘤学（上）. 北京：科学出版社，1983：251。

## 加减代赭旋覆汤

【药物组成】生赭石 30g，旋覆花 6g，清半夏 12g，生水蛭 6g，蜈蚣 8 条，生牡蛎 30g，海浮石 15g，党参 24g，鸡内金 9g，生麦芽 9g，紫苏子 9g，竹茹 15g，苇根 30g。

【功效主治】降气活血健脾。主治血瘀气滞型胃癌。

【用法】每日 1 剂，水煎服 3 次，每隔 1h 服 1 次，3h 服完，连服 5~6 剂。

【来源】中草药验方选编. 通辽：内蒙古自治区人民出版社，1972：156。

## 两参汤

【药物组成】两头尖 30g，生半夏 30g，沙参 15g，丹参 9g，炒苍术 9g，石斛 9g，贝母 9g，草豆蔻 6g，姜厚朴 6g，云茯苓 9g，甘草 6g，木香 6g，陈皮 6g，瓦楞子 12g，香附 9g，延胡索 9g，鸡内金 9g，谷芽 12g。

【功效主治】益气滋阴。用于气阴不足型胃癌，贲门癌。

【用法】水煎服，每日 1 剂。

【来源】抗癌中草药制剂. 北京：人民卫生出版社，1981：208。

## 乌虎汤

【药物组成】乌骨藤 60g，虎杖 45g，陈皮 15g，枳壳 15g，海藻 15g，昆布 15g。

【功效主治】活血行气化痰。用于痰瘀交阻型胃癌、肝癌。

【用法】水煎服，每日1剂。

【来源】抗癌中草药制剂．北京：人民卫生出版社，1981：210。

## 行气消癌汤

【药物组成】丹参25g，茯苓20g，郁金20g，砂仁15g，麦冬20g，瓜蒌25g，半枝莲50g，干蟾蜍3只，生水蛭15g，荷叶15g。

【功效主治】益气养阴。用于气结阴伤型胃癌。

【用法】水煎取液100ml，每次50ml，每日2次。

【来源】千家妙方．北京：中国人民解放军战士出版社，1982：565。

## 柴胡疏肝汤合喜树煎

【药物组成】柴胡、白芍、枳实各10g，陈皮、香附、郁金、延胡索、生姜、丁香各6g，鲜喜树叶500g。

【功效主治】行气活血。用于肝气不疏，气血瘀结之胃癌。

【用法】将喜树叶与其他药分开煎，每日1剂，分别服用。

【备注】若鲜喜树叶照上量服后出现口唇麻木、恶心感，可减量。

【来源】新中医，1990，22（3）：38。

## 逍遥散、舒肝丸及旋覆代赭石汤加减

【药物组成】醋炒柴胡6g，制香附6g，广木香5g，炒枳壳9g，川厚朴10g，青皮、陈皮各10g，缩砂仁5g，降香6g，杭白芍12g，旋覆花9g（包煎），赭石15g，清半夏10g，木瓜10g，沉香曲9g。

【功效主治】疏肝和胃。用于肝胃不和型胃癌。

【用法】水煎服，每日1剂。

【来源】中西医结合治疗癌症．太原：山西人民出版社，1984：31。

## 理中汤、六君子汤加减

【药物组成】人参6g（或党参15g），白术10g，干姜3g，红蔻10g，吴茱萸6g，丁香6g，柿蒂12g，檀香6g，肉桂15g，附片6g，半夏9g，诃子10g。

【功效主治】温胃健脾，用于脾胃虚寒型胃癌。

【用法】水煎服，每日1剂。

【来源】中西医结合治疗癌症．太原：山西人民出版社，1984：32。

## 升血汤

【药物组成】生黄芪、太子参、鸡血藤各30g，白茯苓、云茯苓各10g，枸杞子、女贞子、菟丝子各15g。

【功效主治】补气活血。用于气虚血瘀型中、晚期胃癌。

【用法】水煎服，每日1剂。6周为一疗程，配合化疗。

【来源】北京中医杂志，1990，1：46。

## 理胃化结汤

【药物组成】党参15g，白术12g，茯苓12g，甘草3g，生黄芪15g，熟地黄15g，黄精12g，白毛藤30g，白花蛇舌草30g，芡实15g，莲子肉15g，田三七1.5g（研冲），大枣9枚，沙参10g，羊肚枣10g，枸杞子9g。

【功效主治】健脾行气化痰。用于痰气交阻型中、晚期胃癌。

【用法】水煎服，每日1剂。术前、术后或化疗中，均可服用，药物组成剂量与疗程随病情而定。

【来源】中西医结合杂志，1986，6（5）：268。

## 理胃通关汤

【药物组成】党参15g，白术9g，茯苓15g，甘草3g，吴茱萸3g，旋覆花6g，赭石9g，生半夏9g，麦芽、谷芽各30g，木香6g，鸡内金6g，白英30g，白花蛇舌草30g，羊肚枣10g，砂仁

6g，沙参 9g，田三七 1.5～2g（冲服），熟地黄 15g。

【功效主治】健脾温胃，行气和血。主治晚期胃癌，用于出现幽门或吻合口梗阻，表现为宿食呕吐等，均可与手术切除方案、化疗同用。

【用法】水煎，每日 1 剂，分 2～3 次 1 日内服完。

【备注】田三七应研极细末，然后冲入除渣的汤药内或瘦肉汤内口服；羊肚枣系在羊胃中由消化液及草茸结成的胃石，状如枣故名。

【来源】福建中医药，1982，12（1）：20。

## 抑癌散

【药物组成】白术 30g，半夏 30g，木香 9g，血竭 9g，雄黄 6g，瓦楞子 30g。

【功效主治】燥湿健脾，行气活血。用于晚期胃癌疼痛。

【用法】将上述 6 味药混合，研粉分成 30 份，每次一份，用开水冲服，每日 3 次，同时每次服蛋白吸附斑蝥素 1 剂。

【备注】蛋白吸附斑蝥素的制备：取鲜鸡蛋 1 个，将鸡蛋一端打一小洞，用筷子插入搅散蛋内容物，放入 7 只去足斑蝥，用潮湿草纸把蛋包好，然后再包一层黄土浆，置炭火上烘至黄土裂、蛋熟为度。服时打开蛋，去斑蝥，服蛋内容物。每个蛋为 1 剂。

【来源】福建中医药，1987，18（1）：33。

## 五六合剂

【药物组成】藤梨根、水杨梅根、野葡萄根、拓木根、虎杖根各 30g，党参、陈皮各 12g，炙甘草 5g，茯苓、白术各 15g，制半夏 6g。

【加减】嗳气泛酸加煅瓦楞子、海螵蛸；胃隐痛加炒川黄连、吴茱萸；便血加白及、蒲黄；胁痛加炒川楝子、延胡索；化疗期间恶心加姜竹茹；厌食加鸡内金、炒谷芽、炒麦芽。

【功效主治】益气健脾，扶正抗癌，清热解毒，消肿散结。配合化疗治疗进展期胃癌。

【用法】每日一剂，水煎服。

【来源】浙江中医杂志，2007，42（2）：89。

## 扶正抗癌方

【药物组成】白术 15g，巴戟天 20g，枸杞子 30g，骨碎补 20g，熟地黄 15g，淫羊藿 30g，山萸肉 30g，红参 50g，杜仲 30g，补骨脂 20g，肉桂 5g，当归 10g，仙茅 10g。

【加减】兼有肝胃不和者加用柴胡、白芍、川楝子；兼有气滞血瘀者加用红花、川芎、枳壳；兼有胃阴亏虚者加用生地黄、麦冬、石斛；化疗后气血亏虚甚者加用当归、黄精、白芍、阿胶、龟板胶；纳差者加用炒谷芽、炒麦芽、焦山楂、隔山消；呕吐者加用半夏、生姜。

【功效主治】扶正抗癌。适用于进展期胃癌。

【用法】以上组方水煎 3 次，过滤取汁 450ml，早、中、晚分 3 次服用，每日 1 剂。

【来源】李大成，熊亚军．扶正抗癌方联合 mFOLFOX4 化疗方案治疗进展期胃癌临床研究 [J]．中医学报，2016，09：1253-1257。

## 鳖甲化坚汤

【药物组成】黄芪 40g，陈皮 10g，炙鳖甲 30g，白芍 15g，炙甘草 10g，瓦楞子 15g，龙眼肉 15g，黄药子 5g。

【功效主治】软坚散结，益气养血。适用于老年晚期胃癌气血两虚证。

【用法】每日 1 剂，水煎至 400ml，早晚分服。

【来源】熊霸，张眉岸，黄锡英，等．老年晚期胃癌气血两虚证患者行鳖甲化坚汤联合替吉奥治疗的临床疗效 [J]．中国医学创新，2016，26：44-47。

## 中药消癌解毒Ⅲ号方

【药物组成】白花蛇舌草 20g，仙鹤草 15g，石见穿 15g，法半夏 10g，党参 15g，麦冬 10g。

【功效主治】清热解毒，益气养阴。适用于胃热阴虚型胃癌。

【用法】每日 1 剂，水煎服。

【来源】刘拥军．消癌解毒Ⅲ号方联合化疗对晚期胃热阴虚型胃腺癌的临床研究［D］．南京中医药大学，2017。

## 古羊藤消瘤方

【药物组成】人参（另煎）10g，薏苡仁 30g，白术 15g，姜半夏 10g，茯苓 15g，古羊藤 10g，重楼 10g，救必应 15g，丹参 15g，鳖甲（先煎）30g，甘草 6g。

【加减】癌痛轻者，加延胡索 10g，威灵仙 30g；癌痛重者，加蜈蚣 1 条，全蝎 6g；反酸者，加乌贼骨 15g，瓦楞子 15g；兼有胸胁痛者，合用左金丸；呕吐者，加生姜 10g，姜竹茹 12g；吐血或黑便者，加三七粉 6g，白及 10g，棕榈炭 10g。

【功效主治】益气健脾，解毒抗癌，祛瘀消癥。适用于晚期胃癌脾胃气虚证。

【用法】每日 1 剂，水煎 600ml，分 3 次，饭后半个小时后温服。

【来源】胡乃强．古羊藤消瘤方联合 FOLFOX4 治疗晚期胃癌脾胃气虚证的临床疗效评价［D］．广西中医药大学，2018。

## 验方

【药物组成】赭石 12g，旋覆花 9g，清半夏 9g，桃仁 6g，蜈蚣 3 条，党参 9g，海浮石 12g，鸡内金 9g，麦芽 9g，紫苏子 9g，芦根 12g，山慈菇 9g，竹茹 9g，川黄连 6g。

【加减】软坚加生牡蛎 12g，昆布 12g，海藻 9g；疼痛加乳香 9g，没药 9g；胸闷痰多加瓜蒌 15g；大便如球状加火麻仁 15g；大便干燥加肉苁蓉 15g。

【功效主治】降气活血化痰，主治痰瘀交阻型贲门癌。

【用法】水煎服，每日 1 剂。

**【来源】**中草药验方选编．通辽：内蒙古自治区人民出版社，1972：155。

## 验方

**【药物组成】**姜半夏9g，姜竹茹9g，黄连3g，煅瓦楞30g，生鸡内金6g，公丁香9g，沉香曲12g，广木香9g，川楝子9g，延胡索12g，失笑散12g，砂仁3g，蔻仁3g，大蓟12g，小蓟12g，太子参12g，生大黄12g（后下）。

**【功效主治】**化痰健脾，活血止痛。用于痰瘀交阻型贲门癌。

**【用法】**水煎服，每日1剂。

**【来源】**千家妙方．北京：中国人民解放军战士出版社，1982：564。

## 验方

**【药物组成】**紫硇砂30g。

**【功效主治】**活血凉血。用于瘀热内阻型胃癌。

**【用法】**药用紫硇砂在瓷器内捣碎，放入锅中加水1400ml，以武火煮沸，待剩液2/3时，用细纱布过滤去渣，再加入陈醋900ml，先武火后文火，直至煎液干涸，用竹刀刮出锅底所剩褐色粉末，储瓶内备用。每用时取药末1g，置舌下含化后徐徐咽下。自下午4时用1次，日暮时复用1次，晚上8时可饮水入胃。

**【备注】**硇砂为大热有毒之物，患有胃溃疡、食管静脉曲张者禁用，以免引起消化道出血。

**【来源】**浙江中医杂志，1985，4：173。

## 验方

**【药物组成】**紫藤根30g，诃子6g，菱角20个，薏苡仁30g。

**【功效主治】**凉血利湿。主治湿热内阻型胃癌。

**【用法】**水煎服，每日1剂。

**【备注】**饮食原则如下。①禁食糯米及其加工食品。②蔬菜不限，但山药、芋头等需磨成糊状热食。③除鸡肉外禁食牛、羊、猪、马、腊肠等肉类。④禁食奶油、奶酪、冰糕。⑤禁食辣椒、胡椒、花椒等刺激性调料。⑥除可饮茶外忌烟酒、咖啡。

【来源】广西中医药，1983，4：48。

### 验方

【药物组成】党参 30g，白术 15g，云茯苓 12g，陈皮 10g，南星 10g，白花蛇舌草 30g，半枝莲 30g，炒大黄 10g（研粉吞），沉香 4g，白豆蔻 6g（后下）。

【功效主治】补气化痰。用于气虚痰阻型胃癌。

【用法】水煎服，每日 1 剂。

【来源】新疆中医药，1989，4：54。

### 验方

【药物组成】大黄。

【功效主治】活血凉血。主治瘀热内结型胃癌。

【用法】单味大黄粉或片，每日 2～4 次，每次 3g，温开水送服。

【来源】肿瘤，1983，4：166。

### 验方

【药物组成】（1）白花蛇舌草 30g，半枝莲 30g，紫苏梗 15g，白芍 12g，竹茹 12g，陈皮 9g。（2）旋覆花 15g，赭石 15g，半夏 12g，党参 12g，枳壳 9g，黄连 9g。（3）龙葵 30g，金刚刺 30g，白英 15g，蜀羊泉 15g。

【加减】腹胀加莱菔子 15g，鸡内金 15g，降香 9g，丁香 3g；便结加郁李仁 15g。

【功效主治】清热解毒化痰。主治胃癌。

【用法】水煎服，每日 1 剂。呕吐不能进食先用方（1）、方（2），症状消失后改用方（3）。

【来源】抗癌中草药制剂．北京：人民卫生出版社，1981：213。

## 验方

【药物组成】黄药子 30g，川续断 15g，沙苑子 15g，莪术 15g，桃仁 15g，海藻 15g，牡蛎 15g，海螵蛸 10～15g，蛤粉 10g，党参 10～15g，黄芪 20～30g，二丑各 30g，槟榔 30g，大黄 10g，延胡索粉 10g（冲服），陈皮 10g，半夏 15g，大枣 5 个，生姜 5 片。

【加减】病属寒者，加干姜 15～30g，肉桂 15～30g，乌药 10～15g；中阳虚甚，加高良姜、荜茇、佛手；酸多者，加吴茱萸 6～10g，黄连 3～6g，紫蔻 10～15g；莱菔子 15～30g；口腔糜烂不愈，加干姜 10～30g，川黄连 10～15g；症属热者，加焦栀子 10～15g，蒲公英 15～30g 或生石膏 30～60g，知母 15～30g，山药 15g。

【功效主治】化痰软坚行气。主治痰瘀交阻型胃癌。

【用法】水煎 2 次，早晚服。

【来源】癌症的治疗与预防．北京：春秋出版社，1988：117。

## 验方

【药物组成】白花蛇舌草 30g，半枝莲 30g，紫草根 30g，夏枯草 30g，生怀山药 15g，生鸡内金 10g，党参 10g，茯苓 10g，白茅根 30g，旋覆花 10g（包煎），法半夏 6g，白术 10g，山茱萸 10g，谷芽 15g，麦芽 15g，陈皮 6g，木香 10g，台乌药 10g，香附 10g，红枣 5 个。

【功效主治】清热解毒。主治热毒内盛型胃癌。

【用法】将上药用 2.5～3kg 清水浸泡 20min 后，先用大火煮沸，再以小火煎煮 3h 至 1kg 水，去渣后加蜂蜜 120g。每日 1 剂，分 3～5 次服完。

【来源】肿瘤病的防治．上海：上海科学技术出版社，1977：118。

## 验方

【药物组成】太子参 10g，姜半夏 10g，川石斛 10g，丹参 10g，郁金 10g，赤芍 10g，失笑散 12g（包煎），炙穿山甲 12g，夏枯草 12g，木馒头 12g，陈皮 5g，广木香 6g，生牡蛎 30g（先煎）。

**【功效主治】** 滋阴化痰行气。主治气滞痰阻型胃癌。

**【用法】** 水煎服，每日 1 剂，分 2 次服。另服小攻坚丸 20 粒，分 2 次服下。小攻坚丸方：马钱子 30g，活蜗牛 15g，蜈蚣 45g，乳香 3g，带子蜂房 15g，全蝎 10g。制法：马钱子用开水泡 24h 后，换清水继续浸 7～10 天，再去皮晒干，用麻油炒黄研粉，将蜈蚣、全蝎、带子蜂房炒至微黄，研粉，将活蜗牛捣烂，晒干研粉，乳香研粉，诸药混匀后，用米糊泛丸，每克等于 6 粒。

**【来源】** 肿瘤病的防治．上海：上海科学技术出版社，1977：117。

### 验方

**【药物组成】** 白花蛇舌草 30g，菝葜 30g，木馒头 15g，炮穿山甲 12g，夏枯草 15g，海藻 30g，广木香 9g，煅瓦楞 12g，干蟾皮 9g。

**【功效主治】** 清热解毒化痰。主治痰热内盛型胃癌。

**【用法】** 水煎服，每日 1 剂，分 3 次服。

**【来源】** 肿瘤的辨证施治．上海：上海科学技术出版社，1980：77。

### 验方

**【药物组成】** 党参 15g，白花蛇舌草 30g，藤梨根 15g，柞木根 12g，生薏苡仁 30g，土贝母 9g，枸橘 12g，蒲公英 30g，重楼 12g，当归 9g，陈皮 9g，茯苓 12g。

**【功效主治】** 益气化痰，利湿解毒。主治痰湿内阻型胃癌。

**【用法】** 水煎服，每日 1 剂，分 3 次服。

**【来源】** 肿瘤的辨证施治．上海：上海科学技术出版社，1980：77。

### 验方

**【药物组成】** 蜀羊泉 30g，蛇莓 30g，龙葵 30g，降香 30g，旋覆花 9g（包），赭石 30g，川芎 6g，刺蒺藜 15g，干蟾皮 9g，丹参 12g。

【功效主治】行气解毒。用于气滞毒聚型贲门癌。

【用法】水煎服，每日 1 剂。

【来源】活血化瘀疗法临床实践．昆明：云南人民出版社，1980：226。

## 验方

【药物组成】炒山楂、炒神曲各 18g，炒麦芽 18g，生鸡内金 9g，青皮、陈皮各 12g，广木香 12g，山豆根 9g，煅牡蛎 30g，夏枯草 15g，海藻 15g，昆布 15g，白花蛇舌草 30g，铁树叶 30g，旋覆花 12g，赭石 30g，姜半夏 12g，公丁香 12g，降香 12g。

【功效主治】行气活血健脾。用于气滞血瘀型晚期贲门癌。

【用法】水煎服，每日 1 剂。

【来源】辽宁中医杂志，1981，10：32。

## 验方

【药物组成】黄药子 300g，虻虫 30g，全蝎 30g，蜈蚣 30g，白酒 1000ml。

【功效主治】活血止痛。主治瘀血内阻型胃癌。

【用法】上药用白酒密封浸泡，埋在地下 7 天，每次服 10～30ml，每日 3 次。

【来源】肿瘤病．北京：人民卫生出版社，1982：80。

## 验方

【药物组成】干蟾皮 0.5g，儿茶 0.5g，延胡索 0.3g，云南白药 0.4g。

【功效主治】活血止痛。主治瘀血内阻型胃癌。

【用法】上药共研细末，每日 1 次，每次 1.0g，1 周后每次增量至 1.2g，2 周后增量至 1.4～1.5g，3 周为一疗程。服药时如有恶心、呕吐，就是中毒表现，应减少服药量，严重者停药。

【来源】肿瘤的辨证施治．上海：上海科学技术出版社，1980：77。

## 验方

【药物组成】八月札、铁树叶、白花蛇舌草、半枝莲各 30g，蜂房、白术各 9g，陈皮 6g。

【功效主治】活血解毒。主治瘀阻毒聚型胃癌。

【用法】浓煎服，每日 1 剂。

【来源】抗癌本草．长沙：湖南科学技术出版社，1987：10。

## 验方

【药物组成】白花蛇舌草 75g，白茅根 75g，薏苡仁 30g，红糖 90g。

【功效主治】清热解毒。主治毒热内盛型胃癌。

【用法】水煎，每日 1 剂，分 3 次服。

【来源】千家妙方．北京：中国人民解放军战士出版社，1982：564。

## 验方

【药物组成】白花蛇舌草（全草）250g，龙葵根 200g，猪殃殃 100g。

【功效主治】清热解毒。主治毒热内盛型胃癌。

【用法】水煎服，每日 1 剂。

【来源】中草药单方验方新医疗法选编．南京：南京市革命委员会卫生局卫生教育馆，1971：330。

## 验方

【药物组成】鱼腥草、望江南、白花蛇舌草、夏枯草、紫草根各 30g，南沙参 9g，炙穿山甲、炙鳖甲各 15g，藤梨根 60g。

【功效主治】清热解毒。主治毒热内盛型胃癌（咯血、纳呆、胸痛者）。

【用法】水煎服，每日1剂。

【来源】中草药单方验方新医疗法选编．南京：南京市革命委员会卫生局卫生教育馆，1971：329。

## 验方

【药物组成】白花蛇舌草60g，芦根30g，黑姜3g，半枝莲15g，栀子9g。

【功效主治】清热解毒。主治毒热内盛型胃癌。

【用法】水煎服，每日1剂，后以芦根煎水代茶。

【来源】湖南中草药单方验方选编．长沙：湖南人民出版社，1970：129。

## 验方

【药物组成】脐带60g，白术30g，法半夏30g，广木香60g，瓦楞子60g，雄黄1.5g，血竭9g。

【功效主治】化痰行气活血。主治痰瘀交阻型胃癌。

【用法】共研细末，每日3次，每次服6g。

【来源】安徽单验方选集．合肥：安徽人民出版社，1972：315。

## 验方

【药物组成】柿蒂12g，陈皮9g，砂仁9g，半夏9g，白术9g，白茯苓9g，厚朴9g，莱菔子9g，毛慈菇9g，旋覆花12g，木香6g，引用生姜、大枣。

【加减】气虚加人参6g；有潜血加海螵蛸15g，大贝母12g；大便干加蜂蜜9g；幽门梗阻，加大黄15g，芒硝9g；软坚加昆布12g，海藻12g；小便不利，加泽泻9g，桂枝6g；疼痛加延胡索9g，乳香、没药各15g；呕吐酸臭打饱嗝加炒三仙27g。

【功效主治】健脾行气。主治脾气不足型胃癌。

【用法】水煎服，每日 1 剂。

【来源】中草药验方选编．通辽：内蒙古自治区人民出版社，1972：157。

## 验方

【药物组成】石斛、鲜生地黄、麦冬、太子参、藤梨根、重楼各 30g，蜣螂、鸡内金、干蟾皮、生晒术各 10g，八月札 15g，白花蛇舌草 30g。

【功效主治】养阴降气解毒。用于阴虚内热型胃未分化腺癌。

【用法】水煎服，每日 1 剂。

【来源】浙江中医杂志，1981，12：540。

## 验方

【药物组成】炙鳖甲 15～30g，瓦楞子 12g，急性子 6～10g，桃仁 12g，红花 6g，枳实 6g，青皮 6g，白花蛇舌草 15～30g，鬼箭羽 10～15g。

【功效主治】活血行气滋阴。主治气滞血瘀型胃腺癌。

【用法】每日 1 剂，水煎服。

【来源】江西中医药，1987，5：34。

## 验方

【药物组成】蟾皮 500g，硇砂 250g，硼砂 250g，雄黄 15g，蒲公英 30g，大青叶 60g，黑豆面 750g。

【功效主治】清热解毒。用于毒热内炽型胃癌、直肠癌。

【用法】共为细末，以黑豆面为丸，如绿豆大，每次 3～5 粒。

【来源】中草药验方选编．通辽：内蒙古自治区人民出版社，1972：156。

## 验方

【药物组成】砒霜 2.4g，青黛 120g，冰片 15g，枣肉 500g。

【功效主治】清热解毒。用于毒热内炽型胃癌、直肠癌。

【用法】前三味研细，以枣泥为丸，如绿豆大，1日3次，每次5粒。

【来源】中草药验方选编．通辽：内蒙古自治区人民出版社，1972：156。

### 验方

【药物组成】柴胡 10g，郁金 10g，枳壳 10g，旋覆花 10g，赭石 15g，半夏 10g，杭白芍 15g，甘草 6g，焦三仙 30g，玫瑰花 10g，白屈菜 10g。

【功效主治】疏肝和胃。用于肝胃不和型胃癌。

【用法】水煎服，每日1剂。

【来源】中医肿瘤学（上）．北京：科学出版社，1983：247。

### 验方

【药物组成】柴胡 12g，白芍 15g，枳壳 12g，旋覆花 12g，丹参 30g，石见穿 30g，黄药子 15g，半枝莲 30g，白花蛇舌草 30g。

【功效主治】疏肝和胃。用于肝胃不和型胃癌。

【用法】水煎服，每日1剂。

【来源】百病良方（第二集）．重庆：科学技术文献出版社重庆分社，1983：180。

### 验方

【药物组成】人参 10g，白术 10g，云茯苓 10g，半夏 15g，高良姜 6g，荜茇 10g，娑罗子 10g，陈皮 10g，甘草 6g，生黄芪 30g，紫蔻 6g。

【功效主治】温胃健脾。用于脾胃虚寒型胃癌。

【用法】水煎服，每日1剂。

【来源】中医肿瘤学（上）．北京：科学出版社，1983：248。

## 验方

**【药物组成】**北沙参 24g，麦冬 15g，知母 12g，生石膏 30g，天花粉 12g，生大黄 6g，芦荟 10g，重楼 24g，败酱草 30g，半枝莲 30g，白花蛇舌草 30g。

**【功效主治】**滋阴清热，用于胃热阴伤型胃癌。

**【用法】**水煎服，每日 1 剂。

**【来源】**百病良方（第二集）．重庆：科学技术文献出版社重庆分社，1983：181。

## 验方

**【药物组成】**蒲黄 10g，五灵脂 10g，桃仁 9g，红花 9g，当归尾 15g，赤芍 15g，丹参 15g，延胡索 12g，川楝子 15g，乌药 9g，三七 3g，莪术 10g，仙鹤草 30g，海螵蛸 10g，侧柏炭 12g，露蜂房 6g，血余炭 12g，净蛇蜕 6g，干蟾皮 6g。

**【功效主治】**化瘀解毒。用于瘀毒内阻型胃癌。

**【用法】**水煎服，每日 1 剂。

**【来源】**中西医结合治疗癌症．太原：山西人民出版社，1984：32。

## 验方

**【药物组成】**五灵脂 12g，生蒲黄 12g，莪术 15g，鳖甲 30g，炮甲珠 15g，重楼 24g，石见穿 30g，土鳖虫 10g，赤芍 12g。

**【功效主治】**化瘀解毒。用于瘀毒内阻型胃癌。

**【用法】**水煎服，每日 1 剂。

**【来源】**百病良方（第二集）．重庆：科学技术文献出版重庆分社，1983：181。

## 验方

**【药物组成】**生蒲黄 10g，五灵脂 10g，蛇蜕 6g，血余炭 30g，仙鹤草 30g，露蜂房 12g，延胡索 10g，棕榈炭 20g，肥玉竹 15g，白屈菜 20g，藕节 20g。

**【功效主治】**化瘀解毒。用于瘀毒内阻型胃癌。

**【用法】**水煎服，每日 1 剂。

**【来源】**中医肿瘤学（上）．北京：科学出版社，1983：248。

## 验方

**【药物组成】**干姜 9g，茯苓 20g，陈皮 10g，法半夏 10g，生南星 24g（先熬），黄药子 15g，肿节风 30g，海藻 30g，夏枯草 30g，吴茱萸 3g，广木香 12g。

**【功效主治】**化痰利湿。用于痰湿凝结型胃癌。

**【用法】**水煎服，每日 1 剂。

**【来源】**百病良方（第二集）．重庆：科学技术文献出版社重庆分社，1983：181。

## 验方

**【药物组成】**（1）参三七 10g，血竭、砂仁、冰片各 2g，僵蚕 5g，胡椒 1.5g。（2）制马钱子、胡椒、粳米各 1.5g，蜈蚣 5 条，水蛭 3g，冰片 0.9g，砂仁 2g。

**【功效主治】**活血止痛。用于瘀血内阻型晚期胃癌。

**【用法】**方（1）、方（2）分别研为细末，各分为 7 包，每次 1 包，1 日 3 次。先服方（1），再服方（2）食后白开水冲服。

**【来源】**浙江中医杂志，1988，8：368。

## 验方

**【药物组成】**党参、黄芪各 15g，白术 10g，薏苡仁、石见穿、白花蛇舌草、仙鹤草、白英各 30g，重楼 12g。

**【功效主治】**益气解毒。用于气虚毒聚型晚期胃癌。

**【用法】**每日 1 剂，水煎，分 2 次服。可配合化疗和应用肿节风糖浆等。

【来源】上海中医药杂志，1982，8：25。

### 验方

【药物组成】黄芪 30g，党参 15g，白术 10g，茯苓 10g，当归 10g，熟地黄 15g，杭白芍 15g，黄精 15g，阿胶 10g（烊化），陈皮 10g，淫羊藿 10g，麦芽 20g，人参 10g（另煎），紫河车 3g（冲），甘草 6g。

【功效主治】益气生血。用于晚期气血双亏型胃癌。

【用法】水煎服，每日 1 剂。

【来源】中医肿瘤学（上）．北京：科学出版社，1983：249。

### 验方

【药物组成】（1）三号胃癌汤：水蛭 12g，黄药子 15g，鸡内金 12g，砂仁 6g，穿山甲 12g，赭石 30g，枳实 12g，甘草 3g。（2）化积止痛膏：大黄 30g，芒硝 30g，水蛭 30g，丹参 30g，虫 30g，桃仁 30g，王不留行 30g，麻黄 30g，防风 30g，樟丹 250g，花生油 600g。

【加减】热盛津亏者，加黄连 10g，知母 12g，沙参 20g；偏痰湿壅盛者，加陈皮 18g，半夏 15g，天南星 12g，莱菔子 30g，茯苓 24g。

【功效主治】行气活血。用于气滞血瘀型晚期胃癌。

【用法】方（1）每日 1 剂，水煎服。方（2）诸药熬膏摊于白布上，面积约 10cm×5cm，备用，用时敷于肿块处。

【来源】山东中医杂志，1988，6：48。

二、术后、放化疗方

### 扶元汤

【药物组成】人参 30g，黄芪 50g，白术 25g，当归 20g，半夏 15g，柿蒂 15g，石斛 15g，茯苓 20g，丹参 15g，黄精 20g，补骨脂 25g，女贞子 25g，山茱萸 25g，鸡血藤 20g，半枝莲 50g，白花蛇舌草 50g，冬虫夏草 10g。

**【功效主治】** 减轻化疗的毒副作用。

**【用法】** 每日 1 剂，水煎，取汁 6 次服用。

**【来源】** 中国中医急症，2008，17（12）：1684-1685。

## 复元和中汤

**【药物组成】** 红参 10g，黄芪 30g，茯苓 15g，白术 15g，川芎 12g，当归 15g，熟地黄 15g，白芍 15g，黄精 15g，紫河车 10g，阿胶 10g（烊化），女贞子 12g，山茱萸 1g，厚朴 10g，枳实 10g，竹茹 10g，陈皮 10g，半夏 10g，生姜 10g，大枣 15g，甘草 10g。

**【功效主治】** 减轻化疗的毒副作用。

**【用法】** 每日一剂，水煎服。

**【来源】** 江西中医药，2007，38（300）：25-26。

## 健脾益肾汤

**【药物组成】** 黄芪 15g，党参 15g，茯苓 12g，白术 9g，山药 30g，枸杞子 15g，山茱萸 9g，牛膝 15g，白芍 15g，当归 3g，女贞子 15g，甘草 6g。

**【加减】** 食欲不振者酌加炒麦芽、炒谷芽、神曲、山楂；恶心呕吐者酌加姜半夏、竹茹、陈皮；大便秘结者酌加火麻仁、大黄、枳实、瓜蒌；腹胀者加厚朴、枳壳；夜寐不安者酌加首乌藤（夜交藤）、知母、栀子、合欢皮；舌淡苔白厚腻或黄厚腻者酌加薏苡仁、厚朴皮、绵茵陈。

**【功效主治】** 减轻化疗的毒副作用。

**【用法】** 化疗前 2 天开始，每日 1 剂，加水 1500ml 煎至 300ml，分早、晚饭前 2h 各服药 150ml。连用 10 天为 1 个周期，共用 4 个周期。

**【来源】** 福建中医药，2010，41（5）：18-19。

## 健胃汤

【药物组成】党参 15g，黄芪 15g，淮山药 15g，玉竹 10g，鸡内金 10g，白芍 10g，当归 10g，白术 10g，法半夏 7g，甘草 5g。

【加减】肝郁气滞加枳实 6g，厚朴 8g；肝胃郁热加黄连 5g，竹茹 8g；湿盛加藿香 6g，佩兰 7g；寒邪内伤加吴茱萸 8g，干姜 6g。

【功效主治】治疗胃癌术后排空障碍。

【用法】水煎服，每日一剂。

【来源】中国临床康复，2004，8（3）：492-493。

## 殃芪汤

【药物组成】猪殃殃 20g，生黄芪 40g，败酱草 30g，白及 30g，白英 20g，蒲公英 20g，党参 40g，白花蛇舌草 30g，半枝莲 20g。

【功效主治】治疗胃癌术后综合征。

【用法】每日 1 剂，水煎取汁 200ml，分早、中、晚 3 次服用。

【来源】湖北中医杂志，2010，32（10）：56。

## 黄芪建中汤加味

【药物组成】黄芪 24g，党参 15g，白术 9g，茯苓 15g，桂枝 6g，白芍 15g，当归 7.5g，甘草 4.5g，生姜 6g，大枣 3 枚。

【功效主治】补气清热。用于胃癌术后发热。

【用法】水煎服，每日 1 剂。

【来源】千家妙方．北京：中国人民解放军战士出版社，1982：586。

## 扶正抗癌方

【药物组成】潞党参、生黄芪各 15g，生白术 10g，生薏苡仁、仙鹤草、白英、白花蛇舌草各 30g，重楼、石见穿各 18g。

【功效主治】益气化湿。用于晚期胃癌术后。

【用法】水煎服，每日 1 剂。可长期服用，一般持续 1～2 年，

2 年以上者可间歇服用。可配合化疗。

【来源】中西医结合杂志，1985，5（10）：612。

## 益气健脾活血汤

【药物组成】黄芪 30g，白术 10g，薏苡仁 30g，怀山药 15g，党参 15g，茯苓 10g，生地 20g，枸杞子 15g，石斛 15g。

【功效主治】益气健脾，活血祛瘀，清热化痰。适用于中晚期胃癌化疗后。

【用法】水煎服，每天 1 剂，分 2 次服用。

【来源】张奕. 益气健脾活血汤联合化疗方案对中晚期胃癌患者的临床观察［J］. 湖北中医药大学学报，2014，06：67-69。

## 加味桂附理中汤

【药物组成】干姜 10g，党参 15g，炒白术 15g，肉桂 5g，制附子 15g，茯苓 15g，法半夏 10g，炒黄连 10g，姜竹茹 10g，陈皮 10g，木香 10g，山药 30g，炒鸡内金 15g，藤梨根 15g，野葡萄藤 15g，炙甘草 10g。

【功效主治】温补脾胃。适用于脾胃胃癌术后化疗后脾胃虚寒型。

【用法】每日 1 剂，均分为 2 份，早晚饭后半小时各服 150ml。

【来源】孙兵. 加味桂附理中汤治疗胃癌术后化疗后脾胃虚寒证临床研究［D］. 云南中医学院，2018。

## 自拟理气和胃汤

【药物组成】柴胡 15g，香附 10g，枳壳 5g，旋覆花 10g，清半夏 10g，代赭石 15g，陈皮 15g，厚朴 10g，煅牡蛎 15g，煅瓦楞子 10g，南方红豆杉 2g，白花蛇舌草 15g，炙甘草 15g。

【功效主治】疏肝理气，和胃降逆，解毒散结。适用于肝胃不和型胃癌术后。

【用法】每剂煎汤 300ml，早晚饭后分服，1 日 2 次。

**【来源】**刘昱．自拟理气和胃汤联合 XELOX 方案对胃癌术后患者的临床疗效观察［D］．黑龙江中医药大学，2017。

## 三、单方偏方

（1）断肠草 30g（即胡蔓藤）水煎代茶饮。

（2）韭菜 30g，大蒜 15g，瘦猪肉 45g，熟食常服。

（3）白木耳 10g 加冰糖 30g，水煎熟食，每日 1 剂，常服。

（4）生薏苡仁 30g，冰糖 30g，熬粥晨服，常服。

（5）鲜石榴、鲜乌梅、鲜山楂等常服。

（6）鲜花椒 30g，橘皮 10g，生姜 6g，瘦猪肉 40g，熬熟食用。常服。

（7）向日葵秆心，单味煎水代茶饮。

（8）紫草根 30～45g，水煎服，每日 1～2 次。

（9）藤梨根 60～150g，加水 1L，用文火煮 3h 以上，留约 2 小碗药液，分 2 次服完。一般连服 15～20 天为一个疗程，停药几天再服，连服 4 个疗程。或藤梨根 500g，鸡 1 只，加水 4～5L，文火煮 3h 以上，药液可分 3～4 天服完，15～20 天为 1 个疗程，服 4 个疗程。

（10）菝葜 250g，加水 1000ml，煎成 500ml，去药渣，放肥猪肉 100g 煮烂，顿服。

# 第十一章

## 原发性肝癌

　　肝癌是指原发于肝脏细胞和胆管细胞的恶性肿瘤，又称原发性肝癌。中医古代文献中无系统论述，但多种病证如"积聚""痞满""黄疸""伏梁"等都有类似于肝癌的描述，目前多以"肝积"名之。中医认为肝癌的发生多由饮食内伤、情志失调，致肝脾受损、气机阻滞、瘀血内停、湿热邪毒蕴结、日久渐积而成，病位以肝、脾为主，晚期可伤及肾阴，病属虚实夹杂。

　　临床表现以胁痛、右上腹包块及消化道症状为主。

### 一、辨证施治秘验方

#### 川军甲虫汤

　　【药物组成】熟大黄9g，西洋参10g，水蛭10g，鳖甲10g，穿山甲10g，延胡索10g，丹参30g，三七10g，白术15g，郁金15g，茵陈15g，茯苓10g，车前子50g，鸡内金30g，川楝子20g，柴胡12g，白花蛇舌草30g。

　　【加减】白细胞减少加女贞子、阿胶。

　　【功效主治】扶正祛邪抗肿瘤。治疗原发性肝癌。

　　【用法】水煎服，每日1剂，每日服4次，两周为1个疗程。

　　【来源】山东中医杂志，2010，29（3）：215。

#### 荡邪软坚补肝方

　　【药物组成】白花蛇舌草、玳瑁、丹参、半枝莲、海藻、仙鹤

草、陈葫芦、泽兰、灵芝各 30g，穿山甲（先煎）、天冬、炙鳖甲
（先煎）、石斛（先煎）各 20g，三七粉 3g（冲服），守宫 6g，柴胡
6g，莪术、太子参、党参各 10g。

【加减】便溏者炙鳖甲、石斛可减去或减量，加炒白术、茯苓；
转氨酶异常、黄疸者守宫、炙鳖甲、石斛、党参减量或不用，加茵
陈、虎杖、垂盆草等药。

【功效主治】清热解毒，活血化瘀。

【用法】水煎服，每日一剂。

【来源】现代中西医结合杂志，2005，14（6）：744-745。

## 金甲白龙汤

【药物组成】郁金 30g，鳖甲 35g，白术 25g，龙葵 35g，柴胡
20g，重楼 20g，八月札、丹参、女贞子各 30g。

【加减】若脾虚气滞酌加党参、黄芪、香附；血瘀湿热增莪术、
茵陈佐以猪苓；热毒阴虚青蒿易柴胡，重投羚羊角、牡丹皮、生地
黄、黄连等凉血滋阴，败毒祛邪；肝区痛可增田七、延胡索、川
楝子；脘腹胀满，须辨虚实，若无腹水，虚用山药、芡实，实用
枳实、厚朴、佛手；久热不退加金银花、青蒿、败酱草；出现黄
疸，病已沉疴，益气固本合茵陈、栀子、熟大黄、金钱草退之，
并限荤食；原发性肝癌腹水，势已垂晚，多需固本扶正，酌加半
边莲、苍术、水红花子等；呕血便血，补气敛阴乃为上策，主方
去鳖甲、丹参，酌以冬虫夏草、人参、黄芪、当归、芍、阿胶
珠、仙鹤草等。

【功效主治】调衡理气，疏肝清里，益肾健脾。

【用法】每剂 4 煎，1 日 2 次，2 日服完，半空腹温服，连服 2
个月为 1 个疗程，酌情间断后再服，可反复服用，无疗程限制，服
药期间强调多食植物蛋白、新鲜蔬菜，忌食"发物"，并强调充分
休息与情绪平稳，倡导清心寡欲、悠然宁静的生活方式，尽量减少
身心消耗。尤应慎防感冒、肠炎等病合并诱使病情恶化。

【来源】辽宁中医，1996，23（8）：354-355。

## 健脾化积汤

【药物组成】太子参 25g，白术 12g，茯苓 15g，猪苓 10g，陈皮 12g，法半夏 12g，生黄芪 10g，枳实 12g，郁金 15g，莪术 10g，穿山甲 15g（先煎），土鳖虫 10g，绵茵陈 20g，半枝莲 30g，鸡内金 10g。

【加减】腹胀纳呆者加大腹皮 15g，川厚朴 15g；肝区疼痛者加三七 10g，川楝子 12g；黄疸加栀子 10g，虎杖 12g，玄参 12g。

【功效主治】疏肝理气，健脾益气为主，佐以活血化瘀。

【用法】每日 1 剂，水煎，分 2 次服。30 天为 1 个疗程。

【来源】广西中医药，2000，23（1）：16。

## 平消汤

【药物组成】柴胡 20g，黄芩 15g，白花蛇舌草 30g，半枝莲 30g，炮穿山甲 12g，干蟾皮 6g，当归 12g，太子参 15g，女贞子 15g，郁金 15g，生甘草 10g。

【加减】黄疸加车前子、茵陈；腹水加猪苓、茯苓、木瓜、大腹皮；腹胀加广木香、青皮、香附；肝区疼痛加三棱、莪术；气血虚弱加黄芪、白芍；腹泻加炒白术、炒山药、薏苡仁；有出血倾向去郁金。

【功效主治】清解热毒。用于肝癌癌性发热。

【用法】每日一剂，水煎服。

【来源】辽宁中医药大学学报，2007，9（6）：119-120。

## 消瘤汤

【药物组成】仙鹤草 80g，黄芪 30g，太子参 30g，白术 30g，薏苡仁 15g，阿胶 15g，鳖甲 30g，白芍 15g，半枝莲 30g，威灵仙 30g，五灵脂 15g，炒麦芽 40g。

【加减】夹湿热者加茵陈、虎杖、黄柏、蒲公英、败酱草等；脘腹胀甚，气滞重者加大腹皮、沉香、三棱、莪术等；阴虚者加麦冬、玉竹、西洋参等；并发腹水者加泽泻、猪苓、车前子、马鞭草等。

【功效主治】扶正祛邪。治疗原发性肝癌。

【用法】每日一剂，水煎，分3次服用。

【来源】中国中西医结合杂志年增刊，1994：229。

## 益肝方

【药物组成】柴胡10g，郁金10g，党参15g，茯苓15g，白术10g，白芍15g，当归15g，川芎10g，牡丹皮12g，桃仁10g，陈皮12g，半夏15g，鳖甲20g，昆布15g，海藻15g，半枝莲30g，白花蛇舌草30g，甘草10g。

【加减】气虚甚者，去党参，加红参10g，黄芪20g；有黄疸者，加茵陈20g，田基黄20g；有呕逆者，加旋覆花12g，竹茹12g；腹胀者，加枳壳10g，厚朴12g，木香10g；有腹水者，加牛膝12g，大腹皮12g，商陆10g；局部疼痛剧烈者，加延胡索12g，郁金12g；口干渴甚者，加沙参12g，麦冬12g；便秘者，加瓜蒌12g，郁李仁12g。

【功效主治】补肝健脾，益气补肾，活血化瘀，化痰软坚，清热利湿。

【用法】每日一剂，水煎服。

【来源】时珍国医国药，2008，9（11）：2793-2794。

## 益肝汤

【药物组成】柴胡12g，郁金12g，川楝子12g，龙胆15g，茵陈15g，垂盆草15g，田基黄15g，苍术15g，薏苡仁20g，白扁豆20g，山药20g，鸡内金20g。

【加减】恶心呕吐重者加旋覆花12g，赭石30g，竹茹9g；肝区痛者加丹参20g，延胡索20g，虎杖20g；腹胀腹水者加木通12g，猪苓12g，泽泻12g；头昏乏力甚者加黄芪30g，西洋参20g。

【功效主治】疏肝理气，清肝利胆排毒。

【用法】水煎服，每日1剂。对口服中药困难者采用中药浓煎150ml肛门缓慢滴注给药。

【来源】时珍国医国药，2000，11（4）：336。

## 竹叶石膏汤加减

【药物组成】竹叶12g，生石膏60g（先煎），太子参、山药各30g，半夏9g，银柴胡9g，麦冬15g，甘草6g，大枣10枚。

【功效主治】益气养阴。主治气阴两虚型原发性肝癌。

【用法】每日1剂，水煎服。

【备注】方中生石膏量可达60～100g。

【来源】浙江中医杂志，1989，6：247。

## 金黛散

【药物组成】紫金锭6g，青黛12g，牛黄12g，野菊花60g。

【功效主治】清热解毒。主治毒热内盛型肝癌。

【用法】共研为细末，每次3g，每日3次。

【来源】肿瘤病．北京：人民卫生出版社，1982：69。

## 全蝎散

【药物组成】全蝎、蜈蚣、水蛭、僵蚕、蜣螂、守宫、五灵脂各等份。

【功效主治】活血通络。主治瘀血阻络型肝癌。

【用法】研成粉，每次3g，每日2次。

【来源】肿瘤病．北京：人民卫生出版社，1982：68。

## 消癌散结方

【药物组成】（1）消癌散结方：重楼15g，半枝莲30g，白花蛇舌草60g，金银花15g，紫丹参15g，广郁金12g，白术、莪术各9g，山楂、神曲各12g，赤芍、白芍各9g，全当归9g，川芎6g，西党参 12g。(2) 消肝癌散：重楼 120g，金银花 60g，野菊花 60g，紫草根 60g，广郁金 60g，粉牡丹皮 36g，人工牛黄 24g，紫金锭 12g，昆布 45g。

【功效主治】解毒散结。主治瘀滞毒聚型肝癌。

【用法】消癌散结方，每日 1 剂，两次煎服。消肝癌散，共研极细末，每日服 3 次，每次 4.5g，用温开水冲服。

【来源】安徽单验方选编. 合肥：安徽人民出版社，1972：315。

### 复方丹参汤

【药物组成】丹参 30g，石见穿 30g，夏枯草 30g，香附 15g，党参 15g，马鞭草 15g，重楼 15g，活血龙 15g，鹅不食草 9g，守宫 5 条，另鲜蟾皮 1～2 张。

【加减】腹水加车前子 60g；发热加金银花 50g，黄芩 15g；疼痛加延胡索 15g，威灵仙 30g。

【功效主治】行气活血。主治气滞血瘀型肝癌。

【用法】水煎服，每日 1 剂。蟾蜍新鲜剥皮，贴敷于肝癌肿块皮肤上。

【来源】抗癌中草药制剂. 北京：人民卫生出版社，1981：229。

### 肝癌一号散

【药物组成】生莪术 18g，生三棱 18g，生水蛭 18g，瓦楞子 18g，苏木 10g，红花 15g，延胡索 15g，香附 15g，木香 15g，砂仁 15g，陈皮 15g，半夏 15g，厚朴 15g，枳实 15g，木通 15g，大黄 9g。

【功效主治】活血解毒行气。主治血瘀气滞型肝癌。

【用法】共研细末，制成内服散剂。口服，每次 3g，每日 3 次，3～6 个月为一疗程。

【来源】抗癌中草药制剂. 北京：人民卫生出版社，1981：220。

### 香砂六君子汤加味

【药物组成】党参 15g，焦白术 15g，茯苓 15g，甘草 6g，广木香 6g，砂仁 10g，陈皮 10g，半夏 10g，薏苡仁 20g，鸡内金 10g，厚朴 10g，柴胡 10g，延胡索 10g。

【功效主治】补气健脾。主治脾气不足型原发性肝癌。

【用法】每日 1 剂，水煎，分两次温服。

【来源】湖南中医杂志，1987，5：45。

## 茵陈莲苡汤

【药物组成】绵茵陈 20g，半枝莲 30g，半边莲 30g，薏苡仁 30g，炒栀子 10g，制大黄 10g，川郁金 18g，飞滑石 15g，广三七 6g，紫丹参 15g，建泽泻 12g，云茯苓 20g，白花蛇舌草 30g。

【功效主治】清热利湿。主治湿热内蕴型原发性肝癌。

【用法】水煎服，每日 1 剂。

【来源】中医杂志，1988，5：24。

## 如意金黄散

【药物组成】大黄 50g，天花粉 100g，冰片 20g，黄柏 50g，生天南星 20g，乳香 20g，没药 20g，姜黄 50g，皮硝 50g，芙蓉叶 50g，雄黄 30g。

【功效主治】逐瘀化痰。主治痰瘀交阻型原发性肝癌。

【用法】上方共研细末，加入饴糖调成厚糊状，摊于油纸上，厚 3～5mm，周径略大于肿块，敷贴于肝区肿块上或疼痛处，隔日换药 1 次。两次为一疗程。

【来源】肿瘤，1985，6：260。

## 护肝抗癌方

【药物组成】生晒参 5g（或党参 12g），炙黄芪 15g，女贞子 12g，夏枯草 10g，白花蛇舌草 30g，石见穿 30g，水红花子 10g，赤芍 10g，莪术 10g，郁金 10g，甘草 6g。

【功效主治】活血扶正。用于早期亚临床型原发性肝癌。

【用法】水煎服，每日 1 剂。

【来源】中医杂志，1989，7：45。

## 当归利肝汤

【药物组成】(1) 当归 15g，赤芍 9g，黑栀子 15g，广木香 3g，郁金 9g，姜黄 3g，土茯苓 9g，金银花 30g，龙葵 15g，十大功劳叶 15g，甘草 9g。(2) 龙胆 15g，马鞭草 15g，茵陈 15g，当归 9g，黑栀子 15g，牡丹皮 15g，广木香 6g，郁金 3g，姜黄 9g，土茯苓 9g，柴胡 3g，爬地卷柏 9g，龙葵 15g，挂金灯 9g，甘草 9g。(3) 当归 15g，赤芍 9g，栀子 15g，云茯苓 12g，车前子 9g，猪苓 9g，大黄 3g（后下），芥子 3g，玉米须 9g，蝼蛄 9g，半枝莲 30g，甘草 9g。

【功效主治】原发性肝癌。方（1）适用于普通型（肿块型）肝癌；方（2）适用于黄疸型肝癌；方（3）适用于腹水型肝癌。

【用法】水煎服，每日 1 剂。

【来源】抗癌中草药制剂，人民卫生出版社，1981：222。

## 逍遥散及温胆汤加减

【药物组成】醋炒柴胡 6g，全当归 15g，杭白芍 15g，焦白术 10g，茯苓 10g，炒陈皮 10g，淡黄芩 10g，黄连 6g，焦六曲 30g，板蓝根 15g，夏枯草 15g，白花蛇舌草 30g。

【功效主治】疏肝理气。用于肝郁气滞型肝癌。

【用法】水煎服。

【来源】中西医结合治疗癌症. 太原：山西人民出版社，1984：40。

## 三甲复脉汤加减

【药物组成】干生地黄 12g，赤芍、白芍各 9g，牡蛎 18g，炙龟甲 12g，炙鳖甲 18g，珍珠母 30g，麦冬 9g，北沙参 18g，生甘草 3g，制何首乌 12g，首乌藤 12g，重楼 12g，白花蛇舌草 30g，地骨皮 9g，青蒿梗 9g。

【功效主治】软坚散结，滋阴清热。用于晚期原发性肝癌。

【用法】每日 1 剂，分两次水煎服。

【来源】上海中医药杂志，1980，3：26。

## 推气散加味

【药物组成】姜黄、枳壳、桂心、当归、红藤、厚朴、蜈蚣、郁金、柴胡、丹参各 30g，制南星、半夏、大黄各 18g，白芍 60g，炙甘草 12g。

【功效主治】理气活血，通络止痛。用于肝癌晚期疼痛。

【用法】诸药共研细末，每日 3 次，每次 12g。痛甚者，每次可用 16g，并用白参、生姜各 6g，白术、茯苓、桃仁各 9g，大枣 9 枚，水煎送服。

【来源】浙江中医杂志，1987，2：104。

## 疏肝消积汤

【药物组成】柴胡 10g，青皮 10g，枳壳 10g，郁金 10g，丹参 30g，檀香 10g，砂仁 10g，焦白术 15g，茯苓 30g，半枝莲 30g，白花蛇舌草 30g，鬼针草 30g，重楼 20g，鸡内金 10g，炒麦芽 30g，甘草 6g。

【功效主治】疏肝健脾，解郁消积。适用于原发性肝癌肝气郁结型。

【用法】每日 1 剂，水煎服。

【来源】河南中医，2004，12：51-52。

## 逐瘀消积汤

【药物组成】当归 15g，桃仁 15g，红花 10g，赤芍 15g，沉香 6g，木香 10g，槟榔 10g，三棱 9g，莪术 9g，鳖甲 30g，䗪虫 12g，白术 15g，茯苓 20g，白花蛇舌草 30g，半枝莲 30g，重楼 20g，砂仁 10g，鸡内金 10g，炒麦芽 30g，甘草 6g。

【功效主治】理气导滞，化瘀消积。适用于原发性肝癌气滞血瘀型。

【用法】每日1剂，水煎服。

【来源】河南中医，2004，12：51-52。

## 解毒消积汤

【药物组成】黄连10g，黄芩10g，大黄15g，栀子15g，茵陈30g，金银花30g，蒲公英30g，泽泻15g，车前子20g（另包），白茅根30g，虎杖30g，白蔻仁10g，厚朴12g，枳实10g，半枝莲30g，白花蛇舌草30g，重楼20g，金钱草30g，苦参12g，生甘草9g。

【功效主治】清热化湿，解毒消积。适用于原发性肝癌湿热结毒型。

【用法】每日1剂，水煎服。

【来源】河南中医，2004，12：51-52。

## 育阴消积汤

【药物组成】生地黄30g，沙参15g，麦冬15g，当归20g，生鳖甲30g，生龟板30g，秦艽15g，青蒿15g，地骨皮12g，牡丹皮10g，胡黄连10g，银柴胡15g，知母20g，黄柏10g，羚羊角粉5g（另炖），田三七6g，仙鹤草30g，茜草10g，白芍30g，甘草9g。

【功效主治】滋阴凉血，濡肝消积。适用于原发性肝癌肝阴亏虚型。

【用法】每日1剂，水煎服。

【来源】河南中医，2004，12：51-52。

## 验方

【药物组成】三七粉10g（包煎），莪术12g，水蛭10g，炮穿山甲12g，郁金15g，党参30g，茯苓30g，白术30g，陈皮12g，砂仁10g，鸡内金12g，炒麦芽30g，白花蛇舌草20g，龙葵30g，生薏苡仁30g，厚朴15g，枳壳15g，八月札20g，茵陈30g，合欢皮20g。

【功效主治】化瘀消癥，益气健脾，解毒散结。适用于肝硬化、肝癌气滞血瘀型。

【用法】水煎服，每日 1 剂。

【来源】中医研究，2008，21，12：44-46。

### 验方

【药物组成】茵陈 80g，赤芍 20g，白茅根 40g，柴胡 20g，黄芩 12g，羚羊角粉 3g（冲），葛根 20g，三七粉 3g（冲），郁金 15g，莪术 10g，炮穿山甲 10g，丹参 30g，茯苓 30g，炒白术 30g，陈皮 15g，砂仁 10g，鸡内金 12g，生晒参 12g，泽泻 15g，大腹皮 30g，车前子 30g，茯苓皮 30g，厚朴 15g，沉香 3g（冲），半边莲 30g。

【功效主治】适用于原发性肝癌，气滞血瘀，热毒蕴结，水湿内停型。

【用法】水煎服，每日 1 剂。

【来源】中医研究，2008，21，12：44-46。

### 验方

【药物组成】（1）逍遥散合舒肝散化裁：当归、夏枯草、焦山楂、半枝莲、郁李仁、金钱草各 30g，赤芍、海藻、昆布、鳖甲各 15g，柴胡、延胡索各 6g，牡蛎 60g，青皮 9g。（2）丸剂：炮甲珠、当归、云茯苓、牡蛎、焦栀子、瓦楞子、丹参各 30g，焦山楂、金钱草、白花蛇舌草各 60g，木瓜 31g。

【功效主治】利湿疏肝。用于肝经湿热型肝癌。

【用法】方（1）每日 1 剂，水煎服。方（2）诸药共为细末，炼蜜为丸，每日 3 次，每次 6g，开水送服。

【来源】四川中医，1987，2：38。

### 验方

【药物组成】当归 15g，川芎 10g，丹参 15g，醋香附 12g，木香 10g，郁金 10g，鸡内金 10g，薏苡仁 15g，重楼 10g，小红参 10g，血余炭 30g（冲服）。

【功效主治】活血化瘀。主治瘀血阻滞型肝癌。

【用法】水煎服，每日 1 剂，可配合定神丸。

【来源】北京中医学院学报，1986，5：34。

### 验方

【药物组成】生鳖甲、丹参、干蟾皮、生山楂、半枝莲各 30g，炙全蝎 5g，三棱、莪术各 15g，水蛭 10g，狼毒 6g。

【加减】服上药泻下黑色大便，肝区疼痛减轻，于原方去狼毒，加鸡内金、生牡蛎、党参、炒白术、大枣、当归、郁金。

【功效主治】化瘀解毒。主治瘀阻毒聚型肝癌。

【用法】水煎服，每日 1 剂。

【来源】浙江中医杂志，1980，3：109。

### 验方

【药物组成】党参、白术、炙甘草、生蒲黄、五灵脂各 10g，茯苓 15g，黄芪、三棱、莪术、鳖甲、大枣各 30g。

【功效主治】益气活血。主治气虚血瘀型肝癌。

【用法】水煎服，每日 1 剂。

【来源】广西中医药，1985，1：24。

### 验方

【药物组成】黄芪 30g，全当归 15g，白芍 25g，党参 18g，白术 10g（土炒），茯苓 30g，制香附 15g，三棱 10g，莪术 10g，白花蛇舌草 30g，半枝莲 30g，延胡索 10g，三七粉 2g（冲服）。

【功效主治】补气活血。主治气虚血瘀型肝癌。

【用法】水煎，分两次服，每日 1 剂。

【来源】河南中医，1988，1：31。

## 验方

【药物组成】白茅根 180g（以生于黄土内者为最好），枸杞根生粗皮 120g，紫苏根 30g，瓜子金 15g。

【功效主治】利湿解毒。主治湿毒内阻型肝癌。

【用法】水煎 2 次，去渣，用猪肝 120g 炖吃。

【来源】湖南中草药单方验方选编第一辑. 长沙：湖南人民出版社，1970：134。

## 验方

【药物组成】接骨木 30g，半边莲 15g，金丝线（粉条儿菜）15g，三棱 9g，莪术 9g，青皮 6g，陈皮 6g，车前子 9g。

【加减】疼痛加三七 0.6g。

【功效主治】行气解毒。主治气滞毒聚型肝癌。

【用法】水煎，每日 1 剂，分 2 次服。

【来源】湖南中草药单方验方选编第一辑. 长沙：湖南人民出版社，1970：135。

## 验方

【药物组成】茯苓 12g，栀子 9g，赤芍 9g，龙胆 9g，柴胡 3g，广郁金 12g，桃仁泥 3g，炙鳖甲 12g，怀山药 12g，三棱 9g，茵陈 12g。

【功效主治】清热利湿。主治湿热内蕴型肝癌。

【用法】水煎服，每日 1 剂。

【来源】肿瘤的辨证施治. 上海：上海科学技术出版社，1980：89。

## 验方

【药物组成】陈皮 10g，高良姜 10g，桂枝 15g，柴胡 15g，川楝子 15g，青皮 10g，肉桂 15g，炮姜 15g，附子 15g，熟地黄 30g，白术 15g，茯苓 15g，砂仁 6g，斑蝥 10 个，滑石 15g，急性子 20

粒（炒），延胡索 10g，牵牛子 10g，槟榔 10g。

【功效主治】温阳行气，活血解毒。主治气滞血瘀型肝癌。

【用法】每日 1 剂，水煎 2 次，分服。

【来源】癌症的治疗与预防. 北京：春秋出版社，1988：151。

## 验方

【药物组成】当归 10g，白芍 15g，三棱 15g，桃仁 15g，红花 10g，柴胡 10g，鳖甲 30g，牡蛎 30g，斑蝥 5 个，滑石 15g，肉桂 30g，干姜 20g，附子 30g，生地黄、熟地黄各 15g，党参 15g，牵牛子 30g，槟榔 30g。

【功效主治】活血滋阴益气。主治瘀血内阻，气阴两虚型肝癌。

【用法】每日 1 剂，水煎，分 2 次服。

【来源】癌症的治疗与预防. 北京：春秋出版社，1988：152。

## 验方

【药物组成】鳖甲 30g，猪苓 30g，莪术 15g，败酱草 30g，肿节风 30g，龙葵 15g，山豆根 15g。

【功效主治】益阴利水。主治水饮内停，兼有阴虚型原发性肝癌。

【用法】水煎服，每日 1 剂。

【来源】百病良方（第二集）. 重庆：科学技术文献出版社重庆分社，1983：191。

## 验方

【药物组成】重楼 30g，半枝莲 15g，赤芍、白芍各 10g，白花蛇舌草 30g，龙葵 30g，茵陈 10g，三棱 10g，莪术 10g，当归 10g，丹参 10g，郁金 10g。

【功效主治】活血解毒。主治瘀滞毒聚型原发性肝癌。

【用法】水煎服，每日 1 剂。

【来源】辽宁中医杂志，1984，7：20。

## 验方

**【药物组成】**金钱草、白毛藤、白茅根、半枝莲、仙鹤草、焦山楂、白花蛇舌草、绵茵陈各 30g，泽泻、重楼各 12g，三棱、莪术、焦栀子、广郁金、青皮、陈皮各 9g。

**【功效主治】**燥湿解毒逐瘀。主治原发性肝癌（肝硬化型）。

**【用法】**每日 1 剂，水煎服。

**【来源】**浙江中医学院学报，1985，4：54。

## 验方

**【药物组成】**黄药子 30g，川续断 15g，沙苑子 15g，海藻 15g，牡蛎 15g，莪术 15g，桃仁 15g，柴胡 15g，川楝子 20～30g，青皮 15g，蜈蚣 3 个，斑蝥 3 个，滑石 15g，独角莲 15g，砂仁 6～10g，鸡内金 6～10g，党参 15g，黄芪 30g，熟地黄 30g，牵牛子 30g，槟榔片 30g，或加大黄 10g，芒硝 10g，干蟾蜍 10g，急性子 15g，竹茹、赭石 30g。

**【加减】**面身黄染，用茵陈 30～60g，栀子 10～15g；腹水，加赤小豆 30g，葶苈子 30g，猪苓 30g，车前子 30g（包），水红花子 30g，商陆 10～15g，冬葵子 10～30g；胁痛，加丹参 15g，乳香、没药各 6g，延胡索 10～15g，穿山甲 6g，薏苡仁 15g；眠差，加合欢花 15g，白芍 15g，琥珀 2g（冲服）。

**【功效主治】**破血破气。主治瘀血内结型肝癌、胰头癌。

**【用法】**水煎 2 次，早晚服。

**【来源】**癌症的治疗与预防. 北京：春秋出版社，1988；4。

## 验方

**【药物组成】**（1）黄芪 30g，茯苓、生薏苡仁、熟薏苡仁各 24g，怀山药 12g，陈皮 6g，佛手 9g，赤芍、白芍各 12g，焦山楂、焦神曲各 24g，仙鹤草、蒲公英、车前草、炙鳖甲（先煎）各 30g，白花蛇舌草 24g。（2）人参鳖甲煎丸。（3）铁树薏米粥；铁树叶 1

尺，薏苡仁 50g；大枣 10 枚。

**【加减】**方（1）口渴、苔红舌红加生地黄 30g，沙参 15g；气虚乏力加党参 20g；肝区疼痛加石见穿 20g，鸡血藤 30g。

**【功效主治】**益气健脾。主治脾气不足型原发性肝癌。

**【用法】**方（1）每日 1 剂，水煎服。方（2）每日 7 粒，早晚空腹服。方（3）每日下午煮粥当点心服用。

**【来源】**江苏中医杂志，1985，10：14。

### 验方

**【药物组成】**（1）党参、生地黄、天冬、麦冬、枸杞子、白术、白芍各 9g，炙黄芪、天花粉、鸡血藤膏各 15g，五味子 5g，木香、甘草各 6g。（2）莪术、丹参、生山楂、石燕、八月札、瓦楞子、生薏苡仁各 30g，全当归、广郁金、生香附、炮穿山甲各 12g，炙鳖甲 21g，赤芍、白芍各 15g。

**【功效主治】**益气养阴。主治气阴不足型原发性肝癌。

**【用法】**方（1）用于化疗期间，方（2）用于化疗暂停或化疗结束期间。均水煎服，每日 1 剂。

**【来源】**浙江中医杂志，1986，11：517。

### 验方

**【药物组成】**生地黄 20g，白芍 15g，当归 10g，女贞子 15g，墨旱莲 30g，生龟甲 20g，生鳖甲 20g，牡丹皮 15g，嫩青蒿 10g，山茱萸 15g，生山药 10g，沙参 30g，生黄芪 20g，云茯苓皮 30g，半边莲 30g。

**【功效主治】**滋补肝阴。用于肝阴亏损型肝癌。

**【用法】**水煎服，每日 1 剂。

**【来源】**中医肿瘤学（上）．北京：科学出版社，1983：267。

### 验方

**【药物组成】**柴胡 12g，当归 12g，杭白芍 15g，白术 10g，云茯苓 10g，郁金 10g，香附 10g，八月札 30g，甘草 4g，沙苑子 15g，青皮 10g。

**【功效主治】** 疏肝理气。用于肝气郁结型肝癌。

**【用法】** 水煎服，每日 1 剂。

**【来源】** 中医肿瘤学（上）．北京：科学出版社，1983：266。

### 验方

**【药物组成】** 柴胡 15g，白芍 15g，枳实 12g，当归 12g，香附 12g，陈皮 12g，莪术 15g，丹参 15g，铁树叶 30g，半枝莲 30g，白花蛇舌草 30g。

**【功效主治】** 疏肝和胃。用于肝胃不和型（早期）原发性肝癌。

**【用法】** 水煎服，每日 1 剂。

**【来源】** 百病良方（第二集）．重庆：科学技术文献出版社重庆分社，1983：190。

### 验方

**【药物组成】** 当归 12g，白芍 12g，水蛭 3g，莪术 15g，丹参 15g，铁树叶 30g，白术 24g，茯苓 24g，白英 30g，败酱草 30g，虎杖 15g，龙葵 15g，八月札 15g，鳖甲 15g，九香虫 6g。

**【功效主治】** 活血行气。用于气血瘀滞型（中、晚期）原发性肝癌。

**【用法】** 水煎服，每日 1 剂。

**【来源】** 百病良方（第二集）．重庆：科学技术文献出版社重庆分社，1983：190。

### 验方

**【药物组成】** 降香 10g，延胡索 10g，三棱 10g，莪术 10g，八月札 20g，赤芍、白芍各 10g，郁金 10g，炮穿山甲 15g，土鳖虫 10g，生牡蛎 30g，白屈菜 15g，当归 10g。

**【功效主治】** 活血行气。用于气滞血瘀型肝癌。

【用法】水煎服，每日1剂。

【来源】中医肿瘤学（上）. 北京：科学出版社，1983：267。

## 验方

【药物组成】（1）消癌散：白术20g，当归30g，山慈菇30g，昆布12g，海藻12g，半边莲30g，白花蛇舌草25g，三棱10g，太子参30g（人参效果更佳）。（2）葵心茶：向日葵秆内之蕊适量。

【功效主治】活血行气。用于气血瘀滞型肝癌。

【用法】方（1）水煎服，每日1剂。方（2）开水冲泡代茶频频饮之。

【来源】千家妙方. 北京：中国人民解放军战士出版社，1982：570。

## 验方

【药物组成】（1）生赭石15g，太子参15g，麦冬15g，生山药12g，八月札10g，丹参15g，杭白芍10g，猪苓片30g，龙葵30g，蒲公英15g，白茅根30g，白术10g，生鳖甲15g，淫羊藿10g，三七粉3g（分冲）。（2）生赭石15g，太子参15g，麦冬15g，生山药12g，天花粉15g，生鳖甲15g，夏枯草15g，杭白芍10g，金钱草30g，八月札10g，猪苓15g，建泽泻30g，莪术10g，京三棱10g，龙葵30g，焦三仙各30g，生黄芪30g，三七粉3g（分冲）。（3）茵陈30g，金钱草30g，桂枝7g，猪苓30g，泽泻30g，白术10g，防己15g，八月札10g，莪术7g，栀子30g，黄精30g，云茯苓10g，路路通15g，牛膝10g，生黄芪30g，焦三仙各10g。（4）柴胡7g，当归10g，赤芍、白芍各10g，郁金10g，鳖甲15g，夏枯草15g，陈皮7g，泽泻30g，猪苓15g，龙葵30g，焦三仙各10g，白花蛇舌草30g，赭石15g，木香7g，腹皮7g，三七粉3g（分冲）。

【功效主治】晚期肝癌。

【用法】水煎服，每日1剂。方（1）用于湿热内蕴，邪实正虚之证，配合口服脾肾冲剂，一日2袋。方（2）用于肝郁气结，气滞血瘀，湿热内蕴，气阴双亏，配合口服加味犀黄胶囊2粒，一日2次，脾肾冲剂一日2袋。方（3）用于肝胆湿热，瘀毒内阻，心下痞块，一日3次。方（4）用于脾虚夹瘀，水湿内停，气机不畅，瘀毒蕴结。

【来源】黑龙江中医药，1987，2：17。

### 验方

【药物组成】半枝莲30g，独脚莲30g，重楼15g，丹参9g，三棱9g，莪术9g，土茯苓9g，白花蛇舌草30g。

【功效主治】晚期原发性肝癌。

【用法】水煎服，每日1剂。

【来源】贵阳中医学院学报，1986，3：41。

### 验方

【药物组成】莪术15g，当归12g，水蛭3g，猪殃殃30g，败酱草30g，人参1g（嚼服），半枝莲30g，白花蛇舌草30g，虎杖30g，鳖甲15g。

【功效主治】晚期肝胆湿热瘀毒型原发性肝癌。

【用法】水煎服，每日1剂。

【来源】百病良方（第二集）.重庆：科学技术文献出版社重庆分社，1983：190。

### 验方

【药物组成】茵陈、车前子、海藻、昆布、白花蛇舌草、牡蛎、铁树叶、延胡索各30g，漏芦、郁金、丹参、黄芪、党参、南沙参、北沙参、石斛各15g，当归、赤芍、白芍、夏枯草、甘草各12g，川楝子9g。

【功效主治】Ⅲ期原发性肝癌。

【用法】每日1剂，水煎，分两次服。

【来源】上海中医药杂志，1985，12：11。

## 验方

【药物组成】冰片 15g，白酒适量。

【功效主治】肝癌后期疼痛。

【用法】将冰片溶于白酒中，装瓶备用。需要时用棉棒蘸此药酒涂擦疼痛部位，10～15min 见效。

【来源】山东中医杂志，1982，2：82。

## 二、转移、术后、化疗方

### 救苦膏

【药物组成】大黄、甘遂、木鳖子、蓖麻子各 60g，生地黄、川乌、草乌、三棱、莪术各 30g，巴豆、羌活、黄柏、麻黄、皂角、肉桂、枳实、大戟、白芷各 24g，香附、芫花、厚朴、杏仁、穿山甲、防风、天花粉、独活、全蝎、槟榔、桃仁、细辛、五倍子、玄参各 21g，蛇蜕、黄连各 15g，当归 45g，蜈蚣 10 条，麻油浸熬，加入黄丹 1120g，密陀僧 120g，收膏。

【功效主治】肝癌晚期腹水。

【用法】将膏制丸如绿豆大，口服，每日从小量开始（7 丸）渐增（11 丸）。

【备注】此膏外用治疗乳腺结核、颈淋巴结结核、甲状腺肿瘤等，疗效甚好，配合内服药，更能收事半功倍之效。

【来源】浙江中医杂志，1989，3：130。

### 活血利水方

【药物组成】丹参 10～30g，赤芍 15～30g，三棱、莪术、桃仁、土鳖虫各 10g（三棱等 4 味可酌用 2～3 味），广郁金 10g，车前子、泽泻、半边莲各 30g，茯苓 15g。

【功效主治】原发性肝癌合并腹水。

【用法】每日 1 剂，水煎，分两次服。可同时辅用利尿剂和其他对症处理。

【来源】中医药研究，1988，6：7。

## 补中益气汤加减

【药物组成】炙黄芪 6g，红参 6g，粉葛根 15g，升麻 6g，炒白术 12g，防风 10g，青皮 10g，陈皮 10g，广郁金 10g，炒山药 30g，薄荷 10g，柴胡 12g，当归 15g，炙甘草 6g。

【功效主治】晚期肝癌发热。

【用法】每日 1 剂，分两次水煎服。

【来源】中医药研究，1989，4：28。

## 黄芪抗肝癌汤

【药物组成】生黄芪 100g，当归、鸡内金（生）、赤小豆各 50g，白芍、丹参、车前子各 30g，柴胡 20g。

【功效主治】治肝癌继发腹水。

【用法】水煎，每日 1 剂，适量饮服。

【来源】四川中医，1990，7：20。

## 验方

【药物组成】当归 9g，赤芍、白芍各 6g，紫丹参 30g，桃仁泥 12g，红花、土鳖虫各 9g，广木香 5g。

【加减】脾虚运化不健加炒党参 10g，炒白术 9g（或仙茅、白术同用），炒枳壳 6g，炙鸡内金 9g；包块有形加京三棱、蓬莪术各 9g；疼痛加延胡索 9g，炙乳香、炙没药各 5g；大便燥结不爽加火麻仁、全瓜蒌各 12g，生大黄 5～9g；便血加地榆炭 12g，槐花炭 9g，仙鹤草 15g；脾肾阳虚加熟附片、肉桂各 3g，炒党参 12g，炒白术、泽泻各 9g，猪苓、茯苓各 12g，车前子 12g。并随证选用半枝莲、白花蛇舌草、石打穿、败酱草等清热解毒之品。

【功效主治】活血行气。主治转移性肝癌。

【来源】江苏中医杂志，1987，2：13。

## 验方

【药物组成】(1) 丹鸡黄精汤合苍牛防己汤加味：苍术、白术、生牡蛎（先煎）、牛膝、汉防己、鸡血藤、细生地黄、首乌藤、丹参、黄精各 30g，当归、郁金各 12g，制鳖甲 15g（先煎），阿胶、龟甲胶（各另烊化）、芒硝各 10g，青皮、陈皮各 9g，三七（吞）、甘草各 6g。(2) 消癥丸：白矾、郁金、桃仁、芒硝、仙鹤草、制鳖甲、制大黄、五灵脂各 180g，土鳖虫、炮穿山甲、莪术、制马钱子各 120g，炒枳壳 300g，全蜈蚣 50g。

【功效主治】晚期肝癌并发腹水。

【用法】方（1）水煎服，每日 1 剂。方（2）诸药为末，水泛为丸，如绿豆大，1 日 3 次，每次 4g。

【来源】浙江中医杂志，1989，6：247。

## 验方

【药物组成】茵陈、夏枯草、牡蛎、丹参、漏芦、铁树叶各 15g，海藻、昆布、桃仁、三棱、莪术各 10g，党参、黄芪、石斛各 12g，白花蛇舌草、半枝莲各 30g，青皮、木香各 6g，延胡索、川楝子各 12g。

【功效主治】原发性肝癌伴风湿性心脏病、慢性心力衰竭。

【用法】水煎服，每日 1 剂。

【来源】中西医结合杂志，1988，8（8）：505。

## 验方

【药物组成】生黄芪、丹参、赭石各 30g，茯苓、杭白芍、怀山药、生鸡内金各 15g，半夏、川楝子、炒枳壳、苍术、白术、旋覆花（包）、延胡索、广郁金、丝瓜络各 10g，皮尾参 6g，参三七粉 3g（分吞）。

**【功效主治】**肝癌破裂出血术后。

**【用法】**水煎服，每日 1 剂。

**【来源】**浙江中医杂志，1988，5：199。

## 三、单方偏方

（1）鲜猕猴桃根 100g，瘦猪肉 200g，炖熟，吃肉喝汤，隔日 1 剂。

（2）甲鱼 300g，山楂 60g，水煮熟食，3 日 1 剂，常服。

（3）鹅血 30g，三七 10g，水煮熟食，隔日服 1 次，常服。

（4）鸡内金 20g，白参 10g，水煮熟食，隔日服 1 剂，常服。

（5）莱菔缨 20g，莱菔子 30g，牛肉 40g，水煮熟食，常服。

（6）芜青 1～3 个塞入鸡蛋内，用泥土包好，放炭火中煨熟，只吃蛋（去芜青），每日 1 次，连服 20 次。

（7）露蜂房 8g，配以适量僵蚕、山慈菇、薏苡仁等水煎服。

（8）爵床 60～90g，水煎服，连服数月。

（9）田基黄 30g，研细末，用砂糖、开水兑服，每天 3 次，10 天为一疗程，每疗程间隔 5 天，依此共服 8 个疗程。

（10）马蹄金 60g，天胡荽、半边莲各 30g，水煎服。

（11）白花蛇舌草、鲜棕树根各 30g，水煎服，每日 1 次。

（12）将钩吻制成干粉，每次 50mg，每日 3 次，3 日后若无反应增至每次 100～150mg，连服一至数月。

（13）三白草根及大蓟根各 150～200g。上午服三白草根煎液，下午取大蓟根煎液。

（14）活蟾蜍 3 只，黄酒 500g，共蒸沸后 0.5h，去蟾蜍取酒，冷藏备用。每日 3 次，每次 10ml，连服 30 天，休息 3 天后再服，3 个月为一疗程。

（15）绿矾 20～30g，鲤鱼 1 条。将鲤鱼剖腹洗净污物，将绿矾装入鱼肚内，煨熟待绿矾熔化后渗入鱼肉，再将鱼烘干，每日3～5次食鱼干，每次 30～50g。

（16）活蟾蜍一只（去内脏），雄黄 30g。将雄黄放入蟾蜍腹内，加温水少许调成糊状，敷在肝区最痛处（蟾蜍腹部贴至疼痛处）。夏天敷 6～8h 换 1 次，冬天可 24h 换 1 次。上方敷 2h 后，蟾蜍变成绿色，无不良反应。一般敷 15～20min 后，可产生镇痛作用，可持续 12～24h。

（17）干燥鼠妇 60g，水适量。水煎 2 次各取汁 240ml，混合后，每天分 4 次口服。服药期间禁酸、辣、腥。

（18）白芍 100g，生甘草 50g，每日 1 剂，水煎服。

# 第十二章

## 胆囊癌

　　胆囊癌泛指原发于胆囊的恶性肿瘤。早期症状极不典型，诊断比较困难。多数病人临床表现与慢性胆囊炎、胆石症相似。以右上腹痛为主要症状，向右肩胛部放射，伴有食欲不振、乏力、腹胀、低热，恶心及黄疸等。

*辨证施治秘验方*

### 自拟方

　　**【药物组成】**柴胡、赤芍、枳实、金钱草、石打穿、茵陈、木香、生大黄、芒硝、三棱、莪术、桃仁。

　　**【功效主治】**胆囊癌之腹部包块黄疸。

　　**【用法】**水煎，每日1剂，分2次口服。

　　**【来源】**老中医临床经验选编（上册）. 上海：上海中医学院，1977：212。

### 利胆抗癌汤

　　**【药物组成】**虎杖30g，金钱草30g，茵陈15g，木香（后下）6g，大黄（后下）9g，枳壳15g，黄芩6g，白花蛇舌草30g，麦芽15g。

　　**【功效主治】**胆囊癌。

　　**【用法】**每日1剂，清水煎服。

【来源】中西医临床肿瘤学，1996：761。

## 三甲利胆汤

【药物组成】穿山甲 10g，鳖甲 10g，龟甲 12g，茵陈 30g，金钱草 30g，地肤子 30g，蝉蜕 9g，水蛭 10g，三七 10g，白术 12g，延胡索 12g，丹参 30g，太子参 25g，熟大黄 9g。

【加减】有腹水者加车前子、桑白皮；有胆结石者加海金沙；伴有低热者加柴胡、地骨皮；血小板减少者加阿胶、当归。

【功效主治】活血止痛，利胆退黄，健脾利湿，祛风止痒。

【用法】水煎，日服 1 剂，分 4 次服完。

【来源】四川中医，2009，27（4）：85。

## 茵赤栀虎汤

【药物组成】茵陈、赤芍、栀子、虎杖、黄芩、生地黄、龙胆、败酱。

【功效主治】湿热黄疸。

【用法】每日 1 剂，1 剂分头煎和二煎，分两次服用。

【来源】陕西中医，1998，19（12）：536。

## 赵氏微调三号验方

【药物组成】柴胡、延胡索、郁金、黄芩、清半夏、虎杖、党参、炒白术、茯苓、片姜黄各 10g，赤芍、白芍、栀子、藤梨根各 15g，猪苓、车前子、茵陈、炙鸡内金、地骨皮、马鞭草、徐长卿各 30g，龙葵、怀山药各 20g，川楝子、甘草各 6g。同时配合服用由青黛、野菊花、山慈菇、三七粉按 1：3：2：2 比例配制而成的散剂（装空心胶囊），每次 1g，每日 2 次。

【功效主治】疏肝清热利胆，消瘤散结退黄。适用于胆囊癌肝转移肝胆湿热型。

【用法】每日 1 剂，水煎服。

【来源】陕西中医，2008，06：762-763。

# 第十三章

# 胰 腺 癌

　　胰腺癌指发生于胰头、胰体、胰尾部的癌和壶腹癌。属恶性程度高、临床病程短、预后差的恶性肿瘤。中医无专门论述，散见于"脘痛""腹痛""痞气""积聚""伏梁""黄疸"等篇章。中医认为胰腺癌发病，主要与脾失健运和肝失疏泄有关。饮食内伤，过食肥甘或过量饮酒，损伤脾胃，致脾失健运，湿邪内生，郁久化热。湿热困脾，熏蒸肝胆，则一身俱黄，形成脾胃湿热证；情志不舒，肝气郁滞，血行不畅，痰结肝脾，见腹痛不舒，腹部包块，则成气滞血瘀证，病变发展，邪实日盛，湿热化毒，与瘀血相裹挟，则腹痛加重，黄疸日增，包块日见明显。临床表现为痰毒互结证，病变日久则正气渐亏，气阴俱虚，人近衰竭，脉细无力，舌红苔光，临床所见为气阴两虚证。总之，胰腺癌病位在肝、脾，因脾气不足而发病，进一步致气滞、湿阻、热蕴、血瘀、毒聚等一派标实之象，病久则气阴已虚而邪毒未尽，故属虚实夹杂证。

　　临床表现以腹部疼痛、腹部包块、黄疸为主。

## 一、辨证施治秘验方

### 健脾疏肝汤

　　【药物组成】黄芪15g，党参15g，白术12g，茯苓12g，香附15g，郁金15g，川楝子10g，柴胡10g，白芍10g，大腹皮20g，延胡索 15g，苏木 10g，莪术 10g，重楼 30g，半枝莲 30g，甘草 5g。

【加减】腹胀较剧者加沉香 10g（冲服）、厚朴 10g 以理气消胀；腹水明显者加怀山药、薏苡仁、木通、泽泻各 15g 以健脾利水；疼痛较剧者加土鳖虫、三棱各 10g，田三七粉 5g（冲服）以活血化瘀止痛；乏力、纳差明显者加白参（另蒸）10g，炒麦芽、山楂各 15g 以补气健脾助消化；黄疸明显者加茵陈、金钱草各 30g，泽泻、车前子各 15g 以清热利湿退黄。

【功效主治】健脾疏肝解郁。

【用法】每日一剂，水煎服。

【来源】湖南中医杂志，2007，23（5）：41-42。

## 膈下逐瘀汤

【药物组成】柴胡 9g，香附 12g，枳壳 12g，赤芍、白芍各 15g，生地黄 15g，桃仁 12g，红花 9g，莪术 9g，川牛膝 12g，夏枯草 12g，半枝莲 30g，炙山甲 9g，生牡蛎（先煎）30g。

【加减】口苦、身目俱黄、大便燥结者加茵陈 30g，威灵仙 12g，生大黄 6～9g（后下）；腹腰痛甚者加延胡索 12g，徐长卿 30g；体虚气血亏损者加生黄芪 30g，白术、当归各 12g。

【功效主治】配合动脉化疗治疗晚期胰腺癌。

【用法】水煎服，每日一剂。

【来源】中国中西医结合外科，2001，7（2）：41-42。

## 益气利血健脾汤

【药物组成】生黄芪 15～30g，党参 15～18g，甘草 4～5g，熟地黄 15g，女贞子 15g，黄精、北沙参、麦冬各 10g，鸡血藤 24g，枸杞子、何首乌、芡实、白术、茯苓、山药各 12g。

【功效主治】治疗化疗的毒副作用。

【用法】每日 1 剂，每剂煎 3 次，取汁分 3 次服。

【来源】中国中西医结合外科杂志，2009，15（4）：446-447。

## 逐瘀解毒汤

【**药物组成**】黄芪 12g，党参 15g，丹参 30g，牡丹皮 30g，麦冬 15g，红花 10g，莪术 15g，三棱 10g，炒五灵脂 10g，蒲黄 10g，胡黄连 10g，黄柏 10g，乌药 10g，延胡索 10g，白屈菜 30g，鸡内金 10g，当归 10g，穿山甲 10g，白花蛇舌草 20g，半夏 9g，生姜 9g。

【**功效主治**】联合动脉化疗治疗胰腺癌。

【**用法**】每日一剂，水煎服。

【**来源**】四川中医，2010，28（10）：73-74。

## 青黛牛黄散

【**药物组成**】青黛 12g，人工牛黄 12g，紫金锭 6g，野菊花 60g。

【**功效主治**】胰腺癌。

【**用法**】以上各药共研细末，制成内服散剂。口服，每次 2～3g，每日 3 次，饭后服。

【**来源**】抗癌中草药制剂. 北京：人民卫生出版社，1981：280。

## 茵陈蒿汤加味

【**药物组成**】茵陈 15g，焦栀子 10g，川黄柏 10g，大黄 5g，谷芽 30g，枳壳 10g，山慈菇 10g，夏枯草 15g，白花蛇舌草 30g，半枝莲 30g，干蟾皮 30g，赤小豆 30g，薏苡仁 15g，茯苓 10g。

【**加减**】服药前先服加味调胃承气汤一剂［大黄 5g（后下），芒硝 10g（冲），枳壳 10g，甘草 5g，茯苓 10g］，以荡涤肠胃；纳差加麦芽 30g；腹胀不适加广木香 5g。

【**功效主治**】胰腺肿瘤。

【**用法**】水煎服，每日 1 剂。

【**来源**】江西中医药，1985，3：12。

## 二粉丸

【药物组成】红粉 300g，轻粉 150g，杏仁 150g，桃仁 150g，核桃肉 150g，黑芝麻 150g，松罗茶 150g，生半夏 150g，人参 150g，珍珠母 150g，蛤粉 150g，雄黄 150g，槐米 150g，生天南星 150g，生姜 150g，炒木鳖子 240g，儿茶 90g，炒巴豆 90g（带皮），金银花 90g，黄连 90g，大黄 180g，藿香 30g，朱砂 30g，沉香 30g，珍珠 30g，陈皮 60g，琥珀 60g。

【功效主治】胰腺癌、胃癌、肠癌、肝癌、肺癌、膀胱癌等。

【用法】以上各药共研细末，蜜枣肉为丸，如黄豆大小即得。口服，每次 1 丸，每日 1 次，可逐渐增加至每日 3～5 丸。

【备注】服药后部分病人有轻微恶心、腹泻反应，属正常现象，可继续服用，不必停药。

【来源】抗癌中草药制剂．北京：人民卫生出版社，1981：191。

## 茵陈术附汤

【药物组成】茵陈 30g，白术 9g，熟附片 9g，带皮茯苓 30g，桂枝 6g，泽泻 15g，大腹皮 15g，生姜 6g，枸杞子 12g。

【功效主治】温肾健脾，淡渗利湿。主治胰头癌出现阻塞性黄疸、腹水、下肢水肿等。

【用法】水煎，每日 1 剂，分次饮服。

【来源】湖南中医杂志，1987，6：33。

## 牡蛎枯草汤

【药物组成】牡蛎、夏枯草各 20g，贝母 12g，玄参、青皮各 15g，党参、炒芥子、何首乌各 30g，白术、当归、赤芍、胆南星、法半夏各 10g，木通、白芷、台乌药各 7g，小金丹 1 支（吞）。

【功效主治】活血化瘀，软坚散结。主治气滞血瘀型胰腺癌。

【用法】水煎，每日 1 剂，分次饮服。

【来源】四川中医，1987，2：38。

## 柴胡赤芍汤

【药物组成】柴胡 12g，枳实 12g，赤芍 12g，青皮 12g，陈皮 12g，穿山甲 12g（炮），厚朴 12g，木香 12g，三棱 15g，莪术 15g，延胡索 15g，苍术 10g，三七 10g，茵陈 10g，半枝莲 20g，甘草 3g。

【功效主治】理气消癥，活血化瘀，佐以利湿退黄。主治气滞血瘀，湿热内阻型胰腺癌。

【用法】水煎，每日 1 剂，分次饮服。

【来源】成都中医学院学报，1991，14（3）：27。

## 半夏泻心汤加减方

【药物组成】法半夏 12g，黄连 3g，黄芩 10g，干姜 6g，炙甘草 6g，潞党参 10g，大枣 4 枚，皂角刺 10g，穿山甲 10g，肉桂末 3g（冲），蒲公英 15g，半枝莲 30g。

【功效主治】清热利湿，通调气机。主治湿热内阻型胰头癌。

【用法】水煎，每日 1 剂，分 3 次服。

【来源】国医论坛，1990，1：15。

## 半夏茵陈汤

【药物组成】法半夏 10g，黄连 3g，黄芩 10g，干姜 5g，炙甘草 6g，潞党参 10g，大红枣 4 枚，白花蛇舌草 30g，半枝莲 30g，茵陈 30g，皂角刺 6g，郁金 10g，佛手片 10g。

【功效主治】清热利湿，降逆和胃。用于湿热中阻型胰头肿瘤。

【用法】水煎，每日 1 剂，分 3 次服。

【来源】国医论坛，1990，1：15。

## 茵陈赤小豆汤

【药物组成】茵陈 30g，赤小豆 30g，茯苓 10g，薏苡仁 15g，干蟾皮 30g，水蛭 20g，山慈菇 10g，半枝莲 30g，白花蛇舌草

30g，夏枯草 15g。

**【功效主治】**健脾利湿退黄，化痰祛瘀，清热解毒。用于湿热中阻，痰瘀交结型胰腺肿瘤。

**【用法】**水煎，每日 1 剂，分次饮服。

**【来源】**江西中医药，1985，3：12。

## 茵陈龙胆汤

**【药物组成】**茵陈、车前子（包煎）、半枝莲、赭石（先煎）、美人蕉各 30g，白花蛇舌草 40g，六一散 20g（包煎），丹参、虎杖、龙葵、延胡索各 15g，生大黄 12g（后入），龙胆、柴胡、黄芩、三棱、莪术各 10g。

**【功效主治】**清热利湿，解毒化瘀，佐以通腑。用于湿毒内侵，热瘀互结型晚期胰头肿瘤。

**【用法】**水煎，每日 1 剂，分次饮服。

**【来源】**辽宁中医杂志，1986，7：34。

## 茵陈白玉汤

**【药物组成】**白术、川石斛、知母、泽泻、生蒲黄、当归、黄柏各 10g，玉竹、北沙参、茵陈各 20g，益元散（包）、天花粉、虎杖根各 15g，猪苓 12g，生薏苡仁、半枝莲、白石英各 30g，白花蛇舌草 40g。

**【功效主治】**扶正祛邪，生津益胃，清热解毒，佐以化瘀。用于阴虚内热，瘀血阻滞型胰腺癌。

**【用法】**水煎，每日 1 剂，分次饮服。

**【来源】**辽宁中医杂志，1986，7：34。

## 参芪腹皮汤

**【药物组成】**潞党参、当归、白术、白芍、陈皮各 10g，茯苓、大腹皮各 12g，玉竹 15g，北沙参、生鳖甲各 20g，黄芪、白花蛇舌草、半枝莲各 30g，广木香 3g，砂仁 6g（后入）。

【功效主治】补养气血,健脾和胃。用于气血不足型胰腺癌。

【用法】水煎,每日1剂,分次饮服。

【来源】辽宁中医杂志,1986,7:34。

## 茵陈半枝莲汤

【药物组成】茵陈30g,半枝莲30g,栀子10g,茯苓15g,当归12g,郁金10g,丹参15g,延胡索10g,炒鳖甲30g,牡蛎24g,僵蚕12g,鸡内金8g,桃仁10g,王不留行15g。

【功效主治】清热利湿,理气活血,化瘀消积。用于湿热内阻,气滞血瘀型晚期胰腺癌。

【用法】水煎,每日1剂,分3次。

【来源】江苏中医杂志,1983,3:33。

## 参归鳖甲汤

【药物组成】党参12g,白术10g,大枣10枚,当归12g,生地黄12g,何首乌15g,炒鳖甲20g,栀子10g,桃仁10g,僵蚕10g,浙贝母20g。

【功效主治】双补气血,消瘀化积。用于气滞血瘀,气血双虚型胰腺癌。

【用法】水煎,每日1剂,分3次服。

【来源】江苏中医杂志,1983,3:33。

## 八月三红汤

【药物组成】丹参15~30g,赤芍15g,红花10g,八月札30g,延胡索10g,香附15g,炮穿山甲10g,浙贝母30g,菝葜30g,藤梨根30g。

【功效主治】活血化瘀,理气止痛,佐以软坚散结。用于气滞血瘀型胰腺癌。

【用法】水煎,每日1剂,分次饮服。

【来源】中西医结合常见肿瘤临床手册.郑州:河南科学技术出版社,1984。

## 八月二白汤

【药物组成】八月札 30g，香附 15g，延胡索 15g，柴胡 9g，枳壳 10g，白毛藤 30g，白花蛇舌草 30g，菝葜 30g，垂盆草 30g，虎杖 30g，生薏苡仁 30g，浙贝母 30g。

【功效主治】疏肝解郁，清热解毒。用于胰腺癌属肝郁蕴热型者。

【用法】水煎，每日 1 剂，分次饮服。

【来源】中西医结合常见肿瘤临床手册. 郑州：湖南科学技术出版社，1984。

## 八月参归汤

【药物组成】八月札 30g，党参 10g，黄芪 10g，白术 10g，当归 15g，鸡血藤 30g，枸杞子 15～30g，熟地黄 15g，延胡索 15g，浙贝母 30g，炮穿山甲 30g，制鳖甲 30g，䗪虫 30g。

【功效主治】益气养血，化瘀散结。用于胰腺癌气血两虚型者。

【用法】水煎，每日 1 剂，分次饮服。

【来源】中西医结合常见肿瘤临床手册. 郑州：河南科学技术出版社，1984。

## 茵陈羊泉汤

【药物组成】茵陈 30g，栀子 15g，生大黄 10g，龙胆 10g，金钱草 20g，蜀羊泉 30g，龙葵 30g，赭石 20g，半枝莲 30g，丹参 30g，车前子 30g，黛蛤散 30g（包），六一散 30g（包）。

【功效主治】清热利湿，解毒和胃。用于胰头癌属脾胃湿热者。

【用法】水煎，每日 1 剂，分次饮服。

【来源】肿瘤临证备要. 北京：人民卫生出版社，1983。

## 逐瘀解毒汤

【药物组成】丹参 30g，牡丹皮 30g，桃仁 10g，红花 10g，莪术 15g，三棱 10g，炒五灵脂 10g（包），蒲黄 10g（包），胡黄连 10g，黄柏 10g，乌药 10g，延胡索 10g，白屈菜 30g，鸡内金 10g，当归 10g，穿山甲 10g，白花蛇舌草 20g。

【功效主治】破瘀散结，疏肝清热。用于胰体癌见肝火瘀结者。

【用法】水煎，每日 1 剂，分次饮服。

【来源】肿瘤临证备要. 北京：人民卫生出版社，1983。

### 栀子连翘汤

【药物组成】栀子 10g，连翘 10g，黄连 10g，莲子心 10g，乳香、没药各 5g，木通 15g，生地黄 20g，莪术 15g，仙鹤草 30g，藤梨根 30g，白花蛇舌草 30g，虎杖 20g，生黄芪 20g，夏枯草 20g，山慈菇 20g，焦三仙 30g。

【功效主治】降心火，清脾热。用于晚期胰尾癌属心脾实热者。

【用法】水煎，每日 1 剂，分次饮服。

【来源】肿瘤临证备要. 北京：人民卫生出版社，1983。

### 柴胡败酱草汤

【药物组成】柴胡 12g，白芍 12g，枳实 12g，泡参 30g，白术 15g，茯苓 24g，陈皮 12g，法半夏 12g，败酱草 30g，白花蛇舌草 30g。

【功效主治】疏肝和胃，益气健脾。用于胰腺癌属肝胃不和，脾胃虚弱者。

【用法】水煎，每日 1 剂，分次饮服。

【来源】中医药防治肿瘤. 广州：科学普及出版社广州分社，1982。

### 薏苡白毛汤

【药物组成】薏苡仁 30g，白毛藤 30g，郁金 12g，茵陈 12g，麦芽 15g，建曲 10g，太子参 15g，茯苓 15g，猪苓 15g，干瓜蒌

20g，木香 9g，白术 12g，甘草 3g，黄芩 9g，大黄 6～10g。

【功效主治】清热祛湿，利胆抑癌。用于胰头癌、壶腹周围癌，胆总管受阻出现黄疸者。

【用法】水煎，每日 1 剂，分次饮服。

【来源】癌的扶正培本治疗. 福州：福建科学技术出版社，1989。

## 丹参赤芍汤

【药物组成】丹参 18g，赤芍 12g，延胡索 12g，没药 15g，浙贝母 10g，炮山甲 12g，茯苓 12g，白术 10g，甘草 3g，麦冬 12g，八月札 30g，仙鹤草 20g，太子参 15g，白屈菜 9g，藤梨根 20g。

【功效主治】活血化瘀，理气止痛，佐以软坚散结。用于胰腺癌，癌瘤侵犯胰体及其周围组织，压迫腹腔神经节，属于气滞血瘀者。

【用法】水煎，每日 1 剂，分次饮服。

【来源】癌的扶正培本治疗. 福州：福建科学技术出版社，1989。

## 党参河车汤

【药物组成】党参 15g，白术 15g，茯苓 15g，甘草 3g，鸡血藤 20g，生黄芪 18g，猪苓 15g，泽泻 10g，熟地黄 15g，女贞子 15g，紫河车 15g，人参 6g，芡实 15g，白毛藤 20g。

【功效主治】益气补血，健脾扶正。用于胰腺癌病至后期，贫血，血浆蛋白低下，消化功能障碍，属气虚脾困者。

【用法】水煎，每日 1 剂，分次饮服。

【来源】癌的扶正培本治疗. 福州：福建科学技术出版社，1989。

## 冬凌肿节汤

【药物组成】冬凌草 20g，肿节风 20g，白花蛇舌草 20g，白毛藤 20g,茵陈 15g,茯苓 12g,白术 12g,甘草 3g。

【功效主治】利湿清热滋阴。适用于胰腺癌属阴虚热毒型及湿热内郁型。

【用法】水煎,每日 1 剂,分次代茶饮服。

【来源】癌的扶正培本治疗. 福州:福建科学技术出版社,1989。

## 莪术水蛭汤

【药物组成】莪术 15g,水蛭 3g,炮甲珠 15g,白芍 12g,枳壳 12g,半枝莲 30g,白术 24g,黄药子 15g。

【功效主治】疏肝理脾,活血逐瘀。用于气滞血瘀型胰腺癌。

【用法】水煎,每日 1 剂,分次饮服。

【来源】百病良方(第二集). 重庆:科学技术文献出版社重庆分社,1983。

## 茵栀虎杖汤

【药物组成】茵陈 30g,栀子 12g,大黄 6g,柴胡 12g,败酱草 30g,半枝莲 30g,白花蛇舌草 30g,虎杖 30g,莪术 15g,炮甲珠 15g。

【功效主治】疏肝理脾,利湿退黄,佐以活血化瘀。用于肝胆湿热型胰腺癌。

【用法】水煎,每日 1 剂,分次饮服。

【来源】百病良方(第二集). 重庆:科学技术文献出版社重庆分社,1983。

## 癌痛灵膏

【药物组成】麝香 0.2g,冰片 9g,鸡血藤 30g,土鳖虫 15g,血竭 5g,乳香 15g,没药 15g,山慈菇 30g,黄药子 30g,川乌 30g,延胡索 30g,重楼 30g。

【功效主治】胰腺癌疼痛者。

【用法】研成细末，用凡士林等赋形剂调成厚糊状药膏置于胶膏中心处，形成直径约 2cm 的药饼。外敷脾俞、章门、胰腺穴、阿是穴。每天 1 次，每次 30min，每 24h 更换 1 贴，5 天为 1 个疗程。

【来源】华西医学，2010，25，03：604-606。

## 验方

【药物组成】党参 10g，猪苓 30g，炒白术 10g，茯苓 10g，陈皮 6g，姜半夏 6g，薏苡仁 15g，炒谷麦芽（各）15g，苏梗 10g，炙枇杷叶 10g。

【加减】身目黄染者加茵陈 15g，栀子 6g，黄芩 10g；腹痛腹胀者加延胡索 30g，川楝子 6g，片姜黄 6g，芍药 20g，甘草 6g；出血者加参三七 10g，仙鹤草 30g，当归 10g；腹水者加车前子 30g，冬瓜皮 30g。

【功效主治】适用于中晚期胰腺癌。

【用法】每日 1 剂，加水 500ml，煮取 300ml，分 2 次口服，28 天为 1 个疗程。

【来源】江苏中医药，2013，45，02：29-31。

## 验方

【药物组成】川芎 15g，当归 12g，川楝子 10g，桃仁 12g，延胡索 15g，莪术 20g，浙贝母 12g，乌药 10g，藤梨根 15g，白屈菜 20g，白花蛇舌草 30g，炮穿山甲 15g，丹参 20g，八月札 30g。

【加减】伴有黄疸者加茵陈 10g，黄芩 15g，虎杖 20g；胸腹满胀剧者加瓜蒌皮 20g，木香 30g，大腹皮 15g；疼痛剧烈者加三棱 30g，五灵脂 20g，蒲黄 15g；食欲不振加鸡内金 30g，炒谷芽 20g；消化道出血者加仙鹤草 20g；便秘加大黄 15g。

【功效主治】行气活血，化瘀软坚。适用于气滞血瘀型胰腺癌。

【用法】每日 1 剂，水煎服。

【来源】中国民康医学，2014，26，14：93-94。

## 验方

【药物组成】内服方：生黄芪 30g，灵芝 20g，白术 15g，茯苓 10g，柴胡 15g，生薏苡仁 30g，半夏 10g，陈皮 10g，鸡内金 30g，丹参 15g，白花蛇舌草 20g，菝葜 30g，白英 15g，冬凌草 30g，肿节风 15g。外敷药：莪术、生黄芪、老鹳草、铁树叶、芒硝等适量。

【加减】湿热重有黄疸者加用苍术、黄柏、茵陈等清热利湿之品；腹胀气滞明显者加用佛手、紫苏梗、大腹皮、槟榔等理气之品；阴伤者加生地黄、麦冬、玄参、石斛等滋阴之品。

【功效主治】内外结合，扶正祛邪。治疗晚期胰腺癌。

【用法】内服药每日 1 剂，水煎取汁，分 2 次服。外用药研末后以蜜、醋调敷于中上腹相应皮肤 6h，每日 1 次。

【来源】中国实用医药，2009，4 (8)：158-159。

## 验方

【药物组成】内服药予小柴胡汤、逍遥散加减：柴胡、黄芩各 10g，党参 20g，炙甘草 5g，生姜 3g，法半夏 7g，当归 6g，茯苓 10g，白术 10g，大腹皮 15g。外敷药：乳香、白花蛇舌草、生蒲黄等各适量。

【功效主治】扶正祛邪。治疗中晚期胰腺癌。

【用法】口服，每日一剂，水煎，分 2~3 次服用。外用药研末后以蜜、醋调敷于中上腹相应皮肤 4~6h，每日 1 次，7 天为 1 个疗程。1 个疗程后停用 7 天，进入第 2 疗程，2 个疗程为 1 个周期；1 个周期后停敷 1 个月，共用 2~3 个周期。

【来源】中国中医急症，2005，14 (7)：627。

二、术后、放化疗方

## 二冬茵陈汤

【药物组成】天冬 30g，麦冬 15g，沙参 15g，茯苓 12g，薏苡仁 20g，太子参 15g，郁金 10g，金银花 12g，干瓜蒌 20g，麦芽 15g，建曲 9g，绵茵陈 13g。

【功效主治】扶正养阴，清热解毒。用于胰腺癌手术前调理。

【用法】水煎，每日 1 剂，分次饮服。

【来源】癌的扶正培本治疗. 福州：福建科学技术出版社，1989。

## 白毛郁金汤

【药物组成】白毛藤 30g，郁金 10g，茵陈 15g，猪苓 15g，茯苓 15g，金钱草 20g，太子参 15g，生黄芪 15g，薏苡仁 20g，麦冬 15g，鸡内金 10g，白术 12g，绞股蓝 12g，黄芩 9g。

【功效主治】扶正保肝，利胆排毒。用于胰腺癌术后。

【用法】水煎，每日 1 剂，分次饮服。

【来源】癌的扶正培本治疗. 福州：福建科学技术出版社，1989。

## 参芪海螵蛸汤

【药物组成】太子参 9g，生黄芪 30g，当归 15g，白术 9g，茯苓 9g，草豆蔻 9g，薏苡仁 30g，炒柴胡 4g，陈皮 9g，香附 9g，郁金 9g，延胡索 8g，广木香 4g，五灵脂 9g（包），瓜蒌 15g，半夏 9g，海螵蛸 9g。

【功效主治】适用于胰头癌术后。

【用法】水煎，每日 1 剂，分 2 次服。

【来源】癌的扶正培本治疗. 福州：福建科学技术出版社，1989。

## 参术白毛汤

【药物组成】党参 15g，白术 10g，茯苓 16g，甘草 3g，沙参 10g，太子参 15g，白毛藤 20g，生黄芪 15g，猪苓 15g，枸杞子 12g，天冬 15g，金银花 10g，黄芩 9g，茵陈 12g。

【功效主治】扶正固本，增强体质。用于胰腺癌放、化疗时。

【用法】水煎，每日 1 剂，分次饮服。

【来源】癌的扶正增本治疗. 福州：福建科学技术出版社，1989。

## 石斛知母汤

【药物组成】石斛 15g，知母 15g，沙参 12g，白茅根 15g，藕片 2g，干瓜蒌 10g，黄芩 12g，金银花 10g，白花蛇舌草 3g，半边莲 20g，太子参 15g，绞股蓝 15g，白术 10g，大黄 4g，麻仁 9g（或麻仁丸 9g）。

【功效主治】滋肾养阴，清热解毒。用于胰腺癌晚期，合并感染，久病伤阴，或接受放、化疗之后，属阴虚热毒者。

【用法】水煎，每日 1 次，分次饮服。

【来源】癌的扶正增本治疗. 福州：福建科学技术出版社，1989。

## 大柴胡汤加味

【药物组成】柴胡 15g，白芍、半夏、降香各 10g，生姜 5 片，黄芩、枳实各 12g，大枣 5 枚，大黄 6g，红豆杉 4g。

【加减】腹胀满、隐痛甚加郁金、香附、青皮、炒白术；发热出汗、心烦易怒、口干口苦去姜枣，加石膏、姜黄、栀子、龙胆；出现黄疸去姜枣，加茵陈、栀子；恶心呕吐、便秘加大黄、芒硝、旋覆花。

【功效主治】适用于胰腺癌术后。

【用法】每日 1 剂，分早晚 2 次水煎服。

【来源】浙江中医杂志，2011，46，05：341。

## 三、单方偏方

（1）猪、牛、羊等胰脏，每日1具，常服。

（2）山楂制剂，如鲜山楂果、山楂膏、山楂罐头等常服。

（3）柿饼2个，每日1次，常服。

（4）生商陆根适量，盐少许。将适量生商陆根砸烂，加盐少许，外敷患处，同时以阳和汤冲服犀黄丸。

（5）垂盆草250g，荠菜150g。煎汤，亦可加冰糖少许。每日1剂，代茶多次饮服，连服1～3个月。

# 第十四章

# 大 肠 癌

　　大肠癌是指原发于大肠黏膜上皮的恶性肿瘤，中医最早载于《内经》，散见于"肠澼""伏梁""积聚""脏毒"等篇章中。结肠癌的形成多为素体脾肾阳虚，运化不足，痰湿内生，气化不足，大肠传导失司，糟粕内停，蕴久化毒，加之饮食所伤、情志不遂、外受寒邪等因素，使局部气血凝滞，湿热蕴结，聚而成块，发为本病。

　　其临床表现以腹痛、腹部包块、大便习惯及性状改变、进行性肠梗阻等为主。

## 一、辨证施治秘验方

### 益气扶正方

　　【药物组成】白术 10g，茯苓 10g，山药 10g，黄芪 15g，党参 15g，白花蛇舌草 30g，山慈菇 15g，藤梨根 15g，蜈蚣 2g，甘草 10g。

　　【功效主治】益气扶正。治疗晚期肠癌。

　　【用法】水煎服，每日一剂。

　　【来源】现代中西医结合杂志，2010，19（27）：3425-3426。

### 清肠消肿汤

　　【药物组成】八月札 15g，广木香 9g，红藤 15g，白花蛇舌草 30g，菝葜 30g，野葡萄藤 30g，苦参 15g，生薏苡仁 30g，丹参 15g，土鳖虫 9g，乌梅肉 9g，瓜蒌子 30g，白毛藤 30g，凤尾草

15g, 贯众炭 30g, 半枝莲 30g, 壁虎 4.5g（研粉分 3 次吞服）。

【功效主治】清热，利湿，解毒。主治湿热内蕴型大肠癌。

【用法】水煎服，每日 1 剂。并将本方煎剂的 1/3（约 200ml），保留灌肠，每日 1~2 次。

【来源】中医杂志，1981，12：33。

## 抗癌丸

【药物组成】主方：琥珀 30g，山慈菇 30g，白及 30g，山药 30g，田三七 60g，牛黄 18g，黄连 15g，黄芩 15g，黄柏 15g，陈皮 6g，贝母 6g，郁金 6g，桑椹 9g，甘草 9g，金银花 9g，黄芪 9g，蕲蛇 9g，犀角（现以水牛角代）0.9g。配方：明矾 60g，牙硝 60g，水银 60g，煅皂矾 30g，朱砂 15g。

【功效主治】活血祛痰。治疗痰瘀交阻型肠癌。

【用法】将主方与配方中各药分别研细，配药物组成粉盛于生铁锅内，用大瓷碗覆盖，碗上加压；周围以石膏粉密封，然后按一般炼丹法，先文火后武火，火力要求均匀，约炼 3h，离火待冷，揭开碗盖，将碗内附着的结晶性粉末轻轻刮下，此丹粉与药物组成粉混合均匀，泛成丸。口服，每次 1 丸，每日 2~3 次，饭后服，1 个月为一疗程。

【备注】服药期间少食葱、蒜及浓茶；禁食鸡肉、鲤鱼、牛肉及母猪肉。

【来源】抗癌中草药制剂，人民卫生出版社，1981：219。

## 三仁汤加减

【药物组成】杏仁 15g，白豆蔻 6g，薏苡仁 18g，半夏 15g，厚朴 8g，滑石 18g，通草 6g，陈皮 5g，紫苏梗 10g，藿香 10g，黄芩 12g，赤石脂 30g。

【功效主治】理气化湿。主治湿浊内阻型直肠癌。

【用法】水煎服，每日 1 剂。

【来源】河北中医，1989，3：8。

## 藻蛭散

**【药物组成】** 海藻 30g，水蛭 6g。

**【功效主治】** 活血化瘀，软坚散结。主治痰瘀交阻型直肠癌。

**【用法】** 上两药分别用微火焙干，研细，混合。口服，每次 3g，每日 2 次，黄酒冲服。

**【来源】** 抗癌中草药制剂. 北京：人民卫生出版社，1981：216。

## 消瘤化积肠方Ⅱ号

**【药物组成】** 党参 30g，白术 15g，茯苓 15g，白芍 15g，藤梨根 15g，八月札 6g，槐角 15g，败酱草 15g，大血藤 15g，白花蛇舌草 30g，重楼 30g。

**【功效主治】** 适用于大肠癌晚期。

**【用法】** 水煎服，每日 1 剂。

**【来源】** 中国肿瘤，2015，24，04：319-324。

## 清肠消癌方

**【药物组成】** 苦参 30g，白花蛇舌草 30g，蛇莓 30g，蟾皮 5g，地锦草 30g，败酱草 30g，大血藤 15g，丹参 15g，穿山甲 5g，薏苡仁 30g，白术 20g，枳壳 10g。

**【功效主治】** 适用于大肠癌晚期。

**【用法】** 水煎取 100ml，患者先排便，用小枕抬高臀部 10～20cm，将中药液加温至 38℃，用导尿管插入直肠内 15cm 以上，每次 50ml，上下午各 1 次，10min 内灌完，保留 2h 以上。每日 1 剂，3 周为 1 个周期。

**【来源】** 实用中医药杂志，2011，27，12：842。

## 验方

**【药物组成】** 黄芪 30g，黄精、枸杞子、鸡血藤、槐花、败酱草、马齿苋、仙鹤草、白英各 15g。

【加减】脾肾两虚型加党参 15g，白术、菟丝子、女贞子各 10g；脾胃不和加党参 15g，白术、陈皮、茯苓、半夏各 10g；心脾两虚加党参、酸枣仁各 15g，茯苓、当归各 10g；大便秘结加冬瓜子、火麻仁各 10g，番泻叶 6g；大便溏加焦薏苡仁 15g，诃子、儿茶各 10g；大便排黏液或黏液血便加地榆、石榴皮各 10g，马齿苋 15g；腹痛而胀者加延胡索、香附、乌药、川楝子各 10g。

【功效主治】Ⅲ期大肠癌。

【用法】水煎服，每日 1 剂。

【来源】中西医结合杂志，1988，8（5）：289。

## 验方

【药物组成】猪苓 30g，肿节风 30g，莪术 15g，大黄 30g，干蟾皮 6g，蜈蚣 2 条。

【功效主治】活血通络。主治瘀血阻络型结肠癌。

【用法】水煎服，每日 1 剂。

【来源】百病良方（第二集）. 重庆：科学技术文献出版社重庆分社，1983：186。

## 验方

【药物组成】木馒头 30g，紫参 12g，广木香 6g，天龙 2 条，山慈菇 12g，黄柏 9g，浙贝母 9g，生薏苡仁、熟薏苡仁各 24g，制大黄 9g，夏枯草 24g，沉香曲 9g。

【功效主治】化痰通络。主治痰浊阻络型结肠癌、直肠癌。

【用法】水煎服，每日 1 剂。

【来源】肿瘤的辨证施治. 上海：上海科学技术出版社，1980：82。

## 验方

【药物组成】当归 9g，地榆 12g，槐花 6g，生黄芪 12g，茯苓 12g，紫草根 12g，天龙 2 条，三七粉 2g。

【功效主治】益气活血。主治气虚血瘀型结肠癌、直肠癌。

【用法】水煎服，每日1剂。三七粉分2次吞服。

【来源】肿瘤的辨证施治. 上海：上海科学技术出版社，1980：82。

## 验方

【药物组成】生黄芪、无花果、白花蛇舌草、马鞭草、马齿苋、仙鹤草各30g，砂仁、鸡内金、升麻、厚朴各10g，炒地榆、炒槐花、郁金、墨旱莲、白芍、木瓜各15g，石见穿18g。

【加减】腹痛加延胡索、乌药、川楝子、木香各10g；腹胀、便频加升麻15g，葛根30g，田三七6g，秦皮10g；便血加血余炭25g；里急后重加藤梨根30g，川黄连10g，槟榔12g。

【功效主治】直肠癌。

【用法】水煎，每日1剂，分两次服。久服可改用间歇服药法。

【来源】新中医，1989，21（5）：42。

## 验方

【药物组成】（1）蛇床子、苦参各30g，薄荷10g，雄黄10g，芒硝10g，大黄10g。（2）鸦胆子15粒，白及15g，苦参、白头翁、徐长卿、乳香、没药各30g。

【功效主治】肛管直肠癌。

【用法】方（1）熏洗。先将蛇床子、苦参、薄荷加水1000ml，煮沸后加入大黄10g再熬2min后又将雄黄、芒硝放入盆中，倒入盆内搅拌，趁热气上冒之际蹲于盆上，熏蒸肛门处，待水变温则换为坐浴，每晚1次，3个月为1个疗程。方（2）灌肠。诸药加水1000ml熬至300～500ml，晾温后用空针抽取，由远侧造瘘口推入，隔日1次，3个月为一疗程。

【来源】四川中医，1984，4：24。

## 验方

【药物组成】地榆15g，槐花、槐角各5g，黄药子30g，川续断 5g，沙苑子 15g，藤梨根 15～25g，天葵子 15～25g，青皮 15g，干蟾蜍 10g，急性子 10～15g，斑蝥 2～5 个，滑石 15g，独角莲 15～25g，陈皮 10g，半夏 15g，竹茹 10g，赭石 30g，大枣 5 个，生姜 5 片。

【功效主治】直肠癌。

【用法】水煎 2 次，早晚分服。

【来源】癌症的治疗与预防. 北京：春秋出版社，1988：106。

### 验方

【药物组成】赤练蛇粉 30g，没食子 12g，禹余粮 30g，附子 6g，干姜 6g，诃子 10g，肉豆蔻 6g，河车粉 25g，炙五倍子 45g，制乳香、制没药各 30g。

【功效主治】晚期直肠癌。

【用法】共研细末，每次 3g，每日 2 次。

【来源】肿瘤病. 北京：人民卫生出版社，1982：83。

### 验方

【药物组成】当归 12g，黄药子 15g，瓦松 9g，土贝母 12g，重楼 15g，土茯苓 30g，白花蛇舌草 30g，苦参片 12g，槐花 9g，地榆 12g，天龙 2 条。

【功效主治】直肠癌、结肠癌。

【用法】水煎服，每日 1 剂。

【来源】肿瘤的辨证施治. 上海：上海科学技术出版社，1980：82。

### 验方

【药物组成】苍术 10g，白术 10g，生薏苡仁 30g，云茯苓 10g，厚朴 10g，黄柏 10g，白英 30g，龙葵 30g，藤梨根 30g，败酱草 30g，白头翁 20g，延胡索 10g，川楝子 10g，川黄连面 3g（冲）。

【功效主治】健脾利湿清热，用于脾虚湿热型大肠癌。

**【用法】**水煎服，每日 1 剂。

**【来源】**中医肿瘤学（上）. 北京：科学出版社，1983：258。

### 验方

**【药物组成】**三棱 10g，莪术 10g，川楝子 10g，木香 10g，厚朴 10g，马尾连 20g，败酱草 30g，红藤 20g，半枝莲 30g，土茯苓 30g，藤梨根 30g，马齿苋 30g，白英 30g，儿茶 10g。

**【功效主治】**利湿清热化瘀。用于湿热瘀毒型大肠癌。

**【用法】**水煎服，每日 1 剂。

**【来源】**中医肿瘤学（上）. 北京：科学出版社，1983：258。

### 验方

**【药物组成】**黄连 9g，黄柏 12g，白头翁 30g，地榆 12g，槐花 12g，苦参 12g，石见穿 30g，露蜂房 15g，蛇蜕 6g，肿节风 30g，龙葵 15g，败酱草 30g，白花蛇舌草 30g。

**【功效主治】**利湿清热。用于湿热下注型直肠癌。

**【用法】**水煎服，每日 1 剂。

**【来源】**百病良方（第二集）. 重庆：科学技术文献出版社重庆分社，1983：187。

### 验方

**【药物组成】**党参 20g，苍术 10g，白术 10g，云茯苓 10g，补骨脂 10g，吴茱萸 10g，肉豆蔻 10g，五味子 10g，干姜 6g，黄芪 20g，老鹳草 10g，石榴皮 10g。

**【功效主治】**温肾健脾化湿。用于脾肾寒湿型大肠癌。

**【用法】**水煎服，每日 1 剂。

**【来源】**中医肿瘤学（上）. 北京：科学出版社，1983：259。

### 验方

**【药物组成】**莪术 15g，石见穿 30g，夏枯草 30g，败酱草 30g，当归 12g，半边莲 30g，白花蛇舌草 30g，炮甲珠 15g，昆布 30g，海藻 30g。

【功效主治】活血化瘀，软坚散结。用于气血瘀阻型结肠癌。

【用法】水煎服，每日 1 剂。

【来源】百病良方（第二集）．重庆：科学技术文献出版社重庆分社，1983：185。

## 验方

【药物组成】北沙参 24g，麦冬 12g，五味子 15g，龟甲 30g，鳖甲 24g，石斛 15g，炮甲珠 15g，莪术 15g，石见穿 30g，半枝莲 30g，白花蛇舌草 30g。

【功效主治】益气养阴。用于气阴两虚型直肠癌。

【用法】水煎服，每日 1 剂。

【来源】百病良方（第二集）．重庆：科学技术文献出版社重庆分社，1983：187。

## 验方

【药物组成】南沙参 15g，北沙参 15g，黄芪 30g，白术 15g，茯苓 24g，陈皮 12g，半枝莲 30g，白花蛇舌草 30g，败酱草 30g，重楼 24g。

【加减】食欲不振加砂仁、白豆蔻、山楂、神曲；肛门红肿加地榆、槐花、银花藤、蒲公英；肢冷不温，畏寒加淫羊藿、仙茅、枸杞子、附片（先煎）。

【功效主治】健脾益肺。用于肺脾气虚型直肠癌。

【用法】水煎服，每日 1 剂。

【来源】百病良方（第二集）．重庆：科学技术文献出版社重庆分社，1983：188。

## 验方

【药物组成】柴胡 15g，白芍 12g，枳实 12g，白术 15g，茯苓 24g，香附 12g，半枝莲 30g，败酱草 30g，白花蛇舌草 30g。

【加减】腹泻时加用黄连 10g，苦参 15g；便秘时加用芦荟 10g，大黄 10g。

【功效主治】疏肝健脾。用于肝郁脾虚型结肠癌。

【用法】水煎服，每日 1 剂。

【来源】百病良方（第二集）. 重庆：科学技术文献出版社重庆分社，1983：184。

## 验方

【药物组成】人参 10g（嚼服），干姜 10g，制附片 30g（先煎），白芍 24g，茯苓 15g，白术 15g，莪术 15g，败酱草 30g，石见穿 30g，半枝莲 30g，白花蛇舌草 30g。

【功效主治】温肾健脾。用于脾肾阳虚型结肠癌。

【用法】水煎服，每日 1 剂。

【来源】百病良方（第二集）. 重庆：科学技术文献出版社重庆分社，1983：186。

## 验方

【药物组成】知母 10g，黄柏 10g，生地黄 12g，熟地黄 12g，枸杞子 15g，女贞子 15g，茯苓 10g，泽泻 10g。

【功效主治】补益肝肾。用于肝肾阴虚型肠癌。

【用法】水煎服，每日 1 剂。

【来源】中西医结合治疗癌症. 太原：山西人民出版社，1984：39。

二、转移、术后方

## 二仙参芪汤

【药物组成】仙鹤草 30g，仙桃草 30g，黄芪 30g，党参 30g，麦冬 10g，北沙参 20g，天花粉 20g，白花蛇舌草 30g，薏苡仁 30g。

【加减】恶心呕吐加姜半夏 10g，砂仁 6g；食欲减退者加焦山楂 30g，炒麦芽 30g；呃逆者加沉香 6g，韭菜子 15g；脱发者加制何首乌 30g，枸杞子 20g；咯血者加诃子 15g，海浮石 30g；大便出血者加大黄 5g，参三七 5g；伴有红细胞减少者加鹿角胶、当归各 20g；血小板减少者加紫河车 20g，阿胶 10g。

【功效主治】治疗肠癌化疗后骨髓抑制。

【用法】水煎服，每日一剂。

【来源】吉林中医药，2002，22（5）：18。

### 固本抗癌汤

【药物组成】党参 30g，茯苓 12g，炒白术 10g，黄芪 30g，墨旱莲 15g，薏苡仁 30g，白豆蔻 10g，莱菔子 20g，甘草 5g。

【加减】呕吐剧烈者加用藿香和竹茹；腹泻者加木香、黄连和吴茱萸；白细胞明显减少者加锁阳和淫羊藿。

【功效主治】治疗肠癌化疗后的毒副作用。

【用法】水煎服，每日一剂。

【来源】中医中药，2011，49（4）：42。

### 加味升血汤

【药物组成】生黄芪 30g，太子参 30g，鸡血藤 30g，白术 10g，茯苓 10g，枸杞子 15g，女贞子 15g，菟丝子 15g，补骨脂 15g，赤芍 10g，水蛭 3g。

【功效主治】治疗肠癌化疗后的毒副作用。

【用法】水煎服，每日一剂。

【来源】国际中医中药杂志，2006，28（5）：306-308。

### 益气复元汤

【药物组成】鸡肉 200g，黄芪 30g，党参 30g，薏苡仁 30g，香菇 30g，山药 20g，枸杞子 20g，龙眼肉 15g，陈皮 15g，升麻 15g，生姜 5 片，大枣 5 枚等。

【功效主治】治疗肠癌化疗后的毒副作用。

【用法】每日 1 剂，水煎，分两次服用。

【来源】辽宁中医杂志，2011，38（2）：290-291。

### 验方

【药物组成】生大黄 50g，大腹皮 50g，延胡索 50g，丹参 50g，当归 30g，赤芍 30g，蜈蚣 3 条，制附子 50g，肉苁蓉 50g，肉桂末 3g（另包），生甘草 30g。

【功效主治】治疗结肠癌术后肠梗阻。

【用法】上述药浓煎收膏，将药膏均匀地涂抹于纱布上，另包肉桂末涂于药膏上，以神阙穴为中心，敷于腹部，外用宽胶布固定，并用热水袋热敷，每次 50～60min，每日 3 次，2 天换 1 次药。

【来源】吉林中医药，2006，26（2）：31。

### 验方

【药物组成】当归 15g，鸡血藤 15g，生地黄、熟地黄各 10g，白芍 10g，枸杞子 10g，川芎 10g，酸枣仁 10g，地龙 10g，丹参 10g，炙甘草 5g。

【加减】上肢麻木重者加桑枝、羌活各 15g；下肢麻木重者加独活、牛膝各 15g。

【功效主治】养血柔肝。治疗肠癌化疗后周围神经病变。

【用法】水煎服，每日一剂，在奥沙利铂化疗前一天开始使用，服用 28 天为 1 个疗程。

【来源】江苏中医药，2010，42（4）：37-38。

### 验方

【药物组成】（1）炙黄芪、生白芍、党参各 15g，当归、延胡索各 12g，川楝子、半夏各 9g，陈皮、炙甘草、木香各 6g，降香 3g。（2）马钱子片剂。（3）乳香、红花各 6g，赤芍、桃仁、生香附、乌药各 12g，阿魏 4.5g，共研细末。

【功效主治】结肠癌广泛转移。

【用法】方（1）水煎服，每日1剂。方（2）口服，每日3次，每次1片或每日2次，每次2片。方（3）以蜂蜜调成糊状外敷痛处固定，每昼夜换药1次。

【来源】浙江中医杂志，1983，5：205。

## 验方

【药物组成】山参10g，黄芪、茯苓、南沙参、北沙参、麦冬各12g，柿蒂10个，赭石30g，生姜5g，大枣10枚。

【功效主治】肠癌术后顽固性呃逆。

【用法】水煎服，每日1剂。

【来源】辽宁中医杂志，1990，3：48。

## 验方

【药物组成】生大黄粉9g。

【功效主治】结肠癌手术后大量便血。

【用法】加入盐水140ml，保留灌肠。

【来源】浙江中医杂志，1980，3：108。

## 验方

【药物组成】厚朴9g，白术12g，茯苓12g，佩兰9g，肉豆蔻10g，苍术9g，太子参12g，甘草9g。

【功效主治】直肠癌术后下泻不止。

【用法】每日1剂，水煎分两次服。

【来源】湖南中医杂志，1987，2：封底。

## 验方

【药物组成】（1）扶正祛邪汤：当归9g，黄芪30g，太子参15g，厚朴9g，桃仁、红花各9g，白花蛇舌草30g，半枝莲15g，薏苡仁20g，全瓜蒌15g，女贞子20g，甘草3g。（2）清肠汤：番泻叶、大黄、木香。（3）通气汤：沉香、白豆蔻、广木香、莱菔子、陈佛手、大腹皮、降真香、桃仁、延胡索、厚朴。

【功效主治】直肠癌根治术前后。

【用法】水煎服，每日 1 剂。方（1）用于入院初。方（2）用于术前 3 天，并加服新霉素 2g（分 2 次服）、红霉素 1g。方（3）用于术后，防治肠麻痹之腹胀。

【来源】贵阳中医学院学报，1981，2：32。

三、单方偏方

（1）白花蛇舌草、仙茅各 120g，水煎服。

（2）鲜猕猴桃生吃，每日半斤，连服数月。

（3）鸦胆子乳剂或鸦胆子去壳，用龙眼肉或胶囊包吞（每包 3 粒，每次 4 包，每日 3 次，7 天为一疗程），佐以健脾胃、益气血汤药。

（4）水蛭 3g，焙干，研粉，开水吞服，每日 1 次。主治直肠癌。

（5）大黄 3g，鸦胆子 15 粒，蟾酥 0.015g，共研为末，每日服 1 剂。主治直肠癌。

（6）半枝莲适量，水煎服，每日 1 剂。同用苍耳草全草煎汤熏洗，凤尾草、荸荠煎汤代茶饮。主治直肠癌。

（7）半枝莲 60g，白花蛇舌草 60g，煎水代茶饮。主治直肠癌。

（8）水苋菜（山梗菜）30g，水煎服，每日 1 剂，连服数月。主治直肠癌。

# 第十五章

## 肺　癌

原发性肺癌简称肺癌，是指发生于支气管黏膜上皮、支气管腺体、肺泡上皮的癌肿，属中医学"肺积"范畴。其病因病机为正气虚损，阴阳失调，邪气乘虚袭肺，肺失宣肃，气滞血瘀，津液不布，聚而为痰，痰瘀胶结，日久而成。

临床主要表现为咳嗽、咯血、胸痛、发热、气急等症。

### 一、辨证施治秘验方

#### 黄鱼抗肺癌汤

【药物组成】黄芩 10g，黄精 20g，鱼腥草 15g，枳壳 10g，枇杷叶 10g，杏仁、桃仁各 10g，甘草 6g，瓜蒌皮 10g，浙贝母 15g，莪术 30g，僵蚕 15g，五倍子 12g，蜂房 10g，蜈蚣 6g，半枝莲 30g，苦参 15g，薏苡仁 30g，黄芪 30g，当归 12g，仙鹤草 15g，红枣 10 枚。

【加减】痰涎壅盛加茯苓、姜半夏；痰饮喘甚加紫苏子、葶苈子；痰中带血加白及、三七粉。

【功效主治】清热化痰，化瘀散结，益气养阴，扶正抗癌。

【用法】水煎 3 次倒出混匀，每日 1 剂，分 3 次口服，3 个月为 1 个疗程。

【来源】临床肿瘤学杂志，1997，2（1）：32-33。

## 仙鱼汤

**【药物组成】**党参 25g，浙贝母 15g，天冬 15g，桃仁 15g，鱼腥草 30g，山慈菇 15g，仙鹤草 15g，薏苡仁 25g，守宫 5g，枳壳 10g。

**【加减】**咳甚者加橘红、百部、枇杷叶、龙利叶等；痰多者加苇茎、桃仁、冬瓜子、桔梗；纳呆则加麦芽、莱菔子、鸡内金、神曲等；眠差加首乌藤、酸枣仁、布渣叶、百合等；血瘀胸痛加三七、红花、炮穿山甲、青皮等；气促明显加黄芪、太子参、五指毛桃、茯苓、白术等。

**【功效主治】**扶正健脾。治疗原发性肺癌。

**【用法】**水煎服，每日一剂。

**【来源】**山东中医杂志，2007，26（4）：269-270。

## 康肺汤

**【药物组成】**人参 5g，白术 10g，茯苓 10g，桑白皮 15g，夏枯草 20g，白花蛇舌草 30g。

**【加减】**咯血者加用白茅根 60g，白及 15g；痰多或胸水者加用芥子 10g，白石英 10g，薏苡仁 10g。

**【功效主治】**培土生金，扶正祛邪。

**【用法】**水煎服，每日一剂。

**【来源】**吉林中医药，2002，22（6）：15。

## 清燥救肺汤

**【药物组成】**霜桑叶 30g，枇杷叶 30g，煅石膏 15g，麦冬 15g，人参 9g，胡麻仁 10g，阿胶 6g，杏仁 10g，甘草 6g。

**【加减】**痰多加浙贝母 30g，全瓜蒌 15g；肺阴血亏甚加百合固金汤，重用生地黄；热甚加水牛角 30g。

**【功效主治】**清金保肺。预防及治疗肺癌放疗后放射性肺炎。

**【用法】**每日一剂，水煎，分 3 次口服。

【来源】中国医药指南，2011，9（11）：29-30。

## 葶苈泽漆汤

【药物组成】葶苈子15g，泽漆12g，猪苓20g，茯苓60g，白英30g，麻黄4g，麦冬15g，夏枯草20g，生地黄15g，百合12g，车前子15g，生牡蛎30g，黄芪40g，泽泻12g，人参10g。

【功效主治】扶正利水。联合顺铂治疗肺癌并发胸水。

【用法】水煎服，每日一剂。

【来源】中国中医急症，2009，18（6）：855-856。

## 消肿散结汤

【药物组成】太子参、山慈菇、炙鳖甲、白花蛇舌草、鱼腥草各30g，大青叶、浙贝母、重楼各15g，麦冬20g。

【功效主治】益气养阴，消肿化痰。

【用法】每日一剂，水煎服。

【来源】中国中医药现代远程教育，2008，6（3）：260。

## 炙甘草汤

【药物组成】炙甘草10g，党参20g，桂枝10g，生姜15g，麦冬10g，生地黄15g，大枣15g，阿胶10g（烊化），茯苓15g，火麻仁15g。

【功效主治】治疗晚期肺癌。

【用法】常规水煎服，每日一剂；因本方中有大量养阴药物，大量服用恐不免滋腻，导致食欲下降，可适当减量，或2～3日1剂。

【来源】四川中医，2010，28（1）：70-71。

## 解毒消瘤汤

【药物组成】蛇六谷30g，半枝莲30g，鱼腥草30g，天龙2条，浙贝母9g，黄芪15g，沙参15g。

【加减】脾虚痰湿加党参、白术、茯苓、陈皮、半夏、薏苡仁、海藻；热毒炽盛加石膏、知母、黄芩、石上柏、露蜂房；气血瘀滞加鳖甲、川楝子、桃仁、牡丹皮；气阴两虚加太子参、黄芪、枸杞子、女贞子、沙参、麦冬、川石斛。

【功效主治】清热解毒，散结消瘤，益气养阴。

【用法】水煎服，每日一剂。

【来源】上海中医药杂志，1998，11：27。

## 枝莲蛇舌汤

【药物组成】半边莲、半枝莲、白花蛇舌草、鱼腥草各 25g，瓜蒌皮、法半夏、杏仁各 12g，黄芩 12g，葵树子、八月札各 20g，甘草 6g 等。

【加减】痰中带血加茜根草、白及各 10g；痰湿气喘加紫苏子10g，干地龙 15g；胸腔积液加葶苈子 12g；痰多加茯苓、生薏苡仁各 30g，制南星 12g；肺脾气虚加党参 15g，黄芪 20g。

【功效主治】清热解毒，活血化瘀，化痰散结。治疗原发性肺癌。

【用法】水煎服，每日一剂。

【来源】中医中药，2010，17（16）：95。

## 肺癌方

【药物组成】白花蛇舌草 30g，虎掌草 15g，马鞭草 15g，川贝母 10g，桔梗 10g，化橘红 15g，王不留行 15g，炙粟壳 10g，麦冬15g，白茅根 15g，黄芪 30g。

【功效主治】配合化疗，治疗晚期非小细胞肺癌。

【用法】水煎服，每日一剂。

【来源】云南中医中药杂志，2005，26（3）：21-22。

## 芪麦虎蜈汤

【药物组成】生黄芪 30～60g，太子参 30g，麦冬 15g，石斛15g，蜈蚣 2～4 条，守宫 2～4 条，红枣 10g，甘草 10g。

【加减】夹痰者加用化痰软坚药如胆南星 9～12g，姜半夏、山慈菇各 9g，山海螺 15～30g，浮海石 15g；夹瘀者加用丹参 15～30g，川芎、泽兰、穿山甲、三棱、莪术各 9g，水红花子 15～30g；癌毒重者可加用蟾皮、全蝎、露蜂房各 9g，僵蚕 9～15g；热盛者加用野荞麦根 30g，白花蛇舌草 30～60g，龙葵 15g。

【功效主治】益气养阴攻毒。治疗晚期肺癌。

【用法】水煎服，每日一剂。

【来源】中医药临床杂志，2005，17（1）：7-8。

## 三草二仙汤

【药物组成】鱼腥草 30g，仙鹤草 30g，猫爪草 20g，山海螺 15g，仙茅 10g，淫羊藿 10g，北沙参 10g，补骨脂 20g，黄精 15g。

【加减】疼痛加徐长卿 20g，延胡索 20g；发热加知母 15g，黄芩 15g；咳甚加川贝母 6g，杏仁 10g；咯血加田三七 6g，紫珠 20g；胸水加猪苓 10g，葶苈子 30g。

【功效主治】扶正，化痰，散结，解毒而祛邪。治疗中晚期肺癌。

【用法】水煎服，每日一剂。

【来源】光明中医，2009，24（2）：336-337。

## 养肺软坚方

【药物组成】半枝莲 30g，石斛 30g，薏苡仁 30g，北沙参 20g，白花蛇舌草 30g，百合 20g，党参 20g，守宫 3g，仙鹤草 30g，海藻 30g，猪苓 15g，僵蚕 15g。

【功效主治】扶正祛邪。治疗原发性肺癌。

【用法】水煎服，每日一剂。

【来源】云南中医中药杂志，2003，24（6）：14。

## 沙参麦冬汤加减

【药物组成】南沙参、北沙参、天花粉、海蛤壳各 15g，麦冬、白薇各 12g，白花蛇舌草、半枝莲各 30g，川贝粉 3g（吞），生甘草 6g。

【加减】气虚加党参、黄芪各 12g；咯血加仙鹤草 20g，墨旱莲 9g，白茅根 30g；咯血量多再加生石膏 30g；发热加生石膏、鲜芦根各 30g，知母 9g；高热持续不退者加安宫牛黄丸（吞）1 颗；胸痛加丹参 12g，赤芍 9g，蜈蚣 3 条，参三七粉 3g（吞）。

【功效主治】肺癌。

【用法】水煎服，每日 1 剂。

【来源】浙江中医杂志，1986，11：489。

### 阳和汤加减

【药物组成】肉桂、干姜、芥子各 4.5g，麻黄 6g，鹿角霜、桑白皮、茯苓皮各 12g，熟地黄 30g。

【功效主治】肺癌。

【用法】水煎服，每日 1 剂。

【来源】浙江中医杂志，1982，2：60。

### 清肺抑癌汤

【药物组成】夏枯草 30g，海藻 30g，昆布 30g，生牡蛎 30g，石见穿 30g，徐长卿 30g，牡丹皮 9g，瓜蒌 15g，生地黄 30g，野菊花 30g，王不留行 30g，铁树叶 30g，蜀羊泉 30g，望江南 30g，鱼腥草 30g，蒲公英 30g。

【加减】咳嗽者加半夏 12g，陈皮 9g，枇杷叶 9g（包煎），芥子 30g；咯血者加生地榆 12g，大蓟 12g，小蓟 12g，花蕊石 15g，仙鹤草 30g。

【功效主治】肺癌。

【用法】水煎服，每日 1 剂。

【来源】抗癌中草药制剂. 北京：人民卫生出版社，1981：234。

## 蛇根汤

【药物组成】白花蛇舌草 30g，白茅根 30g，地锦草 30g，薏苡仁 30g，夏枯草 30g，橘核 9g，橘红 9g，麦冬 15g，海藻 15g，昆布 15g，百部 15g，生牡蛎 15g，芙蓉花 15g，重楼 15g，生地黄 12g，玄参 12g。

【加减】咳嗽加枇杷叶 15g，浙贝母 9g，桑叶 15～30g，紫菀 15～30g；咳血加白及 15g，阿胶 9～15g，大蓟炭 30g，小蓟炭 30g，藕节炭 30g；气虚加黄芪 30～60g，沙参 30～60g；痰多加海浮石 15～30g，胆南星 9g；痰稠加礞石滚痰丸，每日 1 丸；发热加生石膏 30～90g，地骨皮 15～30g，青蒿 15～30g；胸水加赤小豆 30～90g，葶苈子 6～12g，石韦 30g，芦根 30g，云茯苓 30g，大枣 7 个。

【功效主治】肺癌。

【用法】水煎服，每日 1 剂。

【来源】抗癌中草药制剂. 北京：人民卫生出版社，1981：237。

## 化痰散结丸

【药物组成】红参、田七、穿山甲、浙贝母、淫羊藿、射干各 200g，菟丝子、补骨脂、龟甲、黄芪、茯苓、巴戟天、威灵仙、金樱子各 400g，生半夏、生天南星、重楼各 300g，天竺黄、海马、五味子、陈皮各 100g。

【功效主治】主治肺肾两虚，痰瘀互结，邪毒壅盛之周围性肺癌。

【用法】上药共研细末，和丸，每次 10g，每日 3 次，口服。

【来源】新中医，1990，3：36。

## 二陈汤加味

【药物组成】法半夏 10g，陈皮 10g，茯苓 15g，胆南星 10g，佩兰 10g，扁豆 10g，吴茱萸 6g，黄连 6g，滑石 15g，甘草 3g。

【功效主治】化痰理气。主治痰浊内阻，气化失司之晚期肺癌。

【用法】每日1剂，水煎，分两次服。若久服可加益气养阴之品。

【来源】湖南中医学院学报，1987，3：18。

## 六君子汤加减

【药物组成】党参15g，白术12g，茯苓12g，炙甘草9g，陈皮12g，半夏12g，谷芽30g，麦芽30g，鸡内金15g。

【加减】可酌加清热解毒、化痰散结之抗癌中药，重楼15g，白花蛇舌草30g，石上柏30g，石见穿30g，山慈菇12g。若患者兼有恶心、呕吐，加姜半夏12g，姜竹茹10g，生姜9g降逆止呕；若神疲乏力、气血亏虚，加鸡血藤30g，大枣15g，熟地黄15g，当归15g养血补血。

【功效主治】适用于老年晚期肺癌肺脾气虚型。

【用法】每日1剂，分早晚2次服用，每次150ml，28日为1个周期。

【来源】中国中西医结合杂志，2018，38，02：163-167。

## 沙参麦冬汤合百合固金汤加减

【药物组成】北沙参30g，麦冬15g，玉竹12g，白扁豆15g，桑叶12g，百合15g，生地15g，浙贝母12g，桔梗6g，甘草6g，谷芽30g，麦芽30g，鸡内金15g。

【加减】参见六君子汤。

【功效主治】适用于老年晚期肺癌阴虚内热型。

【用法】每日1剂，分早晚2次服用，每次150ml，28日为1个周期。

【来源】中国中西医结合杂志，2018，38，02：163-167。

## 生脉饮合沙参麦冬汤加减

【药物组成】北沙参30g，麦冬15g，五味子9g，玉竹12g，桑叶12g，浙贝母12g，白扁豆15g，甘草6g，谷芽30g，麦芽30g，鸡内金 15g。

【加减】参见六君子汤。

【功效主治】适用于老年晚期肺癌气阴两虚型。

【用法】每日 1 剂，分早晚 2 次服用，每次 150ml，28 日为 1 个周期。

【来源】中国中西医结合杂志，2018，38，02：163-167。

## 复元活血汤加减

【药物组成】柴胡 12g，当归 12g，枳壳 12g，桃仁 9g，天花粉 12g，酒大黄 12g，谷芽 30g，麦芽 30g，鸡内金 15g。

【加减】参见六君子汤。

【功效主治】适用于老年晚期肺癌气滞血瘀型。

【用法】每日 1 剂，分早晚 2 次服用，每次 150ml，28 日为 1 个周期。

【来源】中国中西医结合杂志，2018，38，02：163-167。

## 验方

【药物组成】麦冬、白芍、玄参、熟地黄、当归、百合各 10g，重楼、白花蛇舌草各 30g，沙参 15g。

【加减】胸闷、胸痛症状显著者，加红花 6g，桃仁 10g；痰血症状明显者，加仙鹤草、藕节炭各 15g；气短乏力者，加黄芪、党参各 15g；痰多者，加法半夏、生天南星各 10g；高热者，加生石膏 30g，羚羊角 3g；低热者，加银柴胡 15g，地骨皮 10g。

【功效主治】适用于肺癌。

【用法】水煎制，去渣留汁，约取 300ml，每日 1 剂，分 2 次服，早、晚各 1 次。

【来源】医学理论与实践，2018，31，08：1157-1158。

## 验方

【药物组成】瓜蒌皮、桑白皮、贝母、竹沥、半夏、百部各

9g，海浮石、佛耳草各 15g，鱼腥草、半枝莲、白毛藤、黄毛耳草各 30g。

【加减】痰中带血时加用仙鹤草 15g，白及 9g 或用黛蛤散 12g（包）；胃纳不佳时加用陈皮 6g，神曲、谷芽、麦芽各 9g；化疗而致白细胞下降时加用党参、当归、鸡血藤各 9g，黄芪、虎杖根各 15g；气阴亏虚较甚时用西洋参 9g（另煎冲）。

【功效主治】肺癌。

【用法】水煎服，每日 1 剂。

【来源】浙江中医学院学报，1981，2：23。

### 验方

【药物组成】白花蛇舌草、猫爪草、猪苓（或泽泻）、大蓟、小蓟、延胡索、黄芪、党参、生半夏（或生天南星）各 20g，黄芩 15g，三七 6g（冲服），薏苡仁 30g，守宫（或蜈蚣）2 条（冲服）。

【功效主治】肺癌。

【用法】水煎服，每日 1 剂。

【来源】广西中医药，1987，4：19。

### 验方

【药物组成】（1）生黄芪 60g，党参、海藻、半枝莲、重楼、白花蛇舌草 30g，白术、半夏、陈皮各 15g，茯苓 25g，甘草 5g，山药、黄精各 20g，胆南星 5g。（2）田三七 6g。

【功效主治】肺癌。

【用法】方(1)水煎服，每日 1 剂。方(2)研末吞服，早晚各 3g。

【来源】四川中医，1989，6：29。

### 验方

【药物组成】制附子 120g（先煎 4h），淫羊藿 30g，仙茅 30g，补骨脂 15g，党参 15g，黄精 15g，山药 15g，全瓜蒌 20g，法半夏 12g，杏仁 12g，云茯苓 15g，白术 15g，莪术 15g，王不留行 30g，黄芪 15g。

**【功效主治】**肺癌。

**【用法】**水煎服，每日 1 剂。

**【来源】**中医肿瘤学（上）. 北京：科学出版社，1983：280。

## 验方

**【药物组成】**白花蛇舌草 15g，白茅根 15g，百部 20～30g，干蟾蜍 10g，急性子 10g，鱼腥草 15g，蛇莓 15g，薏苡仁 15g，藤梨根 15g，天葵子 15g，党参 10g，黄芪 30g，陈皮 10g，半夏 15g，竹茹 10g，赭石 30g，海藻 15g，牡蛎 15g，生姜 5 片，大枣 5 个。

**【加减】**证属寒者，用干姜、肉桂、附子与上药组成合用，剂量 15～30g；证属热者，可加石膏 15～30g，知母 15～30g，黄芩 15g；口渴加麦冬 30g，天花粉 30g，或再加石斛、玄参等养阴清肺类药；有攻下之症，加牵牛子 30g，皂角 6g，槟榔 30g 或大黄 10g，番泻叶 10g，芒硝 10g（冲）；咳痰带血，加大蓟炭、小蓟炭各 15～30g，白及 15g，或用三七粉 3g（冲），珍珠粉 1 瓶（冲）；胸闷憋气，加瓜蒌、薤白、桔梗、枳壳等；胸腔积液，加赤小豆 30g，葶苈子 30g，大枣加至 30 个，茯苓 15～30g，猪苓 20～30g，或大戟 10～15g，芫花 10～15g，甘遂 10～15g，大枣加至 10 个。

**【功效主治】**肺癌。

**【用法】**水煎 2 次，早晚分服。

**【来源】**癌症的治疗与预防. 北京：春秋出版社，1988：138。

## 验方

**【药物组成】**玳瑁 15g，露蜂房 10g，龟甲 15g，海藻 15g，鸦胆子 10g，蟾酥 1g。

**【功效主治】**肺癌。

**【用法】**研成粉剂，每次 1g，每日 2 次，白开水送下。

**【来源】**肿瘤病. 北京：人民卫生出版社，1982：64。

## 验方

【药物组成】人参、茯苓、贝母各60g，蛤蚧1条，杏仁150g，炙甘草、桑白皮各90g，知母30g。

【功效主治】肺癌。

【用法】共为细末，每服6g，蜜汤下。

【来源】抗癌本草．长沙：湖南科学技术出版社，1987：8。

## 验方

【药物组成】垂盆草30g，白英30g。

【功效主治】肺癌。

【用法】水煎服，每日1剂。

【来源】千家妙方．北京：中国人民解放军战士出版社，1982：532。

## 验方

【药物组成】露蜂房、北沙参各12g，半枝莲60g，漏芦15g，石燕30g，枇杷叶、蒲黄、黄芪、杏仁各9g。

【功效主治】肺癌。

【用法】水煎服，每日1剂。

【来源】中草药单方验方选编．长沙：湖南人民出版社，1971：325。

## 验方

【药物组成】半枝莲、半边莲、白花蛇舌草、白英各30g，均用全草，如为鲜药则各用60g。

【加减】出血加鸡血藤30g；咳嗽加淫羊藿、矮地茶各9g。

【功效主治】肺癌。

【用法】上药煎水当茶饮。

【来源】湖南中草药单方验方选编．第一辑．长沙：湖南人民出版社，1970：127。

## 验方

**【药物组成】**太子参 30g（或党参 15～24g，或红参 6～9g，气虚偏寒用党参或红参，气虚偏阴虚内热用西洋参 3～6g），麦冬 15g，五味子 12g，山楂、炒白术各 15g，陈皮、赭石（先煎）各 30g，紫河车 15g，醋炒柴胡 15～30g，甘草 6g，煅牡蛎 30g（先煎）。

**【功效主治】**肺癌等。

**【用法】**水煎，每日 1 剂。

**【来源】**中西医结合杂志，1990，10（7）：443。

## 验方

**【药物组成】**生黄芪 15g，党参 15g，当归 6g，白芍 12g，大麦冬 12g，象贝母 9g，土茯苓 30g，山慈菇 12g。

**【功效主治】**原发性肺癌。

**【用法】**水煎服，每日 1 剂。

**【来源】**肿瘤的辨证施治. 上海：上海科学技术出版社，1980：98。

## 验方

**【药物组成】**肥知母 12g，光杏仁 9g，桑白皮 15g，茯苓 15g，浙贝母 9g，炙紫菀 12g，生甘草 6g，生晒参 6g，生薏苡仁、熟薏苡仁各 24g，山海螺 24g。

**【功效主治】**原发性肺癌。

**【用法】**水煎服，每日 1 剂，分 3 次服。

**【来源】**肿瘤的辨证施治. 上海：上海科学技术出版社，1980：98。

## 验方

**【药物组成】**三棱 15～30g，莪术 15～30g，王不留行 15～30g，大黄䗪虫丸 12g（包），桃仁 12g，丹参 15g，海藻 30g。常

用活血化瘀药可随证加入：石见穿 30g，大黄 3～9g，泽兰 15g，羊蹄根 30g，葵树子 30g，铁树叶 30g，广郁金 12g，蜈蚣 2～4 条。

【加减】阴虚加南沙参、北沙参各 12g，天冬、麦冬各 12g，天花粉 15～30g，百合 15～30g；气虚（包括脾虚）加黄芪 12g，党参 12g，白术 15～30g，茯苓 12g；阳虚加附子 9g，肉桂 9g，补骨脂 15g；痰湿加生半夏 30g，生天南星 30g，薏苡仁 30g，杏仁 12g，瓜蒌 30g，马钱子 3g；内热加肺形草 30g，石豆兰 30g，重楼 30g，苦参片 30g，重楼 30g，黛蛤散 30g（包），还可用牛黄粉、干蟾皮、山豆根；胸水加龙葵 60g，葶苈子 60g，桑白皮 30g。

【功效主治】原发性肺癌。

【用法】每日 1 剂，水煎，分 2 次服。

【来源】上海中医药杂志，1982，7：9。

## 验方

【药物组成】(1) Ⅰ号方：葶苈子、炙百部、川楝子、炒枳壳、茯苓、赤芍各 20g，马兜铃、木通各 15g，麦冬、泽泻、制大黄各 25g，怀牛膝 135g，半枝莲、石打穿、侧柏叶、仙鹤草、苦参各 75g，蒲公英、龙胆各 45g，北五味子、全瓜蒌各 18g，桔梗、延胡索、石斛各 24g。(2) Ⅱ号方：龟甲 60g，全蝎、白花蛇舌草、土鳖虫各 45g，蜈蚣 16 条，活蝮蛇 1 条，活蟾蜍 4～6 只，活甲鱼 1 只（500g 以上，越重越好）。(3) Ⅲ号方：石见穿、半枝莲、七叶莲各 100g，降香屑 6g，大麦冬、大贝母、玄参各 30g，制香附、陈皮、茯苓、秦艽、生薏苡仁、熟薏苡仁各 10g，丹参、冬虫夏草各 15g，重楼 60g，红枣 3 枚。

【功效主治】中央型肺癌。

【用法】Ⅰ号方水煎当茶饮，每剂服 2 天。Ⅱ号方加水煨至甲鱼烂为度，每剂浓汁服 2～4 天，甲鱼肉可食。Ⅲ号方水煎服，每日 1 剂。

【来源】江苏中医杂志，1984，4：封底。

## 验方

【**药物组成**】紫草根 30g，山豆根 15g，重楼 15g，前胡 10g，马兜铃 15g，夏枯草 15g，海藻 15g，山海螺 30g，土贝母 20g。

【**功效主治**】肺癌（肺鳞癌）。

【**用法**】水煎服，每日 1 剂。

【**来源**】中医肿瘤学（上）. 北京：科学出版社，1983：280。

## 验方

【**药物组成**】蜀羊泉 30g，龙葵、菝葜、山海螺、生薏苡仁、生牡蛎各 30g，蛇莓、山慈菇、夏枯草各 15g，浙贝母 10g。

【**功效主治**】肺癌（肺腺癌）。

【**用法**】水煎服，每日 1 剂。

【**来源**】中医肿瘤学（上）. 北京：科学出版社，1983：280。

## 验方

【**药物组成**】徐长卿、半枝莲、白花蛇舌草、龙葵、土茯苓、仙鹤草、黄药子各 30g，重楼、野菊花各 15g，前胡、马兜铃、桔梗各 10g。

【**功效主治**】肺癌（肺未分化癌）。

【**用法**】水煎服，每日 1 剂。

【**来源**】中医肿瘤学（上）. 北京：科学出版社，1983：280。

## 验方

【**药物组成**】夏枯草 30g，玄参 30g，生牡蛎 30g，白茅根 30g，蒲公英 30g，北沙参 30g，鱼腥草 30g，藕节 30g，薏苡仁 30g，黄芪 30g，百合 20g，黄精 20g，生鳖甲 15g，麦冬 15g，五味子 20g。

【**功效主治**】支气管肺癌。

【**用法**】水煎服，每日 1 剂。

【**来源**】广西中医药，1985，4：28。

## 验方

【药物组成】北沙参 24g，白术 12g，茯苓 15g，陈皮 10g，法半夏 12g，冬虫夏草 15g，五味子 12g，猪苓 24g，半枝莲 30g，白花蛇舌草 30g，山慈菇 15g。

【加减】若气虚较甚，加人参 6g，黄芪 30g；若兼肾阳不足，肢冷不温，加干姜 10g，附片 15g（先熬）。

【功效主治】益肺健脾。用于肺脾两虚型肺癌。

【用法】水煎服，每日 1 剂。

【来源】百病良方（第二集）. 重庆：科学技术文献出版社重庆分社，1983：178。

## 验方

【药物组成】党参 9g，黄芪 9g，白术 9g，茯苓 15g，猪苓 15g，生薏苡仁 15g，陈皮 9g，白花蛇舌草 30g，鱼腥草 30g，铁树叶 30g。

【加减】如有怕冷，四肢不温，夜间多尿，腰膝酸软，舌质淡，脉沉细迟者为肾阳衰微，命门火衰，加淫羊藿 12g，补骨脂 15g，巴戟天 12g 或肉桂 3g，附子 9g，鹿角片等以温补肾阳。

【功效主治】益气健脾。用于脾虚气弱型肺癌。

【用法】水煎服，每日 1 剂。

【来源】千家妙方. 北京：中国人民解放军战士出版社，1982：529。

## 验方

【药物组成】人参 6g（嚼服），白术 15g，茯苓 15g，当归 12g，熟地黄 12g，猪苓 30g，天冬 15g，灵芝 30g，黄芪 30g，半枝莲 30g，白花蛇舌草 30g。

【功效主治】益气养血。用于气血双亏型肺癌。

【用法】水煎服，每日 1 剂。

【来源】百病良方（第二集）. 重庆：科学技术文献出版社重庆分社，1983：178。

## 验方

【药物组成】北沙参、玄参、生地黄各 30g，天冬、麦冬、炙鳖甲、炙龟甲、黄精各 15g，鱼腥草 60g，蒲公英、金银花、芙蓉叶各 30g，谷芽、麦芽各 15g，陈皮 6g。

【功效主治】滋阴润肺。用于阴虚型肺部鳞癌。

【用法】水煎服，每日 1 剂。

【来源】辽宁中医杂志，1987，1：1。

## 验方

【药物组成】南沙参 12g，北沙参 12g，天冬 9g，麦冬 9g，百合 15g，生地黄 15g，金银花 15g，黄芩 9g，白茅根 30g，白花蛇舌草 30g，鱼腥草 30g，铁树叶、生薏苡仁 15g，陈皮 9g。

【加减】如见舌红而干，苔光如镜面者，属肝肾阴枯，肺津枯竭之象，宜加玄参 15g，知母 12g，鳖甲 30g（先煎），龟甲 30g（先煎）。

【功效主治】滋阴降火。用于肺阴不足，虚火上炎型肺癌。

【用法】水煎服，每日 1 剂。

【来源】千家妙方. 北京：中国人民解放军战士出版社，1982：530。

## 验方

【药物组成】南沙参、北沙参各 30g，天冬、麦冬各 15g，地骨皮 15g，桃仁、杏仁各 10g，贝母 10g，地骨皮 20g，炙鳖甲 15g，全瓜蒌 30g，半枝莲 30g，白花蛇舌草 30g，石见穿 30g，徐长卿 20g，山海螺 30g。

【功效主治】养阴清热。用于阴虚毒热型肺癌。

【用法】水煎服，每日 1 剂。

【来源】中医肿瘤学（上）．北京：科学出版社，1983：277。

## 验方

【药物组成】金银花 12g，荆芥 12g，牛蒡子 12g，重楼 24g，猪苓 24g，败酱草 30g，半枝莲 30g，白花蛇舌草 30g，芦荟 9g。

【功效主治】疏风清热。用于风热犯肺型肺癌。

【用法】水煎服，每日 1 剂。

【来源】百病良方（第二集）．重庆：科学技术文献出版社重庆分社，1983：177。

## 验方

【药物组成】苇茎 30g，桃仁 12g，冬瓜子 30g，薏苡仁 30g，法半夏 12g，茯苓 15g，山慈菇 24g，败酱草 30g，猪苓 24g，白英 30g，瓜蒌 15g，莪术 15g。

【功效主治】化痰清肺。用于痰涎阻肺，肺失清肃型肺癌。

【用法】水煎服，每日 1 剂。

【来源】百病良方（第二集）．重庆：科学技术文献出版社重庆分社，1983：177。

## 验方

【药物组成】陈皮 10g，苍术、白术各 10g，云茯苓 10g，党参 15g，生薏苡仁 30g，半夏 10g，制南星 10g，前胡 10g，桃仁、杏仁各 10g，猪牙皂 10g，猫爪草 30g，半枝莲 30g，白花蛇舌草 30g，龙葵 30g，马兜铃 10g。

【功效主治】利湿化痰。用于痰湿蕴肺型肺癌。

【用法】水煎服，每日 1 剂。

【来源】中医肿瘤学（上）．北京：科学出版社，1983：277。

## 验方

【药物组成】莪术 12g，黄药子 20g，炮甲珠 15g，瓜蒌 24g，天南星 9g，山慈菇 24g，夏枯草 30g，败酱草 30g，猪苓 24g，丹参 30g，昆布 30g，海藻 30g。

【加减】痛甚加乳香、没药、郁金；出血多加三七粉、炒蒲黄（包）、仙鹤草；苔厚腻不退加薏苡仁、白豆蔻、藿香；体虚加人参。

【功效主治】活血化瘀，清热解毒。用于瘀血阻滞，热毒内蕴型肺癌。

【用法】水煎服，每日 1 剂。

【来源】百病良方（第二集）．重庆：科学技术文献出版社重庆分社，1983：177。

## 验方

【药物组成】南沙参、北沙参各 12g，麦冬 9g，女贞子 15g，生黄芪 20g，太子参、玄参各 12g，象贝母 15g，蜈蚣 3 条，三棱、莪术各 9g，山豆根 20g。

【加减】发热者加金银花 15g，黄芩 9g，水牛角 30g；咯血者加生地黄炭 12g，白茅根 30g，黛蛤散 12g（包煎）、仙鹤草 30g；咳嗽痰多者加鱼腥草 20g，桔梗 6g，杏仁、炙款冬花各 12g，芥子 9g；胸水者加苍术、白术各 9g，葶苈子 15g，车前子 24g，茯苓 20g；肺不张气急者加炙麻黄 9g，丹参 20g，广地龙、旋覆花（包）各 15g；胸胁疼痛者加全瓜蒌 15g，延胡索 20g，炒白芍 30g，炙甘草 9g。

【功效主治】中晚期支气管肺癌。

【用法】每日 1 剂，水煎，分 2 次服。

【来源】江苏中医，1988，12：37。

二、转移、放化疗方

## 沙参麦门冬汤

【药物组成】南沙参 30g，北沙参 30g，太子参 30g，麦冬 15g，玉竹 12g，天花粉 15g，桑叶 12g，女贞子 15g，枸杞子 15g，金银花 30g，蒲公英 15g，金荞麦 30g，芦根 30g，白茅根 30g，地肤子 15g。

【功效主治】减轻易瑞沙治疗肺癌时的毒副作用。

【用法】每日一剂，水煎服。

【来源】中华中医药学刊，2011，29（4）：930-931。

## 双补扶正汤

【药物组成】党参、黄芪、白术各 15g，当归、熟地黄各 12g，川芎 6g，白芍 9g，砂仁、肉桂各 10g，川续断、补骨脂各 15g，炙甘草 6g，枸杞子 10g。

【功效主治】治疗肺癌化疗后毒副作用。

【用法】水煎服，每日一剂。

【来源】光明中医，2011，26（3）：525-526。

## 三参合剂

【药物组成】西洋参（另煎）5g，南沙参 15g，玄参 15g，麦冬 10g，炙桑叶 15g，栀子 10g，全瓜蒌 20g，石斛 10g，甜杏仁 10g，生半夏 10g，陈皮 10g，生姜 5g，炙甘草 10g，粳米 10g。

【加减】痒明显者，加橘红 8g；咯血，加大蓟、小蓟各 10g，血余炭 3g，藕节炭 10g；咽痛、口舌糜烂，加牡丹皮 10g，黄连 5g；便秘，加肉苁蓉 20g，枳实 10g，生大黄 5g；纳差，加鸡内金 10g，茯苓 20g；贫血，加当归 15g，阿胶 10g（烊化）。

【功效主治】滋阴生津，润肺止咳。结合放疗治疗非小细胞肺癌。

【用法】每日一剂，水煎服。

【来源】辽宁中医药大学学报，2008，10（6）：100-101。

## 扶正消瘤汤

【药物组成】西洋参 15g，黄芪 15g，五味子 12g，炒白术 12g，法半夏 10g，半枝莲 15g，白花蛇舌草 15g，桔梗 8g，山慈菇 15g，山茱萸 10g，茯苓 15g，焦三仙各 10g。

**【功效主治】** 减少化疗后毒副作用。

**【用法】** 水煎服，每日一剂。

**【来源】** 中医药导报，2010，16（6）：52-53。

## 验方

**【药物组成】** 小金丹（成药）合夏枯草 50g，猫爪草 50g。

**【功效主治】** 肺腺癌并广泛淋巴结转移。

**【用法】** 小金丹每日 2 次，每次 60 粒。夏枯草与猫爪草水煎服，每日 1 剂。

**【来源】** 江西中医药，1986，2：34。

## 验方

**【药物组成】** 川贝母、甘草各 10g，鱼腥草、薏苡仁各 30g，鸡内金 15g，丹参、沙参各 20g，白花蛇舌草 40g，白茅根 50g。

**【加减】** 气阴伤加巴戟天、黄芪。

**【功效主治】** 痰瘀凝聚化毒之肺癌鼻咽转移者。

**【用法】** 每日 1 剂，分 2 次服，并用药液送服犀黄丸（每日 6g）和小金丹（每日 3g）。

**【来源】** 新中医，1988，20（10）：40。

## 验方

**【药物组成】** （1）党参 15g，黄芪 15g，当归 10g，白术 10g，茯苓 15g，甘草 6g，女贞子 15g，补骨脂 15g，野荞麦根 20g，陈皮 10g。本方用于放、化疗中无明显不良反应的患者。（2）沙参 15g，麦冬 15g，玄参 15g，赤芍 15g，女贞子 15g，五味子 9g，茜草根 15g，生地黄 15g，生黄芪 15g。本方适用于热毒伤津，肺阴不足之证。血象下降加当归 15g，苦参 15g，鸡血藤 15g；纳差加生麦芽 15g，神曲 15g，石斛 15g；恶心呕吐加清半夏 10g，竹茹 10g。多用于放疗期间。（3）黄芪 15g，白术 10g，云茯苓 15g，陈皮 10g，党参 15g，半夏 15g，女贞子 15g，补骨脂 15g，当归 15g，生姜 10g，甘草 10g。本方适用于化疗期间出现脾胃不和，肝肾损伤，气血两亏者。若食欲不振加生山楂 10g，生麦芽 10g，神曲 10g；血小板减少加仙鹤草 30g，黄柏 15g；大便溏薄者加赤石脂 10g，罂粟壳 10g；恶心呕吐加藿香 10g，竹茹 10g。（4）生石膏 30g，鱼腥草 20g，赤芍 15g，丹参 20g，生地黄 15g，甘草 10g，野荞麦根 30g。本方适用于放射性肺炎患者。

**【功效主治】**肺癌放疗、化疗不良反应。

**【用法】**每日 1 剂，水煎，分两次服。

**【来源】**上海中医药杂志，1981，1：19。

## 验方

**【药物组成】**南沙参、北沙参各 20g，石斛 15g，天冬、麦冬各 15g，生黄芪 20g，太子参 30g，生地黄 20g，玄参 15g，黄芩 10g，龙葵 30g，半枝莲 30g，重楼 15g。

**【功效主治】**肺癌、胃癌、肝癌、食管癌的手术治疗、放疗或化疗之后。

**【用法】**水煎服，每日 1 剂。

**【来源】**中医肿瘤学（下）. 北京：科学出版社，1985：26。

### 三、单方偏方

（1）消癌性胸水方：鲜龙葵 50g，水煎服。

（2）枇杷果 50g，顿服，每日 1 次，常服。

（3）白梨 50g，冬虫夏草 5g，水煎服，每日 1 剂，常服。

（4）杏仁 10g，鲜藕 30g，糖熘顿服，每日 1 次。

（5）紫草根 60g，人工牛黄 10g，重楼 60g，前胡 30g，鱼腥草 50g。将紫草根、重楼、鱼腥草、前胡制成浸膏，干燥后粉碎，加入人工牛黄和匀。每次 15g，每日服 3 次。清热解毒，对肺癌有一定的治疗效果。

（6）蒲公英 15～25g，绿茶 1～1.5g，甘草 3g，蜂蜜 15g，先

将蒲公英、甘草放在药罐内，加水 500ml，煮沸 10min，去渣后加入蜂蜜、绿茶，再稍煮，分 3 次温饮，日服 1 剂。

(7) 鱼腥草、沙参、玉竹各 50g，鸭子 1 只。将鸭子洗净，去毛、内脏，与前 3 味药同入锅内，文火煎煮 1~2h，食肉饮汤。辅助治疗肺癌口干舌燥、尿黄、舌红、脉细数等。

(8) 鲜百合、鲜藕、枇杷（去核）各 30g，白花蛇舌草 50g，淀粉、白糖各适量。先将白花蛇舌草加水煎取 500ml 汁液，再将鲜藕洗净切片，与鲜百合、枇杷肉一并放入锅内合煮，待熟时放入适量淀粉调匀，服时加少许白糖。辅助治疗肺癌阴虚火旺、咳痰稀少、带有血痰、胸痛、低热、舌红苔少、脉细数无力等。

(9) 灵芝、百合各 25g，南沙参、北沙参各 15g。水煎，每日 1 剂，分 2 次服。本方补益肺气，可作为肺癌患者放化疗前或放化疗期间之用。

(10) 紫河车（干鲜均可）适量。洗净，焙干，研面。每日 3 次，每次 5g，温开水送服。可预防或治疗肺癌放、化疗后血细胞减少症，对提高免疫力有益。

(11) 甜杏仁 10 枚，牛乳 100ml，大枣 5 枚，粳米 50g，桑白皮 10g，生姜 3g。甜杏仁用水浸泡，去皮尖，加入牛乳绞取汁液，大枣去核，生姜切片，备用。先煮桑白皮、生姜片、大枣，煎取汤液，加粳米煮粥，临熟时点入杏仁汁，再继续煮至粥成，每日 2 次。止咳平喘，补中养胃，防癌抗癌。本药膳可作为呼吸道癌症的辅助食品。

# 第十六章

## 乳 腺 癌

乳腺癌是发生于乳房的癌肿，中医学文献中又称"乳石痈""妒乳""乳岩""石奶""翻花奶""奶岩"等，现中医临床多采用乳岩之名。其主要病因病机为七情太过，肝气郁结；肝郁脾虚失运，气滞痰凝；或年高体虚，冲任失调，日久致气滞血瘀，经络阻塞，结于乳房而成。

临床表现为乳房肿块，疼痛。乳头溢液或为血性。乳头缩陷，皮肤粘连，以及腋下或锁骨上淋巴结因转移而肿大等。

### 一、辨证施治秘验方

#### 逍遥散加味

【药物组成】柴胡12g，当归、白芍、白术、茯苓各15g，炙甘草6g。

【加减】潮热多汗加栀子6g，泽泻、郁金各12g，山茱萸8g；失眠烦躁加酸枣仁20g，夜交藤、珍珠母各30g；骨关节痛加五灵脂、牛膝各15g，鸡血藤30g，延胡索15g；腰酸乏力加杜仲15g，狗脊、太子参各12g，生黄芪30g；心悸胸闷加丹参20g，川楝子12g，龙骨30g；子宫内膜增生可加红花6g，川芎8g，泽兰10g；骨质疏松加女贞子、墨旱莲各30g，菟丝子20g，补骨脂15g。

【功效主治】适用于乳腺癌内分泌失调型。

【用法】每天 1 剂，每剂煎 200ml，分两次服，连续服用 2 个月为 1 个疗程。

【来源】浙江中西医结合杂志，2011，21，11：754-756。

## 柴胡疏肝散加减

【药物组成】柴胡 10g，枳壳 10g，川芎 15g，香附 12g，白芍 15g，郁金 15g，制乳香 10g，制没药 10g，川楝子 10g。

【功效主治】疏肝解郁，软坚散结。适用于乳腺癌肝气郁结证。

【用法】每日 1 剂，水煎服。

【来源】长春中医药大学学报，2012，28，03：412-413。

## 逍遥散合香贝养荣汤加减

【药物组成】当归 15g，白芍 15g，柴胡 12g，白术 15g，茯苓 15g，制香附 10g，川芎 12g，白花蛇舌草 30g。

【功效主治】疏肝补肾，调理冲任。适用于乳腺癌冲任失调证。

【用法】每日 1 剂，水煎服。

【来源】长春中医药大学学报，2012，28，03：412-413。

## 黄连解毒汤合活血散瘀汤加味

【药物组成】黄连 10g，黄芩 15g，黄柏 10g，栀子 15g，当归 15g，赤芍 15g，牡丹皮 15g，桃仁 10g，枳壳 15g。

【功效主治】清热解毒，消瘤止痛。适用于乳腺癌热毒蕴结证。

【用法】每日 1 剂，水煎服。

【来源】长春中医药大学学报，2012，28，03：412-413。

## 扶正消癌方

【药物组成】太子参 15g，云茯苓 15g，法半夏 10g，生黄芪 20g，女贞子 10g，墨旱莲 10g，郁金 10g，莪术 10g，浙贝母 15g，夏枯草 15g，白花蛇舌草 30g，山慈菇 15g，枳壳 8g，甘草 6g。

【加减】疼痛者加延胡索 15g，露蜂房 10g；纳呆者加白术 10g，炒麦芽 15g，炒山楂 10g；阵热汗出者加白芍 15g，山茱萸 10g，煅牡蛎 15g；骨转移者加全蝎 10g，蜈蚣 2 条；脑转移者加全蝎 10g，僵蚕 10g。

【功效主治】健脾益肾以扶正固本，豁痰散结、化瘀解毒以抗癌抑瘤。

【用法】水煎，每日 1 剂，分 2 次温服。30 天为 1 个疗程。

【来源】中医药导报，2008，14（5）：23-24。

## 扶正消岩方

【药物组成】西洋参 30g，黄芪 40g，白术 10g，女贞子 15g，枸杞子 15g，山慈菇 15g，浙贝母 10g，生龙骨 15g，生牡蛎 15g，甘草 3g，阿胶 10g（烊化）。

【加减】术后淋巴回流受阻，患侧上肢肿胀，活动受限，加桂枝、桑枝；放、化疗后恶心呕吐，加半夏、竹茹、焦山楂、焦神曲、焦麦芽、鸡内金；白细胞减少重用黄芪 80g，加鸡血藤、补骨脂；口服三苯氧胺，出现心烦易怒，潮热汗出，口干，失眠加淫羊藿、肉苁蓉、山茱萸。放疗易致放射性肺炎、胸闷、气短、咳痰、带血丝加陈皮、藕节、仙鹤草。

【功效主治】扶正祛邪抗肿瘤。

【用法】每日一剂，水煎服。

【来源】辽宁中医杂志，2009，36（3）：402-403。

## 鹿仙散结汤

【药物组成】鹿角霜、生牡蛎、瓦楞子各 30g，仙茅、淫羊藿、土贝母、郁金各 15g，山慈菇、全蝎、露蜂房、炙甘草各 10g。

【加减】伴上肢肿胀疼痛者，加半边莲 20g，没药 10g，赤芍、桂枝各 15g；恶心呕吐者，加竹茹、生姜、半夏各 10g；神疲乏力者，加黄芪 30g；腹胀甚者加枳壳 30g，厚朴 15g；食少纳差者，加神曲 10g，炒麦芽 30g。

【功效主治】温阳散结，化瘀解毒。

【用法】每日一剂，水煎，分两次服。

【来源】陕西中医，2007，28（5）：526-527。

## 消瘕方

【药物组成】党参 30g，黄芪 30g，白术 10g，茯苓 20g，薏苡仁 30g，八月札 12g，青皮 10g，橘核 10g，浙贝母 10g，山慈菇 15g，白花蛇舌草 30g，半枝莲 15g，炙鳖甲 15g。

【加减】食少纳差者加神曲、麦芽；虚烦失眠者加酸枣仁、首乌藤；嗳气呃逆者加旋覆花、赭石；放、化疗后出现贫血、白细胞减少者加熟地黄、仙鹤草、女贞子、枸杞子；上肢水肿者加车前子、茯苓皮、桑枝。

【功效主治】益气养血，健脾疏肝。

【用法】每日一剂，水煎服，长时间服药。

【来源】上海中医药杂志，2006，40（6）：50-51。

## 益气祛邪汤

【药物组成】党参、黄芪、白术、茯苓、夏枯草、浙贝母、半枝莲、白花蛇舌草各 15g，山慈菇、莪术各 10g，露蜂房 6g。

【加减】气虚症状明显则重用黄芪至 30g，加太子参 15g；如白细胞减少则再加上鸡血藤、黄精、补骨脂各 15g；有放、化疗后恶心呕吐者，则加用半夏、竹茹、神曲、莱菔子各 15g，有术后上肢水肿加用羌活、桂枝、桑枝各 15g；有伤口发炎加蒲公英、连翘各 15g；绝经前妇女因服用雌激素受体拮抗剂出现心烦易怒、潮热汗出等更年期症状，则加用地骨皮、银柴胡、首乌藤、麦冬、百合、知母各 15g。

【功效主治】扶正祛邪抗肿瘤。

【用法】每日 1 剂，加水复煎取汁，分 3 次于饭后服，4 周为 1 个疗程，治疗 3 个疗程。

【来源】华夏医学，2007，20（2）：247-248。

## 参芪消结汤

【药物组成】生晒参 15g，白术 10g，三棱 10g，莪术 10g，生黄芪 30g，浙贝母 15g，王不留行 20g，皂角刺 20g，半枝莲 15g，白芍 10g，陈皮 10g，炙甘草 3g，白花蛇舌草 20g。

【功效主治】补肾养血和肝。

【用法】水煎服，每日一剂。

【来源】四川中医，2007，25（12）：80。

## 蜂穿不留汤

【药物组成】露蜂房、穿山甲各 9g，石见穿、王不留行、莪术、黄芪、当归各 15g，三七粉 3g。

【加减】癌块直径超过 3cm，加水红花子 15g，桃仁 9g，蛇六谷 30g（先煎 1.5h）；已溃加太子参、土茯苓各 30g；偏阳虚加人参养荣丸 1 丸；阴虚加天冬、生地黄、天花粉各 15g；偏寒加桂枝、细辛各 3g；偏热加夏枯草 15g，蒲公英 30g。

【功效主治】乳腺癌。

【用法】水煎服，每日 1 剂，15 剂为一疗程。

【来源】辽宁中医杂志，1987，5：28。

## 香砂六君子汤及二陈汤加减

【药物组成】广木香 5g，砂仁 5g，清半夏 10g，陈皮 10g，茯苓 10g，党参 30g，白术 10g，生牡蛎 15g，生薏苡仁 30g，鱼腥草 10g，夏枯草 15g。

【功效主治】化痰利湿，健脾益气。用于脾虚痰湿型乳腺癌。

【用法】水煎服，每日 1 剂。

【来源】中西医结合治疗癌症. 太原：山西人民出版社，1984：48。

## 桃红四物汤及金银花甘花汤加减

【药物组成】桃仁 9g，红花 6g，赤芍 12g，丹参 15g，金银花

15g，甘草 6g，蒲公英 30g，紫花地丁 30g，重楼 10g，乳香 3g，没药 3g，苦参 10g，半枝莲 30g。

**【功效主治】**化瘀解毒。用于瘀毒型乳腺癌。

**【用法】**水煎服，每日 1 剂。

**【来源】**中西医结合治疗癌症. 太原：山西人民出版社，1984：48。

### 十六味流气饮

**【药物组成】**当归、白芍、人参、桔梗、川芎、枳壳、厚朴、白芷、紫苏叶、防风、乌药、槟榔各 10g，黄芪 20g，官桂、木通各 4g，甘草 6g。

**【功效主治】**疏肝理气，益气生血。用于乳腺癌早期，气滞肝郁，气虚血亏者。

**【用法】**水煎服，每日 1 剂。

**【来源】**中医肿瘤学（上）. 北京：科学出版社，1983：89。

### 香贝养荣汤

**【药物组成】**香附 10g，贝母 10g，人参 10g，茯苓 10g，陈皮 10g，熟地黄 10g，川芎 10g，当归 10g，白芍 10g，白术 12g，桔梗 6g，甘草 6g，生姜 3 片，大枣 2 枚。

**【功效主治】**益气生血。用于晚期乳腺癌，气血双亏者。

**【用法】**水煎服，每日 1 剂。

**【来源】**中医肿瘤学（上）. 北京：科学出版社，1983：289。

### 猫蒌黄芪汤

**【药物组成】**猫爪草、蒲公英、全瓜蒌、黄芪各 30g，芙蓉叶 20g，山慈菇、重楼、生地黄各 15g，玄参、当归各 12g，刘寄奴、露蜂房各 10g。

**【功效主治】**解毒化瘀，扶正祛邪。主治毒瘀互结型乳腺癌。

**【用法】**水煎，每日 1 剂，分 2 次服。

【来源】中医肿瘤学. 北京：科学技术出版社，1983：288。

## 苡牡六君子汤

【药物组成】木香、砂仁各5g，半夏、陈皮、茯苓、白术、鱼腥草各10g，党参、薏苡仁各30g，生牡蛎、夏枯草各15g。

【功效主治】健脾化痰，软坚散结。主治痰瘀内阻，脾气不足型乳腺癌。

【用法】水煎，每日1剂，分2次服。

【来源】中西医结合治疗癌症. 太原：山西人民出版社，1984：47。

## 二至慈蒌汤

【药物组成】女贞子、半枝莲、刘寄奴、龙葵各30g，旱莲草、生地黄、玄参、山慈菇、丹参、全瓜蒌各15g，山茱萸、海藻各10g。

【功效主治】滋补肝肾，化痰逐瘀。主治痰瘀交阻，肝肾不足型乳腺癌。

【用法】水煎，每日1剂，分2次服。

【来源】中医外科学. 北京：人民卫生出版社，1982：182。

## 人工牛黄散

【药物组成】人工牛黄10g，制乳香、制没药、海龙各15g，黄芪、山慈菇、香橼皮、炒六曲、炒麦芽各30g，夏枯草、三七粉、何首乌、薏苡仁、紫花地丁、莪术、淫羊藿各60g。

【功效主治】益气补血，清热解毒，化瘀散结。主治毒瘀内结，气血不足型乳腺癌。

【用法】上药共研细末，水泛为丸。每日服2次；每次服3g。

【来源】中医杂志，1985，3：41。

## 解毒散结汤

【药物组成】八角金盘、露蜂房各12g，山慈菇、石见穿、八月札、皂角刺各 30g，黄芪、丹参、赤芍各 15g。

**【功效主治】** 化瘀散结，解毒消肿。主治毒瘀内阻型乳腺癌。

**【用法】** 水煎，每日 1 剂，分 2 次服。

**【来源】** 浙江中医杂志，1987，22（9）：399。

### 二海汤

**【药物组成】** 海藻、海带、决明子各 30g，蜜炙女贞子、金银花、丹参、陈皮、熟地黄各 15g，茯苓、枸杞子、川石斛各 12g，太子参 9g。

**【功效主治】** 益气养阴，消肿散结。主治气阴不足型晚期乳腺癌。

**【用法】** 水煎，每日 1 剂，分 2 次服。

**【来源】** 新医药学杂志，1974，11：29。

### 天地漏芦汤

**【药物组成】** 漏芦 15g，天葵子、芸苔子、木馒头、薜荔各 30g，八角莲、土鳖虫、白蔹、金雀花各 9g。

**【功效主治】** 清热解毒，消肿散结。主治毒瘀内阻型乳腺癌。

**【用法】** 水煎，每日 1 剂，分 2 次服。

**【来源】** 中国中医秘方大全. 文汇出版社，1989。

### 活血消肿汤

**【药物组成】** 金银花 15g，穿山甲、当归、桃仁、天花粉各 9g，防风、甘草、红花、乳香、没药、大贝母、皂角刺各 6g，白芷 4.5g。

**【功效主治】** 活血消肿，解毒散结。主治毒瘀内结型乳腺癌。

**【用法】** 水煎，每日 1 剂，分 2 次服。

**【来源】** 中医杂志，1965，11：20。

### 芪甲蠲癌汤

**【药物组成】** 黄芪 60g，茯苓、延胡索各 15g，当归、肉苁蓉各

30g，穿山甲、乳香、露蜂房、重楼、蛇蜕各 9g，蜈蚣 2 条，参三七 3g，五灵脂 12g（包）。

【功效主治】理气活血，解毒散结。主治毒瘀内结型乳腺癌。

【用法】水煎，每日 1 剂，分 2 次服。

【来源】陕西中医，1989，8（4）：165。

### 公英汤

【药物组成】蒲公英、紫花地丁、远志、肉桂各 10g，全瓜蒌 60g，穿山甲、天花粉、赤芍、甘草各 6g，夏枯草、金银花、黄芪、白芷、桔梗、薤白各 15g，当归 30g。

【功效主治】益气活血，清热解毒，消肿散结。主治毒瘀内结型乳腺癌。

【用法】水煎口服。每日 1 剂，分 3 次于饭后服。

【来源】肿瘤的防治. 第 2 版. 上海：上海科学技术出版社，1978：214。

### 冰片玉枢丹

【药物组成】玉枢丹 12g，王不留行、猫眼草、金银花各 30g，冰片 0.6g。

【功效主治】活血消肿，清热解毒。主治毒瘀内结型乳腺癌。

【用法】王不留行、猫眼草、金银花制成浸膏，干燥研末，加玉枢丹、冰片研细和匀。上药研末口服，每次 1.5～3g，每日服 4 次。

【来源】癌症秘方验方偏方大全. 北京：中国医药科技出版社，1992：341。

### 调神攻坚汤

【药物组成】柴胡、黄芩各 15g，紫苏子、党参、夏枯草、牡蛎、全瓜蒌、生石膏、陈皮、白芍各 20g，川椒 5g，甘草 6g，大枣 10 枚。

【功效主治】疏肝理气，攻坚破瘀。主治肝郁气滞，瘀血内阻型乳腺癌。

【用法】水煎，每日1剂，分2次服。

【来源】千家妙方.北京：中国人民解放军战士出版社，1982：543。

## 马钱蜂房方

【药物组成】马钱子0.1g，乳香0.1g，活蜗牛0.5g，露蜂房0.5g，蜈蚣1.5g，全蝎0.3g。

【功效主治】活血化瘀，通经散结。主治瘀血阻络型乳腺癌。

【用法】上药研细末，水泛为丸。每日分3次服。

【来源】中国中医秘方大全（下册）.上海：文汇出版社，1989：799。

## 消瘤方

【药物组成】穿山甲、炙鳖甲、南沙参、王不留行、露蜂房各12g，夏枯草、海藻、望江南、野菊花、白花蛇舌草、白毛藤、丹参、全瓜蒌、牡蛎各30g，昆布、怀山药各15g，桃仁9g，小金丸10粒。

【功效主治】化痰软坚，活血消肿，解毒散结。主治痰瘀内阻型乳腺癌。

【用法】水煎，每日1剂，分2次服。小金丸分2次吞服。

【来源】抗癌中草药制剂.北京：人民卫生出版社，1981：269。

## 奇效丸

【药物组成】牛黄、冰片、麝香各3g，乳香、没药、雄黄、蟾酥各180g，胆矾、寒水石、轻粉各6g，朱砂、血竭各9g，蜈蚣30条，蜗牛60条。

【功效主治】化瘀散结，解毒抗癌。主治毒瘀内结型乳腺癌。

【用法】上药共研细末，水泛为丸，如芥子大小。每次服5～6丸，每日服1～2次。

【来源】抗癌中草药制剂. 北京：人民卫生出版社，1981：269。

## 二丹汤

【药物组成】当归、夏枯草各45g，橘核12g，白芷9g，僵蚕、牡丹皮各6g，丹参15g，爵床草30g。

【功效主治】活血，化痰，消核。主治痰瘀内阻型乳腺癌。

【用法】水煎，或水酒炖服。每日1剂。20～30剂为1个疗程。

【来源】抗癌中草药制剂. 北京：人民卫生出版社，1981：269。

## 芪银瓜蒌汤

【药物组成】生黄芪、金银花、当归各30g，全瓜蒌50g，柴胡20g，穿山甲、青皮、陈皮、甘草各9g。

【功效主治】益气扶正，理气活血，解毒散结。主治湿疹样乳头癌。

【用法】水煎，每日1剂，分2次服。

【来源】中医杂志，1980，4：284。

## 二丁四物汤

【药物组成】当归、白芍、香附、天花粉、防风、甘草、蒲公英、紫花地丁、小蓟、青皮各15g，熟地黄25g，川芎10g，金银花20g。

【功效主治】养血和血，理气解毒。主治气滞血瘀，毒热内炽型乳腺癌。

【用法】水煎，每日1剂，分2次服。

【来源】名老中医肿瘤验案辑按. 上海：上海科学技术出版社，1980：6。

## 蒌菇汤

【药物组成】夏枯草、蒲公英、海藻、牡蛎、当归、丹参、山慈菇各 15g，陈皮、橘核、姜竹茹、姜半夏、赤芍、延胡索、川楝子、贝母、三棱、莪术各 9g，白茅根、白花蛇舌草各 30g，全瓜蒌 18g。

【功效主治】理气活血，化痰散结，软坚解毒。主治乳腺癌根治术结合放疗后复发者。

【用法】水煎，每日 1 剂，分 2 次服。

【来源】名老中医肿瘤验案辑按. 上海：上海科学技术出版社，1990。

## 化瘀膏

【药物组成】青核桃枝 15kg，三七、生甘草各 1.5kg，甘遂 2.5kg，冰片少许。

【功效主治】软坚化瘀，拔毒止痛，祛腐生肌，消肿抗癌。主治乳腺癌以及乳腺纤维癌、乳腺增生等。

【用法】上药加水 7.5kg，中火煎熬，煎至药渣无味，滤液去渣，用铜锅浓缩为膏，盛瓷器内，加冰片少许，密封高压消毒备用。将棉布剪成圆形，敷膏贴于患处，再以胶布固定即可，隔 48h 换药 1 次。

【来源】陕西中医，1987，8 (10)：439。

## 天花粉留行银花汤

【药物组成】天花粉、王不留行、金银花各 9g。

【功效主治】治乳腺癌初起未溃破。

【用法】水煎，每日 1 剂，内服。

【来源】浙江中医学院学报，1991，2：54。

## 干蟾皮麝香散

【药物组成】干蟾皮、麝香各 1.5g。

【功效主治】治乳腺癌初起未溃破。

【用法】上药研细，以香油调敷患处。

【来源】浙江中医学院学报，1991，2：54。

### 冰螺捻

【药物组成】硇砂 0.6g，大田螺 5 枚（去壳，线穿晒干），冰片 0.3g，白砒 0.9g（面裹煨熟，去面用砒）。

【功效主治】治乳腺癌肿核初起。

【用法】将螺肉切片，白砒研末，再加硇砂、冰片同研细，以稠米搓成捻子，瓷罐密收。用三棱针刺入 5～6 分，插入药捻子，外用纸糊封贴核上勿动，10 日后，四边裂缝，其核自落。

【来源】浙江中医学院学报，1991，2：55。

### 蜈蚣海马散

【药物组成】蜈蚣 10g，穿山甲 12g，海马 10g。

【功效主治】治乳腺癌。

【用法】上药焙干研末。每日服 2 次，每次服 1g，黄酒送下。

【来源】肿瘤的辨证施治. 上海：上海科学技术出版社，1980。

### 验方

【药物组成】炮穿山甲、皂角刺、海藻、枸橘、王不留行、夏枯草、制香附、淫羊藿、丝瓜络各 9g，山海螺 30g，小金丸 4 粒。

【功效主治】治乳腺癌。

【用法】每日 1 剂，水煎服，分 2 次服；小金丹 2 次分吞。

【来源】浙江中医学院学报，1981，2：22。

### 验方

【药物组成】 （1）金银花 15g，炮甲珠 9g，防风 6g，白芷 4.5g，当归 9g，甘草节 6g，桃仁 9g，红花 6g，乳香 6g，没药 6g，大贝母 6g，天花粉 9g，皂角刺 6g。（2）白朱砂（系白瓷打碎研粉）6g，梅片 4.5g，血竭 6g，炙马钱子 9g，草乌 15g，五灵脂 45g（包），木鳖子 4.5g，乳香 22.5g，没药 22.5g，毛慈菇 6g，天花粉 9g，鸽粪 6g，白胶香 45g，地龙 9g，当归 22.5g，甘草 6g，白芷 6g，麝香 0.6g，香墨 6g。(3) 木香 10.5g，鲜生地黄 21g。

【功效主治】治乳腺癌。

【用法】方 (1) 水煎服，每日 1 剂。方 (2) 诸药共为细面，老蜜为丸，每丸重 6g，每次 1 丸，早晚各服 1 次，2 天后逐渐增量至每次 3 丸。方 (3) 先将木香研细，加入鲜生地黄捣，做成饼状外熨，每天 2 次，每次 20～30min。

【来源】中医杂志，1965，11：20。

## 验方

【药物组成】当归 10g，赤芍 15g，海藻 15g，牡蛎 15g，桔梗 10g，柴胡 10～15g，瓜蒌 15～30g，王不留行 10～15g，漏芦 10～15g，干蟾蜍 10g，蒲公英 15g，急性子 10g，芥子 10g，香附 10～15g，蜈蚣 3 条，僵蚕 10g，穿山甲 3～6g，竹茹 10g，赭石 30g，陈皮 10g，半夏 15g，大枣 5 个，生姜 5 片。

【功效主治】治乳腺癌，甲状腺良性、恶性肿瘤。

【用法】水煎，早晚 2 次分服。

【来源】癌症的治疗与预防．北京：春秋出版社，1988：103。

## 验方

【药物组成】瓜蒌、牡蛎、鳖甲、夏枯草、蒲公英、海藻各 16g，柴胡、连翘各 9g。

【功效主治】治乳房硬结（乳腺增生症，乳腺癌）。

【用法】水煎，温服，每日 2 次。

【来源】浙江中医杂志，1981，12：549。

## 验方

【药物组成】浙贝母 12g，炮甲珠 15g，鳖甲 24g，白英 30g，铁树叶 30g，败酱草 30g，露蜂房 15g，山慈菇 24g，鬼箭羽 15g，金银花 15g，柴胡、紫花地丁各 30g，蒲公英 30g。

【加减】出血者加加血余炭、炒蒲黄、三七粉；形体消瘦较快者加黄芪、党参。

【功效主治】清热解毒化瘀。用于热毒蕴结型乳腺癌。

【用法】水煎服，每日1剂。

【来源】百病良方（第二集）.重庆：科学技术文献出版重庆分社，1983：201。

## 验方

【药物组成】柴胡12g，当归12g，瓜蒌12g，夏枯草30g，半枝莲30g，郁金12g，桑寄生30g，白术15g，熟地黄30g，茯苓30g。

【加减】虚寒、肾阳不足者加淫羊藿、肉苁蓉、鹿角片。经络阻滞不通者加穿山甲、路路通、丝瓜络。

【功效主治】益气通络，调补冲任。用于冲任失调型乳腺癌。

【用法】水煎服，每日1剂。

【来源】百病良方（第二集）.重庆：科学技术文献出版社重庆分社，1983：200。

## 验方

【药物组成】乳香、没药、五倍子各60g，昆布15g，鸦胆子少许（去壳）。

【功效主治】乳腺初起。

【用法】加醋1500g，用慢火煎成软膏状后，量患处大小摊在纱布上敷。

【来源】常见病验方研究参考资料.北京：人民卫生出版社，1970：269。

## 验方

【药物组成】金银花30g，穿山甲、僵蚕各9g，木鳖子（整个用）、大枫子各3个。

【功效主治】乳腺初起。

【用法】用烧酒 500g，均 2 次用炭火煎之，顿服。

【备注】大枫子、木鳖子均有毒，用时应慎重。

【来源】常见病验方研究参考资料. 北京：人民卫生出版社，1970：269。

## 验方

【药物组成】黄芪 15g，党参 15g，茯苓 12g，白术 12g，当归 9g，白芍 12g，生地黄 15g，赤芍 6g，柴胡 6g，青皮 6g，木瓜 6g。

【功效主治】乳腺癌，治晚期乳腺癌破溃流血不收口者。

【用法】水煎，每日 1 剂，分 3 次服。

【来源】肿瘤的辨证施治. 上海：上海科学技术出版社，1980：120。

二、转移及术后、放化疗方

## 扶正疏肝消癌方

【药物组成】枸杞子 30g，熟地黄 20g，黄芪 15g，柴胡 10g，白芍 10g，夏枯草 10g，半枝莲 15g，半边莲 15g，山慈菇 10g，莪术 10g。

【加减】脾胃虚弱、胃肠道症状明显加党参、白术、茯苓、法半夏、炒莱菔子各 15g；腰膝酸软明显加淫羊藿、菟丝子、杜仲各 15g；阴血亏虚明显加黄精、鸡血藤各 20g，当归 10g；睡眠障碍者加茯神、酸枣仁、夜交藤各 15g。

【功效主治】适用于乳腺癌术后放化疗患者。

【用法】放化疗开始每日 1 剂至放化疗结束后 3 个月，其后每周服用 4～7 剂，共 1 年疗程，水煎分 2 次服用。

【来源】中国实验方剂学杂志，2013，19，07：342-345。

## 乳积方

【药物组成】王不留行 30g，露蜂房 15g，穿山甲 10g，柴胡

15g，山慈菇 15g，八月札 15g，黄芪 30g。

【加减】肝郁气滞者白芍、郁金；肝火旺盛者加栀子、牡丹皮；肝肾亏虚加女贞子、墨旱莲、枸杞子、当归；气血亏虚加党参、熟地黄、当归、白芍；气阴不足太子参、沙参、女贞子、墨旱莲；毒邪蕴结者加重楼、白花蛇舌草、土茯苓、连翘等。

【功效主治】减轻乳腺癌患者化疗的骨髓抑制毒副作用。

【用法】水煎服，每日一剂。

【来源】实用临床医学，2006，7（10）：40-41。

## 通脉活络汤

【药物组成】当归 12g，赤芍 12g，川芎 15g，莪术 15g，桃仁 15g，泽兰 12g，丝瓜络 20g，茯苓皮 15g，白术 15g，枳壳 12g，陈皮 12g，甘草 6g。

【加减】痛甚加延胡索 10g，地龙 9g，以加强通络止痛之功；红肿甚加夏枯草 15g，山慈菇 15g，栀子 10g，以清热解毒；肢体肿胀甚、皮肤糜烂、渗出液多者可加黄柏 10g，菟丝子 30g，以燥湿健脾利湿。

【功效主治】乳腺癌术后淋巴水肿。

【用法】每日 1 剂，分早、晚 2 次温服，每日以煎后之药渣外敷患肢 30min。14 天为 1 个疗程。

【来源】中国中医急症，2010，19（5）：848。

## 益血汤

【药物组成】鸡血藤 30g，龟甲 20g，黄芪、党参、当归、补骨脂、白术、茯苓、益智、淫羊藿各 15g，鸡内金 10g（炒）。

【功效主治】减轻乳腺癌患者化疗后骨髓抑制。

【用法】水煎，每日 2 次，早晚饭后 30min 服用。

【来源】陕西中医，2011，32（1）：40-41。

## 参芪蛇莲汤

【**药物组成**】黄芪、沙参、鱼腥草、蒲公英、夏枯草各 30g，党参、山楂各 20g，白术、天冬、半边莲各 15g，茯苓 12g，白花蛇舌草、半枝莲各 60g。

【**功效主治**】益气扶正，解毒抗癌。主治乳腺癌根治术后放疗、化疗者。

【**用法**】水煎，每日 1 剂，分 2 次服，于乳腺癌手术后 1 周开始服用。

【**来源**】重庆医药，1990，19（2）：29。

## 验方

【**药物组成**】生黄芪 30g，金银花 15g，半枝莲 30g，生何首乌 12g，当归 6g，赤芍 9g，白芍 9g，夏枯草 15g，煅牡蛎 24g，蒲公英 30g，炙甘草 6g，生地黄 15g，金橘叶 9g。

【**功效主治**】乳腺癌转移。

【**用法**】水煎服，每日 1 剂。

【**来源**】活血化瘀疗法临床实践. 昆明：云南人民出版社，1980：118。

## 验方

【**药物组成**】（1）桂枝、陈皮各 6g，炙黄芪 15g，当归、赤芍各 12g，酒地龙、姜半夏各 9g，鸡血藤 30g，制川乌、制草乌各 4.5g，蜈蚣片 10 片（分吞）。（2）当归、赤芍各 12g，红花 4g，生香附 15g，制乳香、川芎各 6g，芥子 9g。

【**功效主治**】乳腺癌术后骨盆、胸腔转移。

【**用法**】方（1）水煎服，每日 1 剂。方（2）诸药共研细末，加蜂蜜及适量麦粉，调成糊状，敷骨盆疼痛处，纱布固定，每 24h 换药 1 次。

【**来源**】浙江中医杂志，1983，5：205。

## 验方

**【药物组成】** （1）北沙参 20g，生黄芪 20g，党参 20g，炒白术 10g，白花蛇舌草 30g，怀山药 20g，陈皮 10g，苍术 10g，金银花 20g，野菊花 20g，生甘草 10g。（2）甲粉红纱条，珍珠散。

**【功效主治】** 乳腺癌术后溃疡。

**【用法】** 方（1）水煎服，每日 1 剂。方（2）外敷疮面。二方结合应用。

**【来源】** 北京中医杂志，1990，3：3。

### 三、单方偏方

（1）蟹壳焙焦研末，每服 10g，每日 2 次，黄酒冲服，不可间断。

（2）蜈蚣 1～2 条，焙干研细，和鸡蛋 2 枚同炒食，连食十数日，可治乳腺纤维癌。

（3）全蝎 10g，蜈蚣 1 条，核桃 1 个。将核桃一开二半，一半去仁，将两药放核桃内捆住，放火上烧，冒过青烟为度，研末，开水冲服。

（4）露蜂房（泥封煅透）、五倍子（瓦上焙）、鼠尿（瓦上焙）各等份，研细，以饭为丸，每服 15g，清晨茶汤送下。

（5）鱼鳔用香油炸脆、压碎。每次 5g，每日 3 次。

（6）鲜黄鱼 10～20 条，将脊翅撕下，贴石灰壁上，不令沾水，愈久愈好，用时火炙成炭为末，每日服 2～3 次，每次服 10～15g，陈酒送下，连服 1 个月。

（7）血余炭 25g，雄黄 35g，醋泛为丸，桐子大，每服 10g，白酒送下。

（8）鲜枸橘，切片晒干，研成细末。每服 7g，每日 1 次，黄酒送下，1 个月为一疗程。

（9）生天南星、生草乌、商陆根各等份，以米醋磨细涂患处。用于乳癌初起者。

（10）龟甲数块，炙黄研末，黑枣肉捣烂为丸，每日 3 次，每次 6～9g，开水送下。

（11）鹿角尖 100g，薜荔 100g，研细末，每日 10g，黄砂糖和陈醋送下。

（12）鲜瑞香花适量，加鸡蛋清共捣烂备用。外敷患处，每日 1 次。

（13）鲜白蔹 9g，捣烂敷患处。治乳癌初起。

（14）水仙花根适量，捣烂敷患处。治乳癌初起。

（15）水菖蒲根 1000g，捣烂敷膏，摊布上，如膏药式，贴膏处。治乳癌初起。

（16）大五倍子 1 个，蜈蚣适量，梅片少许。将大五倍子揭去盖，以蜈蚣塞满盖好，再用纸封好，炒脆，研细，加梅片少许，和膏药脂摊好，贴患处。治乳癌初起。

（17）鲜小蓟草（连根）120g，洗净打烂绞汁，用陈酒 60～90g 冲服，每日两次。治乳癌初起，但以未溃为限，服至肿块消散为止。

（18）胡芦巴 120g，盐水炒干研末，每服 9g，每日 1 次，黄酒冲服。治乳癌初起。

（19）鲜一枝黄花 120g，黄酒 500ml，将一枝黄花浸黄酒中，早晚各服 1 次，每次 20～30ml。

（20）南瓜蒂烧炭存性，研末，每服两个，黄酒 60g 调和送下，早、晚各服 1 次。能饮酒者加重酒量；已经溃烂者，亦可外用香油调南瓜蒂灰外敷。

（21）菱茎叶或果柄、菱角各 30～60g，薏苡仁 30g。煎汤代茶，连服数月。

（22）黄药子 300g，捣碎，加白酒 1.5kg，装坛内封固，用糠火围烧 24h 后，将坛放入凉水中浸一周，开坛取酒过滤即得。每次服 10ml，每日 6～7 次。

（23）鲜天冬 30g，剥皮，加适量黄酒，隔水蒸煮约 0.5h。药与酒共服，每日服 3 次。或鲜天冬 30g，剥皮后生吃，每日服 3

次，适量黄酒送服。或鲜天冬 90g，压榨取汁，适量黄酒冲服，每日 1 次。

(24) 八角莲、黄杜鹃各 15g，紫背天葵 30g。上药加白酒 500g，浸泡 7 天后内服、外搽。内服每次 9g，每日 2～3 次外搽。

(25) 了哥王根皮、干兔耳草等量。上药以 40％酒精浸泡半月，过滤即成，含生药 20％浓度。每日服 2～3 次，每次 5～10ml。患处亦可用兔耳草叶调敷。

(26) 密陀僧、香油各 120g。将药放在砂锅内，炭火上熬，用筷子搅，熬至滴水成珠为度，将膏药暖后贴患处。若核已破，则将疮口露出。药贴周围，便于向外流水。

# 第十七章

## 子 宫 颈 癌

　　子宫颈癌是来自宫颈上皮的恶性肿瘤，为最常见的妇科恶性肿瘤，中医学称为"五色带下""崩漏"。占女性生殖系统恶性肿瘤的半数以上，其死亡率居妇女恶性肿瘤的首位。其主要病因病机为七情所伤、肝郁气滞、冲任损伤，肝、脾、肾诸脏虚损为其本；湿热邪毒、瘀积阻滞、脏腑功能失调、冲任受损、积阻胞中为其标。

　　表现为早期宫颈癌即原位癌时常无明显临床症状，当病变进一步发展时，最早和最多见的是接触性出血及白带增多。

一、辨证施治秘验方

### 紫石英汤

　　【药物组成】党参12g，黄芪15g，鹿角片9g，紫石英30g，赤石脂15g，炒阿胶6g（烊冲），当归身12g，白芍12g，炮姜3g。

　　【加减】脾气亏损，中气下陷去炮姜、炒阿胶，加白术、陈皮、升麻、柴胡；肾阴亏损，湿热下注去黄芪、党参、炒阿胶、炮姜、鹿角片，加生地黄、龟甲、川黄柏、椿根皮、制香附、琥珀末；腹中积块明显加木馒头、夏枯草、全瓜蒌、龟甲等；赤带多加生地黄、牡丹皮、仙鹤草、煅牡蛎；白带多且有臭味加蛇床子、黄芩、椿根皮；肢体浮肿加防己、木瓜、牛膝、茯苓。

　　【功效主治】宫颈癌。

　　【用法】水煎两次，取汁300ml，每日1剂，分两次服用。

【来源】肿瘤病良方 1500 首. 北京：中国中医药出版社，1999。

## 血蛊回生汤

【药物组成】三棱 20g，莪术 20g，黄药子 20g，黄柏 20g，黄芩 15g，桂枝 20g，茯苓 20g，牡丹皮 15g，赤芍 15g，红花 15g，桃仁 15g，茜草 20g，白头翁 20g，半枝莲 20g。

【加减】大便下血，里急后重者，去黄芩，加生地榆 20g，鸦胆子 14 粒，用汤药或红糖水送服；尿痛、尿频、尿急者，去桂枝、茜草，加夏枯草 20g，白茅根 20g，甘草梢 25g。

【功效主治】宫颈癌。

【用法】水煎，取汁 300ml，每日 1 剂，分 2 次服用。

【来源】肿瘤病良方 1500 首. 北京：中国中医药出版社，1999：440。

## 龙胆泻肝汤化裁

【药物组成】龙胆、甘草各 5g，黄芩、炒栀子、泽泻、樗根白皮、白头翁、贯众各 10g，生地黄、白花蛇舌草各 15g，车前子、半枝莲、地榆炭各 20g。

【功效主治】宫颈癌。

【用法】每日 1 剂，水煎服，10 日为 1 个疗程。

【来源】吉林中医药，1998，18（2）：23。

## 催脱钉

【药物组成】（1）山慈菇 18g，砒霜 9g，枯矾 18g，麝香 0.9g。（2）玉红膏：当归身 60g，白芷 90g，紫草 9g，甘草 30g。（3）新Ⅱ号粉：章丹 15g，儿茶 15g，蛤粉 30g，乳香 9g，没药 3g，冰片 1.8g，雄黄 15g，硼砂 0.9g。

【功效主治】子宫颈癌。

【用法】方（1）共研细末，加入适量江米粉，用水调匀，制成

"丁"字形或圆钉形的栓剂，每枚长 1～1.5mm，直径 0.2mm，晾干备用。方（2）制成油膏剂。方（3）制成粉剂。在治疗时，采用宫颈管及瘤体插钉法，即向宫颈管内或瘤体上直接插入催脱钉，每次 1～3 枚，一般 3～5 天上药 1 次，连续上药 3～4 次。待瘤组织凝固坏死，自行脱落后，改用玉红膏，每日 1 次，以促进新生上皮增生。

**【备注】** 一般在上药后 24h 内，个别患者可出现轻度恶心、头晕、胃脘部不适、小腹下坠及阴道水样分泌物增多，严重者可出现一时心慌心跳、全身不适等症状。以上反应，一般在 48h 内自行消失，可以不做处理。

**【来源】** 中医杂志，1981，11：33。

## 二虫昆藻汤

**【药物组成】** 蜈蚣 3 条，全蝎 6g，昆布、海藻、当归、续断、半枝莲、白花蛇舌草各 24g，白芍、香附、茯苓各 15g，柴胡 9g。

**【加减】** 脾湿带下甚者加山药、萆薢各 24g；中气下陷者加黄芪、升麻、白术各 10g；肝肾阴虚加生地黄、玄参各 15g；便秘甚者，加火麻仁 24g；腹胀痛甚加沉香 6g，枳壳、延胡索各 15g。

**【功效主治】** 子宫颈癌。

**【用法】** 水煎服，每日 1 剂。佐服云南白药 2g。

**【来源】** 湖北中医杂志，1985，4：28。

## 丹栀逍遥散加味

**【药物组成】** 牡丹皮 12g，栀子 12g，柴胡 9g，白芍 12g，当归 12g，白术 12g，茯苓 15g，莪术 15g，夏枯草 30g，白花蛇舌草 30g。

**【加减】** 随证加用抗癌解毒之品，如天南星 30g（先煎 2h），桃仁 12g，红花 12g，重楼 24g，半枝莲 30g 等。

**【功效主治】** 子宫颈癌。

**【用法】** 每日 1 剂，水煎服。

【来源】四川中医，1984，5：34。

## 愈黄丹

【药物组成】海龙 1 条，白花蛇 3 条，水蛭、虻虫、人指甲、黄连、乳香、没药各 6g，全蝎、露蜂房、黄柏各 9g，牡丹皮 12g，龙胆 15g。

【功效主治】子宫颈癌、子宫体癌。

【用法】上药共研粉，用金银花煎水，共为丸，外以雄黄为衣。每天 6～9g，分 2～3 次吞服。

【来源】新中医，1980，3：37。

## 加减莲子清心饮

【药物组成】石莲子 9～18g，地骨皮 9～18g，茯苓 9～15g，麦冬 9～15g，黄芩 9～15g，车前子 15～30g，柴胡 3～9g，大蓟、小蓟各 18～30g，槐角 9～15g，槐花 9～15g，知母 9～15g，黄柏 9～15g，苍术 9～15g，生地黄 15～30g，玄参 12～18g，白芍 15～30g，金银花 15～30g，连翘 9～15g。

【功效主治】子宫颈癌。

【用法】水煎，每日 1 剂。

【来源】癌症的治疗与预防. 北京：春秋出版社，1988：175。

## 宫颈癌煎（饮）

【药物组成】（1）金银花 12g，连翘 9g，蛇床子 9g，熟地黄 9g，生地黄 9g，沙参 9g，茯苓 9g，白芍 9g，鹿角胶 9g，党参 9g，紫珠草 15g，薏苡仁 15g，败酱草 30g，甘草 3g。（2）白花蛇舌草 15g，金银花 9g，石斛 9g，爵床草 15g，马齿苋 15g，白茅根 15g。

【功效主治】子宫颈癌。

【用法】方（1）水煎服，每日 1 剂。方（2）水煎代茶饮。连服 1～2 个月为一疗程。

【来源】抗癌中草药制剂. 北京：人民卫生出版社，1981：262。

## 黑皮膏

【药物组成】鲜黑皮（隔山消）500g，鲜百部 500g，鲜三白草 500g，鲜万年青 500g，鲜萱草根 500g，鲜佛甲草 750g，鲜白蔹 750g，鲜天冬 750g，鲜射干 250g，百合 250g，沙参 250g，鲜薏苡根 560g，木通 90g，凤尾草 120g，石韦 150g，地榆 300g，大枣 2500g，红糖 1500g，蜂蜜 2000g。

【加减】小便不利加滑石、海金沙藤、白莲子；下腹剧痛加石菖蒲。

【功效主治】子宫颈癌。

【用法】以上各药（除红糖、蜂蜜）分别洗净，切碎，加水煎煮 3 次，过滤，滤液浓缩成稠膏状，加红糖、蜂蜜制成膏滋剂，即得。口服，每次 20～30ml，每日 3 次，3 个月为 1 个疗程。

【来源】抗癌中草药制剂. 北京：人民卫生出版社，1981：250。

## 逍遥散加减

【药物组成】当归 12g，赤芍 9g，柴胡 9g，云茯苓 9g，白术 6g，青皮 6g，香附 9g。

【功效主治】子宫颈癌。

【用法】水煎服，早晚分服。

【来源】中草药验方选编. 通辽：内蒙古自治区人民出版社，1972：166。

## 六味地黄汤加减

【药物组成】生地黄 12g，山茱萸 9g，生山药 15g，牡丹皮 9g，泽泻 6g，车前子 9g，阿胶 9g，川续断 12g。

【功效主治】子宫颈癌。

【用法】水煎服，早晚分服。

【来源】中草药验方选编. 通辽：内蒙古自治区人民出版社，

1972：166。

## 验方

**【药物组成】**（1）子宫坐药：荞麦灰、苋菜灰、风化石灰（炒）各1碗，3味混合，水浸泡5～7天，搅匀，纱布滤取汁，阴干成霜，取用60g。红芽大戟90g（蒸，剥皮抽心），老月石、松香、雄黄各28g，硇砂、儿茶各18g，蟾酥、红升、白降丹、白胡椒各9g，血竭、白及、煅石膏各30g。上13味药共研末。白矾360g，加水少许化开，倾入药面和匀，以白面糊或糯米汁为丸，捏如橄榄大，纱布缝好，留线4寸备用。（2）干蟾皮（酒炒）、望月砂等份为散，花生油适量，调成糊备用。（3）白矾、黄丹等份为散，调用同上。（4）石膏9份，红升1份，为散。

**【功效主治】**子宫颈癌。

**【用法】**方（1）用于宫颈癌Ⅰ～Ⅲ期，贫血不甚、浸润不广、出血不多之患者，在阴道常规冲洗后，将坐药投入病所，听其自落，7～8天下可拉出，停2～7天再用。一般用8～12次后病灶缩小或消失，反之无效不宜再用。方（2）、方（3）、方（4）均用于宫颈糜烂者，均为常规冲洗阴道后，用鸡蛋大消毒棉花蘸药纳入子宫颈，方（4）尤适于阴道红肿出血多者。好转后可改用坐药。

**【来源】**上海中医药杂志，1965，10：17。

## 验方

**【药物组成】**（1）党参、芡实、威灵仙各15g，苍术、炒贯众、午时茶、旱仙桃草各9g，炒茜草、瓜蒌霜、秦艽各12g，薏苡仁24g，海螵蛸18g，麦芽20g，石菖蒲6g，益母草15g。（2）阴道栓剂方：醋炒禹余粮、乌梅炭各30g，明雄黄、儿茶各6g，硼砂3g，冰片2g。（3）僵蚕（微炒）、鳔胶、蛤粉（炒泡）各60g，五灵脂（去渣）、蒲黄炭、侧柏炭、白蔹、焦米各30g，绛矾6g。

**【功效主治】**子宫颈癌。

**【用法】**方（1）水煎服，每日1剂。方（2）炼蜜为青果大，每夜放入阴道深处 1 锭。方（3）共为细末，炼蜜为丸，每服 10g，1 日 2～3 次。

【来源】成都中医学院学报，1985，2：31。

### 验方

【药物组成】粉萆薢 12g，白莲须 24g，生地榆 12g，芡实 12g，茯苓 12g，椿根皮 12g，生薏苡仁、熟薏苡仁各 24g，土茯苓 24g，黄柏 9g。

【功效主治】子宫颈癌。

【用法】水煎，每日 1 剂，分 3 次服。

【备注】此方适用于白带较多者，并同服牛黄醒消丸，1 日 2 次，每次 1.5～3g。

【来源】肿瘤的辨证施治. 上海：上海科学技术出版社，1980：126。

### 验方

【药物组成】壁虎 6 只，百草霜、月石、白芷、血竭、硇砂各 9g，青黛 6g，金银花 30g，蝎尾 10 条，蜈蚣 4 条。

【功效主治】子宫颈癌。

【用法】上药研末，每天服 3g。

【来源】中草药单方验方新医疗法选编. 南京：南京市革命委员会卫生局卫生教育馆，1971：333。

### 验方

【药物组成】党参 15g，白术 9g，海螵蛸 9g，附子 6g，小茴香 3g，云茯苓 12g，山药 15g，莲子肉 9g，大枣 3 枚。

【功效主治】子宫颈癌。

【用法】水煎服，早晚分服。

【来源】中草药验方选编. 通辽：内蒙古自治区人民出版社，1972：166。

### 验方

**【药物组成】**（1）内服药：生白芍 9g，柴胡 2.4g，昆布 4.5g，海藻 4.5g，香附 4.5g，白术 4.5g，茯苓 4.5g，当归 6g，蜈蚣 2 条，全蝎 3g。（2）外用药：轻粉 3g，雄黄 3g，梅片 0.3g，麝香 0.15g，蜈蚣 2 条，黄柏 15g。

**【功效主治】**子宫颈癌。

**【用法】**方（1）水煎服，每周 2～3 剂（可随症稍加减）。方（2）共研为细粉，将药粉附于大棉球一侧，塞入阴道穹窿部，使药粉靠子宫病变处。每日外用 1 次，月经期停用，其后可根据病情减少用药次数，直至活检转阴。

**【来源】**千家妙方.北京：中国人民解放军战士出版社，1982：553。

### 验方

**【药物组成】**山豆根、脐带、贯众、黄柏各 30g，白花蛇舌草 60g。

**【功效主治】**子宫颈癌。

**【用法】**上药制成浸膏，干燥研粉，每次服 3g，1 日 3 次；或每日 1 剂，两次煎服。

**【来源】**安徽单验方选集.合肥：安徽人民出版社，1972：310。

### 验方

**【药物组成】**青葙花 30g，金银花 18g，女贞子 12g，芡实 18g，薏苡仁 18g，地榆 18g。

**【功效主治】**子宫颈癌。

**【用法】**上药加水 800ml，煎成 400ml。每日 1 剂，分两次服。

**【来源】**安徽单验方选集.合肥：安徽人民出版社，1972：310。

## 验方

【药物组成】黄芪 30g，太子参 30g，白术 24g，茯苓 30g，升麻 6g，柴胡 12g，桑寄生 30g，生薏苡仁 30g，莪术 15g，生南星 12g（先煎 2h）。

【功效主治】子宫颈癌。

【用法】水煎服，每日 1 剂。

【来源】百病良方（第二集）. 重庆：科学技术文献出版社重庆分社，1983：204。

## 验方

【药物组成】黄芪 30g，党参 15g，白术 10g，茯苓 10g，吴茱萸 10g，补骨脂 10g，升麻 10g，附子 6g，桑寄生 15g，生龙骨、生牡蛎各 30g，山药 10g。

【功效主治】温肾健脾。用于脾肾阳虚型子宫颈癌。

【用法】水煎服，每日 1 剂。

【来源】中医肿瘤学（上）. 北京：科学出版社，1983：303。

## 验方

【药物组成】生南星 30g（先煎 2h），莪术 15g，当归 12g，茯苓 24g，白术 24g，栀子 12g，香附 12g，半枝莲 30g，白花蛇舌草 30g，牡丹皮 12g，青皮 12g。

【功效主治】疏肝理气。用于肝郁气滞型子宫颈癌。

【用法】水煎服，每日 1 剂。

【来源】百病良方（第二集）. 重庆：科学技术文献出版社重庆分社，1983：203。

## 验方

【药物组成】当归 10g，柴胡 10g，青皮、陈皮各 10g，郁金 10g，杭白芍 10g，茯苓 15g，白术 10g，川楝子 10g，黄芩 10g，半枝莲 30g，败酱草 20g，白花蛇舌草 30g。

【功效主治】疏肝理气。用于肝郁气滞型子宫颈癌。

【用法】水煎服，每日 1 剂。

【来源】中医肿瘤学（上）. 北京：科学出版社，1983：301。

## 验方

【药物组成】知母 12g，黄柏 12g，生地黄 20g，山药 30g，重楼 24g，莪术 15g，半枝莲 30g，女贞子 30g，白花蛇舌草 30g，桑寄生 30g。

【功效主治】滋补肝肾。用于肝肾阴虚型子宫颈癌。

【用法】水煎服，每日 1 剂。

【来源】百病良方（第二集）. 重庆：科学技术文献出版社重庆分社，1983：204。

## 二、转移及术后、放化疗方

### 异功散合通幽汤加味

【药物组成】条参、山药、陈皮、当归尾、桃仁、香附各 10g，黄芪 24g，金银花炭 30g，乌梅炭 24g，焦山楂 24g，炙甘草 6g，白术 10g。

【功效主治】子宫颈癌放射疗法后遗直肠反应。

【用法】水煎服，每日 1 剂。

【来源】江西中医药，1983，3：34。

### 沈氏温胆汤加减

【药物组成】竹茹 10g，茯苓 10g，陈皮 10g，枳壳 10g，石菖蒲 10g，郁金 10g，白花蛇舌草 30g，蒲公英 10g，白扁豆 10g，焦三仙 30g，生鸡内金 30g，丹参 30g，浙贝母粉 5g，野菊花 15g，灵芝 10g，赤芍 10g，牡丹皮 10g，知母 10g，黄柏 10g。

【功效主治】化痰祛瘀，清利湿热。适用于宫颈癌（术后）痰瘀互结，湿热下注。

【用法】每日 1 剂，煎 2 次，分 2 次服。第 3 煎加花椒 10 粒，煎好药液，每晚坐浴 30min，经期停用。

【来源】四川中医，2015，33，11：11-14。

## 沈氏调肾阴阳方加减

【药物组成】枸杞子 10g，野菊花 10g，生地黄 10g，黄精 10g，生杜仲 10g，桑寄生 10g，菟丝子 10g，泽兰 10g，续断 10g，白花蛇舌草 30g，白扁豆 10g，仙鹤草 10g，川牛膝 10g，天花粉 15g，浙贝母 10g，山慈菇 10g，薏苡仁 20g，灵芝 10g，鸡血藤 15g，伸筋草 10g，芦根 15g。

【加减】湿滞加藿香、佩兰、白豆蔻；脾虚加党参、白术、山药；肝郁加柴胡、川楝子、香附；血瘀加丹参、桃仁、红花、三棱、莪术；血虚加当归、赤芍。

【功效主治】适用于宫颈癌（术后）。

【用法】每日 1 剂，水煎分 2 次服。

【来源】四川中医，2015，33，11：11-14。

## 验方

【药物组成】（1）白花蛇舌草、黄芪各 30g，山慈菇、白重楼、党参、白术、山药、茯苓、龙眼肉各 15g，莪术、生地黄、熟地黄、枣仁各 12g，广木香 6g，龙葵 30g。（2）蛇床子、半枝莲、金银花藤各 30g，苦参、地肤子、黄柏、苍术各 12g。

【功效主治】子宫颈癌广泛转移。

【用法】方（1）水煎内服，每日 1 剂。方（2）煎水外洗患处，每日 1 剂。

【来源】湖北中医杂志，1983，1：54。

## 验方

【药物组成】（1）生乌头 30g。（2）火硝 9g，黄丹 9g，白矾 9g，麝香 3g，胡椒 18g。

【功效主治】晚期子宫颈癌，腹部剧痛。

【用法】方（1）研末醋调。方（2）研末，蜂蜜调稠糊。两方均贴敷两足心，一料作两日用，一天一换，连用 3～4 料。先用方（1），无效则改用方（2）。

【来源】上海中医药杂志，1965，10：17。

## 验方

【药物组成】肉桂 3g（后下），台乌药、全当归、土木香、云茯苓、制香附、小茴香各 10g。

【功效主治】子宫颈癌术后小便不通。

【用法】每日 1 剂，水煎服。

【来源】江苏中医杂志，1986，5：26。

三、单方偏方

（1）斑蝥 2 只，鸡蛋 1 个，将斑蝥去头足放入鸡蛋内，文火烧熟，去斑蝥吃鸡蛋。每日 2 个，连服 5 天，休息 5 天再服。

（2）猫眼草 100g，煮鸡蛋 3 个，煮熟后吃蛋喝汤。

（3）蜀羊泉 30g，水煎服，每日 1 剂。

（4）土蚯蛇（即蝮蛇，约尺余长）12 条，将蛇去内脏及头尾，焙干，研为细末，备用。每次剂量含半条蛇，开水冲服。服 1 次，停药 4 天，再服第二次。服完 12 条蛇为一疗程。

（5）大枣 30g，花椒 30g，共煎水常服。

（6）取食用田螺数只，洗净，取去螺盖，倒于清洁容器内过夜，可吐浅绿色水液，加研细冰片适量，调成稀糊状。待阴道内冲洗，并拭去坏死组织后，即用糊涂于创面，每日 1 次。

（7）新鲜的脐带两端结扎，勿使流血，焙干研末，每服 0.5g，每日 3 次。

（8）龙葵 30～60g，水煎服，每日 3 次。

（9）白英 30g，红枣 10 枚，水煎服，每日 1 次。

（10）皂角树菌 120g，猪油 250g，共炖 7h。只吃猪油汤，分 5 次服完，每 5 日炖服 1 次，共服 20 天。

# 第十八章

# 子宫体癌

　　子宫体癌因多起源于子宫内膜腺体，故又称为子宫内膜腺癌。多见于绝经后妇女，发病高峰年龄为 55～60 岁。在我国子宫体癌的发病率仅次于子宫颈癌及卵巢癌，而居女性生殖器官恶性肿瘤的第 3 位。近年发病率有不断上升趋势。此病多见于延迟绝经、功能性子宫出血、多囊卵巢、卵巢性腺间质肿瘤（如颗粒细胞瘤等）以及绝经后长期服用雌激素的妇女，说明长期接受内源性或外源性雌激素刺激子宫内膜，而无周期性的黄体酮抑制，可能是导致本症的因素之一。

　　临床症状主要表现为阴道出血、阴道排液、疼痛。

## 一、辨证施治秘验方

### 丹栀逍遥散加减

　　【药物组成】柴胡 6g，白术 6g，当归 9g，白芍 9g，茯苓 9g，薄荷 3g，牡丹皮 6g，栀子 6g，益母草 9g，血余炭 9g，甘草 3g。

　　【功效主治】平肝清热，佐以止血。适用于子宫内膜癌血热型。

　　【用法】每日 1 剂，水煎服。

　　【来源】山西医药杂志（下半月刊），2012，41，07：755-756。

### 益元煎加减

　　【药物组成】人参 12g，黄芪 15g，炙甘草 6g，白术 12g，升麻

6g，艾叶 12g，阿胶 9g（烊化）。

**【功效主治】**益气健脾，固摄止血。适用于子宫内膜癌气虚型。

**【用法】**每日 1 剂，水煎服。

**【来源】**山西医药杂志（下半月刊），2012，41，07：755-756。

## 血府逐瘀汤加减

**【药物组成】**桃仁 6g，红花 6g，当归 6g，生地黄 6g，川芎 6g，赤芍 6g，柴胡 9g，延胡索 9g，没药 6g，甘草 3g。

**【功效主治】**活血行瘀，理气止痛。适用于子宫内膜癌血瘀型。

**【用法】**每日 1 剂，水煎服。

**【来源】**山西医药杂志（下半月刊），2012，41，07：755-756。

## 左归丸加减

**【药物组成】**熟地黄 20g，怀山药 30g，山茱萸 15g，菟丝子 30g，枸杞子 30g，鹿角胶 15g（烊化），女贞子 30g，墨旱莲 30g，仙鹤草 30g，血余炭 30g，棕榈炭 15g。

**【功效主治】**育阴滋肾，固冲止血。适用于子宫内膜癌肾虚型。

**【用法】**每日 1 剂，水煎服。

**【来源】**山西医药杂志（下半月刊），2012，41，07：755-756。

## 黄芪解毒汤

**【药物组成】**黄芪 15g，败酱草 15g，白及 15g，薏苡仁 30g，赤小豆 30g，冬瓜子 30g，鱼腥草 30g，茜草 9g，阿胶珠 9g，当归 9g，党参 12g，甘草 6g。

**【加减】**腹中有块者及蒲黄（包）、五灵脂（包）；阴道出血加贯众炭；腹胀加厚朴花；胸满加陈皮、郁金。

**【功效主治】**子宫体癌。

**【用法】**水煎两次，取汁 300ml，每日 1 剂，分两次服用。

**【来源】**肿瘤病良方 1500 首. 北京：中国中医药出版社，

1999：497。

### 加味知柏地黄汤

【药物组成】生地黄 10g，牡丹皮 10g，山茱萸 10g，山药 10g，茯苓 10g，知母 10g，黄柏 10g，蒲公英 30g，白花蛇舌草 30g，薏苡仁 30g，白毛藤 30g，泽泻 15g，紫草 15g，蒲黄 15g（包），地骨皮 30g。

【功效主治】子宫体癌肝肾阴虚型。

【用法】每日 1 剂，水煎服。

【来源】肿瘤病良方 1500 首. 北京：中国中医药出版社，1999：459。

### 加味清化煎

【药物组成】土茯苓 15g，夏枯草 15g，知母 15g，生地黄 12g，黄芩 12g，黄柏 10g，当归 10g，川续断 10g，白及 10g，白术 10g，薏苡仁 20g，木馒头 3g。

【功效主治】子宫体癌湿毒瘀结型。

【用法】每日 1 剂，水煎服。

【来源】肿瘤病良方 1500 首. 北京：中国中医药出版社 1999：460。

### 验方

【药物组成】大黄 2g，芒硝 3g，牡丹皮、桃仁、瓜子仁、苍术各 4g，薏苡仁 8g，甘草 1g。

【功效主治】子宫体癌初期。

【用法】水煎服，每日 1 剂。

【来源】抗癌本草. 长沙：湖南科学技术出版社，1987：25。

### 验方

【药物组成】大蓟根 30g，白英 30g，蛇果草 15g。

【加减】出血加地榆炭 30g，芒种草 30g；黄水加贯众 30g，火鱼草 30g；白带加石见穿 15g，三白草 15g，龙葵 30g，竹节草 15g；腹痛加香附 10g，川楝子 15g。

【功效主治】子宫体癌。

【用法】水煎服，每日 1 剂。

【来源】肿瘤的防治. 上海：上海科学技术出版社，1978：314。

## 验方

【药物组成】党参 10g，白术 10g，丹参 10g，山药 10g，甘草 3g，漏芦 12g，瓦楞子 30g，石燕 30g，半枝莲 30g。

【功效主治】子宫体癌。

【用法】水煎服，每日 1 剂。

【来源】肿瘤的防治. 上海：上海科学技术出版社，1978：314。

## 验方

【药物组成】酒大黄 30g，重楼 90g，赤芍 30g，当归 30g，黄芪 30g。

【功效主治】子宫体癌。

【用法】共为细末，炼蜜为丸，每丸重 6g，早晚各服 1 丸。

【来源】抗癌本草. 长沙：湖南科学技术出版社，1987：23。

## 验方

【药物组成】桃仁 9g，红花 6g，赤芍 9g，当归尾 9g，三棱 9g，莪术 3g，桃奴 5 个，苏木 9g，玄参 12g，茜草根 15g，枳实 9g，沉香 0.3g，蒲公英 9g，虾鼠粪 10 粒。

【功效主治】子宫体癌。

【用法】水煎，以白颈蚯蚓 7 条化白糖水兑服，连服数剂。

【来源】湖南中草药单方验方选编. 第一辑. 长沙：湖南人民

出版社，1970：138。

## 二、单方偏方

（1）四叶参草 60～120g，大枣 60～120g。水煎服，每日 1 剂，连服数剂。

（2）白英 60g，大枣 30g。水煎服，每日 1 剂，连服数剂。

# 第十九章

# 卵巢癌

　　卵巢癌是发生于卵巢组织的恶性肿瘤，是妇科常见疾病，在女性生殖道恶性肿瘤中占第 3 位。在妇女生殖道癌瘤中，卵巢癌是造成死亡原因最高的一种肿瘤。本病属中医"癥瘕""积聚"的范畴。

　　临床可见盆腔肿物，出现排尿困难、不畅、便秘、腹胀等胃肠道症状，腹痛、腰痛、腿痛等压迫神经症状和胸闷、呼吸困难、心慌等腹水挤压膈肌的症状。

## 一、辨证施治秘验方

### 八珍汤加减

　　【药物组成】党参 10g，当归 10g，茯苓 15g，白术 15g，地黄 20g，川芎 8g，白芍 8g，甘草 5g。

　　【功效主治】补气养血。适用于卵巢癌气亏血虚型。

　　【用法】每日 1 剂，水煎服。

　　【来源】亚太传统医药，2016，12，10：85-86。

### 参苓白术散加减

　　【药物组成】白术 15g，党参 20g，茯苓 20g，车前子 10g，猫爪草 20g，山慈菇 15g，厚朴、猪苓、黄芪各 10g。

　　【功效主治】化痰健脾。适用于卵巢癌痰湿脾虚型。

　　【用法】每日 1 剂，水煎服。

【来源】亚太传统医药，2016，12，10：85-86。

## 四妙丸加减

【药物组成】龙葵 10g，白英 10g，茯苓 15g，车前子 15g，莪术 20g，白花蛇舌草 15g，鳖甲 20g。

【功效主治】清热解毒。适用于卵巢癌湿热积毒型。

【用法】每日 1 剂，水煎服。

【来源】亚太传统医药，2016，12，10：85-86。

## 膈下祛瘀汤加减

【药物组成】当归 10g，乌药 10g，川芎 15g，赤芍 15g，莪术 15g，红花 20g，黄芪 20g，延胡索、五灵脂各 15g。

【功效主治】行气散结，活血化瘀。适用于卵巢癌气滞血瘀型。

【用法】每日 1 剂，水煎服。

【来源】亚太传统医药，2016，12，10：85-86。

## 理气汤

【药物组成】丹参、当归、木香、陈皮、川厚朴、茯苓、青皮、生大黄、姜半夏各 10g，番泻叶 6g。

【功效主治】联合针灸恢复卵巢癌术后胃肠道功能。

【用法】加水煎煮，取汁 300ml，100ml/次，3 次/天，术后 24h 开始由胃管注入并夹闭胃管 2h，停胃肠减压后改口服，共服 5 剂；针灸取穴足三里，2 次/天，共 5 天。

【来源】江苏医药，2010，36（20）：2462-2463。

## 益气健脾养血汤

【药物组成】黄芪、生晒参、茯苓、猪苓、枸杞子、女贞子、芍药、鸡血藤、鸡内金各 15g，当归、陈皮、仙鹤草各 12g，薏苡仁 30g。

【加减】牙龈出血可加生地黄、熟地黄、茜草；腹胀甚加木香、大腹皮；肿块坚硬加三棱、莪术、炙穿山甲、土鳖虫；尿少加半枝莲、半边莲、胡芦巴；便秘加肉苁蓉、火麻仁、制大黄；夜寐差加酸枣仁、远志。

【功效主治】益气滋阴，扶正养血，健脾和胃。配合化疗治疗晚期卵巢癌。

【用法】每日1剂，水煎，早晚分服。从化疗开始前5日服用，至化疗结束后2周停用。

【来源】浙江中医杂志，2011，46（1）：35。

## 真武汤

【药物组成】附子20g，茯苓15g，猪苓15g，干姜5g，白芍15g。

【功效主治】联合腹腔热灌注化疗治疗卵巢癌腹水。

【用法】每日一剂，水煎服。

【来源】中国实验方剂学杂志，2010，16（16）：195-196。

## 复方土元汤

【药物组成】土鳖虫10g，三棱10g，莪术30g，郁金10g，姜黄10g，水蛭15g，白花蛇舌草30g，薏苡仁30g，半枝莲30g，薄荷10g，肉苁蓉15g，黄芪30g，四味散10g（冲服）。

【功效主治】祛邪扶正。治疗卵巢癌。

【用法】每日1剂，分2次煎服，1个月为1个疗程。

【来源】辽宁中医药大学学报，2008，10（8）：110-111。

## 穿山甲散

【药物组成】炒穿山甲60g，醋炒莪术15g，醋炒三棱15g，醋炒五灵脂15g（包），炒黑丑15g，醋炒延胡索15g，川牛膝15g，当归30g，川芎30g，醋大黄15g，丹参30g，肉桂15g，麝香0.06g。

【功效主治】活血破瘀，软坚消癥。主治毒瘀内结型卵巢肿瘤。

【用法】上药如法炮制，除麝香外，共焙干成极细粉末，再加麝香和匀，用瓷瓶密封待用，也可炼蜜为丸。每日 2 次，每次 6～9g，饭前白开水送下。

【来源】江西中医药，1983，3：35。

## 双石汤

【药物组成】阳起石 60g，云母石 120g，三棱 90g，莪术 90g，土鳖虫 90g，桃仁 60g，红花 60g，当归 60g，赤芍 60g，枳壳 30g，大黄 60g。

【功效主治】温肾祛寒，破血逐瘀。主治卵巢黏液性囊腺癌。

【用法】上药研末，饭糊为丸。每日 3 次，每次服 18g。

【来源】新中医，1984，10：15。

## 蛇莲地鳖汤

【药物组成】白花蛇舌草 60g，半枝莲 60g，橘核 15g，昆布 15g，桃仁 15g，地龙 15g，土鳖虫 9g，川楝子 9g，小茴香 9g，莪术 12g，党参 12g，红花 3g，薏苡仁 30g。

【功效主治】清热解毒，疏肝理气，软坚散结。主治肝郁气滞，毒瘀内结型卵巢癌。

【用法】水煎，每日 1 剂，内服。

【来源】中国中医秘方大全（下册）. 文汇出版社，1989。

## 乌梅消癥散

【药物组成】乌梅、红花、龟甲、川芎、鳖甲、地龙各 60g，露蜂房、鸦胆子、海螵蛸各 30g，海藻、玳瑁各 40g。

【功效主治】扶正养阴，活血化瘀，软坚散积。治瘀血内结型卵巢癌。

【用法】上药分 3 次按药顺序置陈瓦上，再覆盖 1 瓦，以武火煅焦，共研细末，分 120 包。每日服 2 次，每次服 1 包。

【来源】四川中医，1988，1：13。

## 验方

【药物组成】白花蛇舌草 60g，半枝莲 60g，橘核 15g，昆布 15g，桃仁 15g，地龙 15g，土鳖虫 9g，川楝子 9g，小茴香 9g，莪术 12g，党参 12g，红花 3g，薏苡仁 30g。

【功效主治】卵巢癌。

【用法】水煎服，每日 1 剂。

【来源】抗癌中草药制剂. 北京：人民卫生出版社，1981：316。

## 验方

【药物组成】当归 10～15g，赤芍 10～15g，川芎 10～15g，熟地黄 15～30g，三棱 10～15g，莪术 10～15g，干蟾蜍 2 个，竹茹 10g，赭石 30g，蜈蚣 3～5 条，蝉蜕 10g，急性子 10～15g，桂枝 15g，炮姜 15g，生姜 10 片，大枣 10 枚。

【加减】证属寒者加肉桂 15～30g，附子 15～30g，炮姜加至 15～30g；大便不畅加牵牛子 15～30g，槟榔 15～30g，皂角 6g，大黄 15～20g，芒硝 10～15g（冲服）；上焦有热加栀子 10～15g，牡丹皮 10g，黄芩 10～15g；气虚者加党参 10～15g，黄芪 30～60g。

【功效主治】卵巢癌。

【用法】水煎 2 次，早、晚分服。

【来源】癌症的治疗与预防. 北京：春秋出版社，1988：131。

## 验方

【药物组成】白英 30g，石橄榄 30g，紫草根 15g，毛龙葵 15g，陈皮 15g，南五味子根 30g，白茅根 15g，白花蛇舌草 15g，半枝莲 15g，延胡索 6g，广木香 9g，两面针 9g。

【功效主治】卵巢癌。

**【用法】** 每日 1 剂，两次煎服。

**【来源】** 安徽单验方选集. 合肥：安徽人民出版社，1972：316。

## 验方

**【药物组成】** 麝香。

**【功效主治】** 卵巢癌。

**【用法】** 在局麻下，由双侧足三里穴切开皮肤至皮下，稍做分离后，每次每穴埋麝香 0.1～0.3g，严密包扎伤口。以后每隔 15 天，在足三里（双）、三阴交（双）、关元穴交替埋麝香。并每日注射（肌注）1％麝香注射液 2ml，15 天为一疗程，休息 15 天后继续注射。

**【来源】** 陕西中医，1986，3：121。

## 验方

**【药物组成】** 党参 20g，生黄芪 20g，龙葵 15g，半枝莲 15g，白英 10g，白花蛇舌草 15g，鳖甲 15g，墨旱莲 15g，川楝子 6g，生山楂 10g。

**【功效主治】** 卵巢无性细胞瘤。

**【用法】** 每日 1 剂，水煎成 100ml，早、晚分服。

**【来源】** 中西医结合杂志，1988，8（11）：682。

## 验方

**【药物组成】** 太子参 12g，丹参 12g，茯神 12g，炙甘草 9g，白术 9g，黄芪 12g，干地黄 15g，鸡血藤 18g，天冬 12g，人参 24g，半枝莲 12g，薏苡仁 30g，炒麦芽 18g。

**【功效主治】** 卵巢无性细胞癌。

**【用法】** 水煎服，每日 1 剂。

**【来源】** 浙江中医学院学报，1985，1：2。

## 验方

**【药物组成】** （1）益气煎：党参、白术、白芍、茯苓、当归、生地黄、熟地黄、补骨脂、木香、鹿角霜、龙眼肉、枸杞子、陈皮各 9g，黄芪 12g，胃纳差者，先服香砂六君子方后再服本方。（2）育阴煎：生地黄、白芍、天冬、麦冬、玄参、当归、牡丹皮、枸杞子、沙参、地骨皮、党参各 9g，天花粉、墨旱莲各 15g，五味子 5g。（3）益气养阴煎：党参、白术、白芍、黄芪、天冬、麦冬、枸杞子、牡丹皮、鹿角霜、生地黄各 9g，佛手片、木香各 6g，天花粉 15g，五味子 5g。（4）清热消瘤煎：铁树叶、八月札、白花蛇舌草、半枝莲各 30g，露蜂房、白术各 9g，陈皮 6g。

**【功效主治】**卵巢癌、子宫颈癌等。

**【用法】**以上四方应用时均需浓煎成 500ml，为每周服用量。方（1）、方（2）、方（3）适用于化疗期间药物副作用表现为主者，其中方（1）宜用于气虚证，方（2）宜用于阴虚证，方（3）适用于气阴两虚证。方（4）在化疗期或停用化疗时均可用，亦可与前三方同用。应用中药期间同时采取西药、手术、理疗等中西医结合方法。

**【来源】**上海中医药杂志，1984，8：7。

### 验方

**【药物组成】**（1）三仁汤：杏仁、半夏、白豆蔻、厚朴、白通草、竹叶、薏苡仁、飞滑石、甘澜水。（2）鲜核桃树枝 250g（干者 100g），加水 500ml，煮沸 30min 后去渣，用汤煮鲜鸡蛋两个。（3）白花蛇舌草、半枝莲、半边莲各 60g，重楼 6g。

**【功效主治】**卵巢癌湿重于热阶段。

**【用法】**方（1）每日 1 剂，早晚各煎服 1 次，各送服舟车丸 4.5g。方（2）每日 1 剂，一天服用 1 次。方（3）每日 1 剂，水煎代茶饮。可常服清炖乌鱼、团鱼，意在扶正抗癌。

**【来源】**云南中医学院学报，1987，10（1）：27。

### 验方

**【药物组成】**当归 12g，白术 24g，茯苓 24g，柴胡 12g，香附

12g，莪术 15g，益母草 15g，半枝莲 30g，白花蛇舌草 30g。

【加减】疼痛较剧加延胡索、台乌药、五灵脂（包）；包块巨大加炮穿山甲、牡蛎、重楼、夏枯草。

【功效主治】疏肝理气。用于肝郁气滞型卵巢癌。

【用法】水煎服，每日 1 剂。

【来源】百病良方（第二集）. 重庆：科学技术文献出版社重庆分社，1983：207。

## 验方

【药物组成】炮甲珠 15g，白花蛇舌草 30g，半枝莲 30g，莪术 15g，土鳖虫 12g，黄药子 15g，白芍 15g，桔梗 12g，枳实 12g，柴胡 15g，川芎 12g。

【加减】若有腹水加大腹皮、车前草、汉防己、猪苓、茯苓皮；疼痛剧烈加延胡索、郁金、乳香、没药、九香虫；正气大虚加红参（嚼服）、黄芪，并酌减祛瘀药物。

【功效主治】行气化瘀。用于气滞血瘀型卵巢癌。

【用法】水煎服，每日 1 剂。

【来源】百病良方（第二集）. 重庆：科学技术文献出版社重庆分社，1983：207。

## 验方

【药物组成】半枝莲 30g，龙葵 30g，白花蛇舌草 30g，白英 30g，川楝子 12g，车前草 30g，土茯苓 30g，瞿麦 15g，败酱草 30g，鳖甲 30g，大腹皮 10g。

【加减】毒热盛者加龙胆、苦参、蒲公英；腹水者加水红花子、抽葫芦、冲天草、天葵；腹胀甚者加木香、槟榔、枳实等；腹块坚硬者加土鳖虫、穿山甲、莪术、水蛭、桃仁、虻虫。

【功效主治】清热利湿解毒。用于湿热郁毒型卵巢癌。

【用法】水煎服，每日 1 剂。

【来源】中医肿瘤学（上）. 北京：科学出版社，1983：296。

## 验方

【药物组成】党参 15g，生黄芪 30g，白术 10g，茯苓 15g，车前子 15g，山慈菇 15g，夏枯草 15g，赤芍 10g，半夏 10g，猪苓 15g，海藻 15g，厚朴 10g。

【功效主治】利湿化痰。用于痰湿凝聚型卵巢癌。

【用法】水煎服，每日 1 剂。

【来源】中医肿瘤学（上）．北京：科学出版社，1983：297。

## 二、术后、化疗方

### 益母补养抗瘤汤

【药物组成】生黄芪 30g；党参 15g，太子参 15g，白术 15g，黄精 15g，山药 30g，砂仁 8g，女贞子 30g，枸杞子 15g，当归 20g，阿胶 10g，桑寄生 15g，土茯苓 30g，急性子 15g，益母草 30g，水红花子 20g，楮实子 30g，生牡蛎 20g，抽葫芦 20g，茜草 15g。

【功效主治】益气养血，补益脾肾，佐以抗肿瘤。治卵巢癌手术后。

【用法】水煎服，每日 1 剂，分 2 次服。

【来源】北京中医杂志，1987，2：44。

### 自拟升白汤

【药物组成】黄芪 15g，鸡血藤 30g，太子参 30g，当归 20g，炒白芍 20g，甘草 10g，补骨脂 10g，石韦 20g，穿山甲 10g，女贞子 10g，阿胶 20g（烊化）。

【功效主治】治疗卵巢癌化疗后毒副作用。

【用法】水煎服，每日一剂。

【来源】中国现代药物应用，2010，4（14）：140-141。

### 参芪扶正败毒丸

【药物组成】黄芪 180g，党参 120g，半边莲 60g，夏枯草 60g，熟地黄 60g，当归 60g，白花蛇舌草 60g，白术 60g，薏苡仁 60g，半枝莲 60g，莪术 30g，三棱 30g，山慈菇 30g，炙甘草 30g。

【功效主治】适用于卵巢癌化疗后。

【用法】将上述药均进行精加工，研至细末，将药粉制成水丸，约为 900g。每次服用 10g，每日口服 3 次，以 2 个月为 1 个疗程。

【来源】中国中医药现代远程教育，2014，12，10：36。

# 第二十章

# 恶性葡萄胎及绒毛膜上皮癌

恶性葡萄胎及绒毛膜上皮癌（简称绒癌）与葡萄胎同源，都来源于滋养细胞（正常妊娠中滋养细胞是组成胎盘绒毛的主要成分），这两个病都属于恶性肿瘤。恶性葡萄胎和绒毛膜上皮癌都有浸润（侵入子宫肌层）或转移（转移至肺、阴道、脑或其他组织）的特点。恶性葡萄胎通常发生于葡萄胎清除后 6 个月以内；绒癌则可继发于葡萄胎、流产和足月分娩以后。

两者临床表现几乎完全相同，都以不规则的阴道反复流血和转移症状（肺转移常表现为咳嗽、咯血、X 线胸片有转移病灶阴影；脑转移有头痛、偏瘫、失语和平衡失调等；肠道转移有消化道出血等）为特征。

一、辨证施治秘验方

## 验方

【药物组成】 （1）蓖麻蛋糕汤：蓖麻子 3 个（捣碎），鸡蛋 1 个，将顶端挑一拇指大小孔，把捣碎之蓖麻子放蛋内，搅拌均匀后，用纸封洞口，然后将蛋立放瓷盅内预制小铁环上固定，加水于盅内（勿令水浸入纸封蛋洞口），再加热煮蛋 40min，去蛋壳，趁热顿服。（2）白花蛇茶饮：白花蛇舌草 31g，煎水，代茶频饮，每日 1 剂。配合方（1）、方（2），给予治疗。行经期，选用膈下逐瘀汤、四物汤、桂枝茯苓丸、失笑散等方为基础加减化裁。停经期，以柴芍六君子汤、六君子汤、完带汤、柴胡疏肝散、参苓白术散、补中益气汤、平胃散等方加减。

【功效主治】早期子宫绒毛膜癌。

【来源】四川中医，1983，4：29。

### 验方

【药物组成】海螵蛸 30g，五灵脂 6g（半生半炒，包），蒲黄 6g（半生半炒，包），茜草根 6g，乌药 3g，红花 3g，丹参 15g，射干 10g，山慈菇 10g，蒲黄炒阿胶 10g，制乳香、制没药各 10g，血竭 17g（另包，分 2 次冲服）。

【功效主治】绒毛膜癌。

【用法】水煎服，早晚空腹服之（应用时服舒肝散）。

【来源】肿瘤的防治. 上海：上海科学技术出版社，1978：309。

### 验方

【药物组成】当归 10g，太子参 10g，紫草根 15g，半枝莲 30g，龙葵 30g，白及 10g，黄芪 12g，赤芍、白芍各 10g，百合 10g，紫菀 10g，甘草 3g。

【功效主治】绒毛膜癌。

【用法】水煎服，每日 1 剂。

【来源】肿瘤的防治. 上海：上海科学技术出版社，1978：309。

### 验方

【药物组成】当归 15g，白芍 9g，紫草 30g，生贯众 15g，山慈菇 9g，血余炭 12g，人参 3g，藕节炭 15g，金银花 15g，甘草 6g，夏枯草 12g。

【加减】肺转移吐血加白及 9g，川贝母 9g，生地黄 9g；肺转移大咯血加三七 6g，川贝母 15g，生地黄 12g；胸痛加瓜蒌 12g，紫菀 9g；发热加地骨皮 9g，生地黄 9g；大便干燥加肉苁蓉 15g。

【功效主治】绒毛膜癌。

【用法】水煎服，每日 1 剂。

【来源】中草药验方选编. 通辽：内蒙古自治区人民出版社，1972：172。

## 验方

【药物组成】龙葵 90g，十大功劳根 30g，白英 30g，白花蛇舌草 30g，菝葜根 30g。

【功效主治】绒毛膜癌、恶性葡萄胎。

【用法】每日 1 剂，水煎服（服药前应先手术清除病灶为宜）。

【来源】千家妙方. 北京：中国人民解放军战士出版社，1982：555。

## 验方

【药物组成】（1）天花粉 50g，牙皂粉 30g。（2）龙葵 30～60g，半枝莲 30～60g，白花蛇舌草 30～60g，败酱草 15g。

【功效主治】绒毛膜癌、恶性葡萄胎。

【用法】方（1）各药共研细末，装入胶囊，每个内含天花粉 0.25g，牙皂粉 0.15g，胶囊供外用，置于阴道后穹窿部。方（2）水煎服，每日 1 剂。

【来源】抗癌中草药制剂. 北京：人民卫生出版社，1981：268。

## 二、转移及术后、放化疗方

### 二根汤

【药物组成】山豆根 30g，紫草根 30g，薏苡仁 30g，丹参 30g，全瓜蒌 30g，白英 30g，连翘 15g，苦参 15g，川楝子 15g，香附 9g，生黄芪 9g。

【加减】气喘加紫苏子 15g；胸痛加郁金 15g。

【功效主治】恶性葡萄胎肺转移。

【用法】水煎服，每日 1 剂。

【来源】抗癌中草药制剂. 北京：人民卫生出版社，1981：267。

## 硝矾散

【药物组成】皮硝 60g，明矾、胆矾、雄黄各 30g，琥珀、乳香、没药、生天南星、黄连各 15g，牙皂 9g，蟾酥、冰片各 5g。

【功效主治】绒癌术后局部转移。

【用法】上方共研细末备用。用时以猪胆汁、醋各半调成糊状，摊于患处，厚 0.3～0.5mm，包扎固定，药干后再滴入猪胆汁与醋，保持药糊湿润。配合内服药。

【来源】上海中医药杂志，1986，3：13。

## 验方

【药物组成】（1）黄芪败酱汤：黄芪、党参、败酱草、白及、阿胶（烊化兑服）各 15g，当归、茜草各 12g，冬瓜子、赤小豆各 30g，山慈菇 18g。（2）血府逐瘀汤：当归尾 15g，赤芍、牡丹皮各 12g，川芎、红花、桃仁、三棱、莪术、大黄（另泡）各 10g，半枝莲、白花蛇舌草各 30g。（3）蜂蛇散：露蜂房 200g，白花蛇 2 条，蜈蚣 10 条。

【功效主治】绒毛膜癌肺转移。

【用法】方（1）、方（2）交替应用，水煎服，每日 1 剂。方（3）共研细末，早晚各服 3g，温开水送下。

【来源】湖北中医杂志，1986，2：24。

## 验方

【药物组成】柴胡 10g，川楝子 10g，延胡索 10g，当归 12g，丹参 21g，鳖甲 21g，炮甲珠 10g，煅牡蛎 20g，全蝎 10g，墨旱莲 30g，龙眼肉 12g，熟地黄 15g，薏苡仁 15g，半枝莲 30g，急性子 15g。

【加减】据病情可酌情加用何首乌、山药、刺猬皮、王不留行、莪术、僵蚕、白花蛇舌草、大枣等，并佐以灵芝糖浆、归脾丸。

【功效主治】子宫绒毛膜癌术后转移。

【用法】每日 1 剂，水煎，分 3 次服。

【来源】中医杂志，1984，1：34。

## 验方

【药物组成】全蝎、露蜂房、僵蚕、蛇蜕各等份。

【功效主治】晚期绒癌肺转移。

【用法】研末，水泛为丸，每日 2 次，每次 3g。

【来源】中草药单方验方新医疗法选编. 南京：南京市革命委员会卫生局卫生教育馆，1971：325。

## 验方

【药物组成】白花蛇 60g，蜈蚣 2 条，蜂房 6g。

【功效主治】晚期绒癌肺转移。

【用法】水煎服，每日 1 剂，2 次煎服。

【来源】中草药单方验方新医疗法选编. 南京：南京市革命委员会卫生局卫生教育馆，1971：325。

## 验方

【药物组成】鲜龙葵全草 60g（干品 30g），鲜半枝莲 120g（干品 60g），紫草 15g。

【功效主治】绒毛膜癌无转移者手术后。

【用法】每日 1 剂，2 次煎服。

【备注】手术切除子宫和附件后尚需配合化疗 6-MP 100mg，

每日 3 次，10 天为一疗程。治疗标准以自觉症状及阳性体征全部消失，尿妊娠试验多次检查阴性者为初步治愈。出院后继续服龙葵 1 个月。

**【来源】**湖南中草药单方验方选编. 长沙：湖南人民出版社，1971：336。

## 验方

**【药物组成】**（1）陈皮 10g，竹茹 10g，半夏 6g，枇杷叶 12g，石斛 12g，紫苏梗 6g，黄芩 12g，焦三仙 30g。热重加马尾连 6g。（2）黄芩 10～20g，马尾连 6～10g，白芍 10g，陈皮 10g，竹茹 10g，半夏 6g，滑石 12g，甘草 3g，马齿苋 15g。里急后重加熟大黄 2g。（3）沙参 12g，麦冬 10g，生地黄 12g，白芍 12g，地骨皮 10g，牡丹皮 10g，黄芩 10g。发热者加金银花 15g，连翘 15g。（4）生黄芪 18～20g，黄精 10～20g，当归 10g，鸡血藤 30g，阿胶 12g，菟丝子 12g，枸杞子 10g，陈皮 10g。

**【功效主治】**葡萄胎化疗反应。方（1）用于胃肠热，胃气上逆型；方（2）用于胃肠湿热，胃气上逆型；方（3）用于阴虚内热型；方（4）用于气血亏虚型。

**【用法】**每剂中药水煎两次，每次煎液取 100ml 左右，两煎药液在一起混匀，分早晚两次口服。

**【来源】**中西药结合杂志，1985，5（4）：202。

## 验方

**【药物组成】**（1）大青叶 15g，北沙参 15g，玄参 10g，石斛 10g，连翘 10g，金银花 10g，山豆根 15g。（2）白术、山药、竹茹、紫苏梗、石斛各 10g，北沙参 15g。（3）鲜地锦草、马齿苋各 30g，白术、白芍各 10g，山药 15g，防风 4g，陈皮 6g。（4）玄参、知母、石斛、北沙参、连翘、金银花各 15g。（5）红孩儿、虎杖、鸡血藤、茜草、牡丹皮各 15g，红花 9g。气虚加黄芪 12g，太子参

30～60g；阴虚加生地黄 30～60g，玄参 15g。(6) 大青叶 20g，犀角 2g（现以水牛角代），生地黄 30g，北沙参 30g，太子参 30g，麦冬 10g，五味子 6g。(7) 马齿苋 30g，地锦草 30g，乌梅 15g，五味子 8g，石榴皮 10g，地榆 12g，黄芩 10g，茶叶 1 撮。

**【功效主治】**恶性葡萄胎、绒癌化疗严重副作用。方 (1) 用于化疗开始；方 (2) 用于化疗后恶心呕吐者；方 (3) 用于腹痛腹泻者；方 (4) 用于口腔黏膜溃烂者；方 (5) 用于造血功能障碍者；方 (6) 用于败血症；方 (7) 用于伪膜性肠炎。

**【用法】**水煎服，每日 1 剂。同时配合西医对症治疗。

**【来源】**中西医结合杂志，1983，3 (3)：159。

### 验方

**【药物组成】**(1) 姜竹茹、姜半夏、茯苓、枳壳、陈皮、白芍各 10g，生甘草 6g，生姜 3 片。(2) 黄芪、熟地黄各 12g，黄精、南沙参、北沙参、天花粉、山茱萸、鸡血藤、刘寄奴各 10g，怀山药 20g，炙甘草 6g。

**【加减】**胃痛加绿萼梅、旋覆花；腹泻加诃子、石榴皮、炒扁豆；口腔溃疡用锡类散；头痛加白蒺藜、桑叶；阴虚甚者加生地黄、麦冬；脾虚甚者加白术、党参。

**【功效主治】**滋养叶细胞癌化疗不良反应。方 (1) 用于消化道不良反应；方 (2) 用于造血系统不良反应。

**【用法】**水煎服，每日 1 剂。

**【来源】**安徽中医学院学报，1989，3：46。

### 三、单方偏方

(1) 龙葵 60g，煎服，每天 3 次。

(2) 紫草根 60g，每天 1 剂，水煎服。

(3) 紫草根 30g，凤眼草 30g，玉蝴蝶 6g，煎服，每天 3 次。

(4) 葵树子 60g，半枝莲 60g，2kg 水煮成 1kg（煮约 4h），1

天内分几次口服。

(5) 龙葵 30g，半枝莲 60g，紫草 15g。水煎服，每日 1 剂。1～3 个月为一疗程，继服龙葵 1 个月以巩固疗效。

(6) 向日葵盘 90g，凤尾草 60g，水杨梅（全草）60g。加水煎煮 1～2h，至药汁成半冻胶状即得。每日 1 剂，1～2 个月为一疗程。

# 第二十一章

# 肾　癌

　　肾癌系指发生于肾脏的癌肿，乃由于饮食不节，或脾肾气虚而水湿不化，湿毒内生，或外感湿邪，入里蕴毒，内外合邪，结于水道；或因忧思郁怒，伤肝化火，炼液生痰，久蕴成毒，结于腰府所致。本病相当于中医的肾积。

　　临床表现为早期多无症状，一旦出现症状，常属较晚期表现，主要表现为血尿、疼痛及肿块。全身症状多见消瘦、发热、血压增高及各种肿瘤转移症状，如偏瘫、背痛、咯血、胸腔积液、下肢水肿等。

## 一、辨证施治秘验方

### 龙蛇羊泉汤加减

　　【药物组成】白英 30g，龙葵 30g，蛇莓 30g，半枝莲 30g，瞿麦 20g，黄柏 15g，延胡索 10g，土茯苓 30g，大蓟、小蓟各 30g，仙鹤草 30g，竹茹、竹叶各 10g。

　　【功效主治】清热化湿。用于湿热瘀毒型肾癌，或肾盂癌（中、晚期患者或手术后复发者）。

　　【用法】水煎服，每日 1 剂。

　　【来源】中医肿瘤学（上）. 北京：科学出版社，1983：342。

### 三七六味汤

　　【药物组成】生地黄 30g，山药 30g，山茱萸 15g，茯苓 30g，桑寄生 30g，鳖甲 30g，三七粉 6g，阿胶 12g，半枝莲 30g，白花蛇舌草 30g。

【功效主治】滋阴补肾，凉血止血。主治肾阴不足型肾癌。

【用法】水煎，每日 1 剂，分 2 次服。

【来源】中医防治肿瘤. 广州：科学普及出版社广州分社，1982。

### 大黄活血祛瘀汤

【药物组成】大黄 12g，水蛭 3g，莪术 15g，土鳖虫 6g，生地黄 30g，红参 10g（嚼服），黄芪 30g，炮甲珠 15g，赤芍 12g。

【功效主治】活血逐瘀。主治气血瘀结型肾癌。

【加减】疼痛剧烈加延胡索、郁金、乳香、没药；出血多加炒蒲黄（包）、阿胶（烊）、三七粉。

【用法】水煎，每日 1 剂，分 2 次服。

【来源】中医防治肿瘤. 广州：科学普及出版社广州分社，1982。

### 温阳补肾攻瘀汤

【药物组成】肉桂 6g，附片 30g（先煎），熟地黄 15g，山药 30g，山茱萸 15g，茯苓 30g，淫羊藿 30g，三七粉 6g（吞服），人参 10g（嚼服），丹参 30g，半枝莲 30g，白花蛇舌草 30g。

【功效主治】温阳补肾，佐以攻瘀。主治肾阳虚衰型肾癌。

【用法】水煎，每日 1 剂，分 2 次服。

【来源】中医防治肿瘤. 广州：科学普及出版社广州分社，1982。

### 白毛藤蛇莓汤

【药物组成】白毛藤 20g，蛇莓 20g，龙葵 20g，白茅根 15g，仙鹤草 18g，猪苓 15g，茯苓 12g，滑石 15g，萹蓄 18g，薏苡仁 18g，甘草梢 6g，白术 10g。

【功效主治】清热利湿，解毒化瘀。主治湿热蕴肾，迫血妄行型肾癌。

【用法】水煎，每日1剂，分2次服。

【来源】癌的扶正培本治疗. 福州：福建科学技术出版社，1989。

## 解毒止血汤

【药物组成】白花蛇舌草、龙葵、半枝莲、大蓟、小蓟、海金沙、土茯苓各30g，车前子25g（包），贯众炭、蒲黄炭（包）、六一散（包）、黄柏、知母、威灵仙各15g，生地黄、灯心草各10g。

【加减】体弱虚羸者，加人参6g，黄芪、黄精、枸杞子各15g；发热者，加炒柴胡、青蒿各10g；食欲减退者，加焦山楂、槟榔、苍术各10g，健脾和胃、消食化积；腹胀腹痛者，加砂仁、香附、白术、陈皮、蔻仁、茯苓各10g，健脾理气止痛；小便尿血者，加仙鹤草、炒槐花、地榆炭各10g，凉血止血；大便秘结者，加生大黄10g（后下），火麻仁12g，润肠通便。

【功效主治】晚期肾癌伴尿血不止。

【用法】水煎3次，合并药液，分2～4次服，每日1剂，2个月为一疗程。服一疗程后，间隔3～4天，再行2～3个疗程。

【来源】当代妙方. 第2版. 北京：人民军医出版社，1998：530。

## 肾癌方

【药物组成】鹿角霜20g，菟丝子15g，鳖甲15g，女贞子15g，白术15g，黄芪30g，赤芍15g，莪术12g，田七末3g（冲），全蝎8g，大黄6g，生甘草3g。

【加减】腰部疼痛剧烈者，加延胡索、乳香、土鳖虫，活血行气通经止痛；血尿明显去全蝎，加仙鹤草、山楂炭；肿瘤巨大且硬加穿山甲、三棱，祛瘀消积；腹水去鳖甲，加大腹皮、半边莲，行气利水；寒湿重去女贞子，加台乌药、益智温肾散寒。

【功效主治】晚期肾癌。

【用法】每日1剂，水煎，分2次空腹服。

【来源】实用医学杂志，1995，11（12）：832。

## 二冬滋阴散结汤

【药物组成】麦冬12g，天冬15g，沙参12g，石斛12g，知母10g，枸杞子12g，太子参15g，黄精12g，女贞子15g，大蓟、小蓟各30g，仙鹤草20g，白毛藤20g，猪苓15g，白术10g，赤芍10g，绞股蓝15g，西洋参6g（另炖）。

【功效主治】滋阴补肾，化瘀散结。主治中晚期肾癌。

【用法】水煎，每日1剂，分2次服。

【来源】癌的扶正培本治疗．福州：福建科学技术出版社，1989。

## 双补抑癌汤

【药物组成】生黄芪25g，太子参18g，党参12g，茯苓12g，白术12g，甘草3g，麦冬12g，天冬12g，生地黄、熟地黄各15g，枸杞子10g，女贞子12g，黄精12g，金银花9g，仙鹤草18g，八百光6g（另炖）。

【功效主治】双补气血，扶正抑癌。主治气血不足型肾癌。

【用法】水煎，每日1剂，分2次服。

【来源】癌的扶正培本治疗．福州：福建科学技术出版社，1989。

## 蝎鳖蛎甲汤

【药物组成】牡蛎15g，穿山甲12g，全蝎6g，青皮6g，木香4.5g，五灵脂9g（包），桃仁9g，杏仁9g，鳖甲煎丸12g（吞）。

【功效主治】攻坚破积，理气化痰，滋阴潜阳。主治痰瘀交阻型肾癌。

【用法】水煎，每日1剂，分2次服。

【来源】中国中医秘方大全. 文汇出版社，1989。

## 鹤仲汤

【药物组成】仙鹤草 60g，焦杜仲 30g，补骨脂 30g，生地黄 30g，白茅根 30g，焦地榆 30g，知母 10g，黄柏 10g，干荷叶 15g，山慈菇 30g，料姜石 60g。

【功效主治】补肾养阴，止血降火。治肾癌初起，反复血尿。

【用法】水煎，每日 1 剂，内服。

【来源】癌瘤中医防治研究. 第 2 版. 西安：陕西科学技术出版社，1983。

## 茅地汤

【药物组成】白茅根 60g，生地黄 30g，黄药子 20g，薏苡仁 30g，半枝莲 30g，半边莲 30g，小蓟 30g，猪苓 50g，全蝎 10g，露蜂房 10g，仙鹤草 60g，山豆根 10g，瓦楞子 30g。

【功效主治】活血止血，软坚消瘀。主治肾癌反复血尿，腰部出现包块。

【用法】水煎，每日 1 剂，内服。

【来源】肿瘤中医防治研究. 第 2 版. 西安：陕西科学技术出版社，1983。

## 莪蓟汤

【药物组成】莪术 10g，大蓟 20g，小蓟 20g，三棱 10g，五灵脂 10g（包），生蒲黄 10g（包），三七 10g，郁金 20g，露蜂房 10g，全蝎 10g，延胡索 15g，猪苓 60g，白芍 15g，薏苡仁 30g，龙葵 30g，料姜石 60g。

【功效主治】治肾癌大量血尿，腰腹肿块明显疼痛，消瘦、贫血。

【用法】水煎，每日 1 剂，内服。

【来源】肿瘤中医防治研究. 第 2 版. 西安：陕西科学技术出

版社，1983。

## 验方

【药物组成】生地黄 30g，山药 15g，山茱萸 15g，茯苓 30g，桑寄生 30g，鳖甲 30g，三七粉 6g，阿胶 12g（烊），小蓟 12g，半枝莲 30g，白花蛇舌草 30g。

【功效主治】滋阴益肾。用于心肾阴虚型肾癌。

【用法】水煎服，每日 1 剂。

【来源】百病良方（第二集）. 重庆：科学技术文献出版社重庆分社，1983：194。

## 验方

【药物组成】大黄 12g，水蛭 3g，莪术 15g，土鳖虫 6g，生地黄 30g，红参 10g（嚼服），黄芪 30g，炮甲珠 15g，赤芍 12g。

【加减】疼痛剧烈加延胡索、郁金、乳香、没药；出血多加炒蒲黄（包）、阿胶（烊）、三七粉。

【功效主治】行气活血。用于气血瘀结型肾癌。

【用法】水煎服，每日 1 剂。

【来源】百病良方（第二集）. 重庆：科学技术文献出版社重庆分社，1983：194。

## 验方

【药物组成】黄芪 30g，太子参 30g，云茯苓 10g，猪苓 20g，干地黄 20g，当归 10g，赤芍、白芍各 10g，女贞子 20g，地骨皮 15g，干蟾蜍 10g，僵蚕 10g，半枝莲 60g。

【功效主治】清热化瘀，益气生血。用于气血双亏，毒热瘀结型肾癌，或肾盂癌（晚期恶病质者）。

【用法】水煎服，每日 1 剂。

【来源】中医肿瘤学（上）. 北京：科学出版社，1983：343。

## 验方

【药物组成】冰片 3g，藤黄 3g，麝香 0.3g，生胆南星 20g。

【功效主治】用于晚期肾癌局部疼痛。

【用法】共为细末，酒、醋各半调成糊状，涂于腰区肿痛处。

【来源】江苏中医杂志，1986，12。

二、术后、放化疗方

### 阳和汤合薏苡附子败酱散化裁

【药物组成】生黄芪 30g，炮附子 10g，薏苡仁 30g，败酱草 30g，白芍 20g，生甘草 20g，熟地黄 60g，鹿角霜 30g，芥子 6g，麻黄 3g，肉桂 3g，炮姜 6g。

【功效主治】肾恶性肿瘤术后的不愈合。

【用法】水煎服，每日 1 剂。

【来源】天津中医，1988，1：43。

### 益肾健脾祛邪汤

【药物组成】党参 15g，白术 12g，茯苓 12g，甘草 3g，枸杞子 10g，太子参 15g，熟地黄 15g，黄芪 15g，麦冬 12g，仙鹤草 18g，半枝莲 15g，大蓟、小蓟各 30g，猪苓 12g，海金沙 10g，瞿麦 10g。

【功效主治】益肾健脾，扶正祛邪。主治肾癌手术或化疗、放疗之后，出现的不良反应及后遗症。

【用法】水煎，每日 1 剂，分 2 次服。

【来源】癌的扶正培本治疗. 福州：福建科学技术出版社，1989。

## 验方

【药物组成】生地黄、熟地黄各 12g，女贞子 15g，枸杞子

10g，补骨脂 10g，生黄芪 30g，白术 10g，云茯苓 10g，太子参 20g，海金沙 15g，瞿麦 20g，土茯苓 20g，半枝莲 30g。

【功效主治】肾亏余毒型肾癌，或肾盂癌（手术切除后患者）。

【用法】水煎服，每日1剂。

【备注】宜长期服用，以期获效。

【来源】中医肿瘤学（上）. 北京：科学出版社，1983：342。

## 验方

【药物组成】生地黄 12g，山药 12g，山茱萸 12g，茯苓 12g，泽泻 12g，牡丹皮 12g，女贞子 15g，枸杞子 10g，狗脊 10g，土茯苓 15g，白英 30g，龙葵 20g，生黄芪 30g，党参 20g，鸡血藤 30g，焦三仙 30g，焦鸡内金 10g，砂仁 10g。

【功效主治】右肾癌术后6月，脾肾不足，余毒未尽。

【用法】水煎服，每日1剂。

【来源】四川中医，2018，36，01。

三、单方偏方

(1) 马鞭草 60～120g，水煎，每日1剂，分3次服。

(2) 瞿麦 120g，水煎，每日1剂，分2次服。

(3) 薏苡仁 120g，水煎，每日1剂，分3次服。

(4) 菝葜 60～120g，水煎，每日1剂，分2次服。

(5) 槐豆 30～60g，水煎，每日1剂，分3次服。

(6) 半边莲 120g，水煎，每日1剂，分3次服。

# 第二十二章

# 膀胱癌

　　膀胱癌指发生于膀胱壁的癌肿，相当于中医的"胞积"。本病多由外感湿热之邪下注膀胱，或风邪外袭小肠、心火移于小肠，致膀胱气化不利，湿毒积滞，结于膀胱而成；亦可因素体脾肾不足，饮食内伤，水湿不化，痰积成毒，毒热结聚于膀胱而致病。

　　临床最常见的首发症状为血尿，多数为肉眼血尿，而且以间断性、无痛性血尿为主，亦可并发尿频、尿痛。晚期肿瘤坏死、感染时，可有腐肉样物排出，肿瘤或血块堵塞尿路可造成排尿困难及排尿突然中断、急性尿潴留，或继发肾、输尿管积水，甚而出现尿毒症，肿瘤周围广泛浸润或盆腔转移时，可因双下肢淋巴回流受阻而致水肿。骨转移可出现相应部位的疼痛。

## 一、辨证施治秘验方

### 三金汤合石韦散加减

　　【药物组成】金钱草60g，海金沙30g，鸡内金20g，石韦12g，冬葵子12g，滑石25g，瞿麦20g，萹蓄20g，赤芍15g，木通12g，泽兰12g，甘草梢10g。

　　【功效主治】膀胱癌。

　　【用法】水煎服，1日1剂。

　　【来源】中原医刊，1987，6：45。

## 复方栀子汤

【药物组成】（1）黑栀子 9g，当归 9g，炒黄芩 4.5g，淡竹叶 4.5g，小蓟炭 12g，生地黄 12g，炒蒲黄 3g（包），生甘草 3g。（2）木通 3g，藕节炭 30g，蒲公英 30g，金钱草 30g，泽泻 9g，瞿麦 9g，萹蓄 9g，黄柏 9g，知母 9g，车前子 9g，川楝子 9g，木通 3g，甘草 3g。（3）生地黄 12g，玄参 12g，怀牛膝 12g，制龟甲 12g，牡丹皮 9g，泽泻 9g，知母 9g，麦冬 9g，黄柏 9g，白芍 9g。

【功效主治】方（1）适于膀胱癌，有血尿者。方（2）适于膀胱癌，湿毒滞留膀胱，小便黄赤，腹部有隐痛者。方（3）适于膀胱癌，湿热邪毒未净，肾阴亏虚者。

【用法】水煎，每日1剂，分2次服。

【来源】实用抗癌验方.北京：中国医药科技出版社，1998：244。

## 新丹膀胱汤

【药物组成】（1）膀胱汤：当归 15g，赤芍 15g，生地黄 15g，木通 15g，滑石 15g，海金沙 15g，半枝莲 30g，大蓟炭、小蓟炭各 30g，白茅根 30g，薏苡仁 30g，白花蛇舌草 30g，金钱草 30g，知母 12g，黄柏 12g，炒木鳖子 12g，金银花 24g，天花粉 12g，海螵蛸 24g。（2）新丹：蜈蚣 240g，地龙 96g，蝉蜕 96g，蛇蜕 96g，象牙粉 96g，枸杞子 96g，全蝎 174g，僵蚕 48g，海螵蛸 48g，蕲蛇 48g，金钱草 48g，滑石 48g，松香 48g，薏苡仁 48g，雄黄 48g，制马钱子 48g，炒木鳖子 48g，鹿角霜 48g，赤小豆 48g，白芷 48g，黄药子 48g，黑芝麻 48g，穿山甲 24g，露蜂房 24g，蛴螬 24g，炮姜 24g，土贝母 24g，杏仁 24g，枳壳 15g，云茯苓 15g，萆薢 15g，海金沙 15g，乌梅肉 15g，木通 15g，大黄 15g，斑蝥 6g，防风 12g，柴胡 9g，青皮 9g，樟脑 9g，炒巴豆 4.5g（带皮），炒蟾蜍 15g（焦）。

【功效主治】膀胱癌。

【用法】方（1）水煎服，每日 1 剂。方（2）各药共研细末，炼蜜为丸，每丸重约 10g，每次口服半丸至 1 丸，每日 1 次。

【备注】服用煎剂以后，如有腐烂组织由尿排出或有尿血时，不宜止血，可以因势利导，使膀胱内血污排尽。服用丸剂时部分病人可有恶心反应，不必停药，继续服之。

【来源】抗癌中草药制剂. 北京：人民卫生出版社，1981：280。

### 加味桃仁承气汤

【药物组成】桃仁 9g，芒硝 9g，大黄 9g，桂枝 7.5g，甘草 15g，栀子 12g，当归 9g，五灵脂 9g（包），犀角（今以水牛角代之）6g，海金沙 6g。

【功效主治】膀胱癌。

【用法】水煎服，每日 1 剂。

【来源】中草药验方选编. 通辽：内蒙古自治区人民出版社，1972：164。

### 蛇桑汤

【药物组成】党参 15g，黄芪 30g，茯苓 30g，女贞子 30g，桑寄生 30g，白花蛇舌草 30g。

【功效主治】益气养阴，扶正抗癌。主治气阴两虚型膀胱癌。

【用法】水煎，每日 1 剂，分 2 次服。

【来源】新医药学杂志，1977，7：12。

### 小蓟饮子加减

【药物组成】小蓟 30g，生地黄 15g，淡竹叶 15g，炒蒲黄 10g（包），栀子 10g，藕节 10g，紫草 30g，半枝莲 30g，白花蛇舌草 30g，山慈菇 30g，射干 30g，夏枯草 30g，甘草 10g。

【功效主治】膀胱移行上皮乳头状癌。

【用法】水煎服，每日 1 剂。

【来源】四川中医，1985，9：14。

## 加味五苓散

【药物组成】猪苓、茯苓、白术、生黄芪各 15g，泽泻、海金沙、海藻各 18g，桂枝 10g，生地榆、生薏苡仁、白花蛇舌草各 30g。

【功效主治】健脾祛湿，化气行水，扶正抗癌。主治晚期膀胱癌。

【用法】每剂煎汁 600ml，分 3 次服，每日 1 剂。40 天为一疗程。疗效不满意者坚持服汤剂，疗效较好者原方加 5 倍量改为散剂，每服 10g，早晚各 1 次，白开水送服。

【备注】治疗期间忌食无鳞鱼、各种动物头及蹄肉。

【来源】四川中医，1989，4：26。

## 豆根三草醋蛋汤

【药物组成】山豆根 60g，夏枯草 60g，败酱草 60g，重楼（草河车）60g，白鲜皮 60g，半枝莲 60g，黄药子 30g，山慈菇 30g，鸡蛋 30 个。

【功效主治】解毒散结。主治湿毒内蕴型膀胱癌。

【用法】上药纳锅内，放入大半锅水，煮开，待蛋熟捞出，击破蛋皮，再放入锅内煮 2h，取出去皮，醋泡 24h 即成。每日 1 次，每次吃 3 个，1 个月为 1 个疗程。

【来源】中西医结合杂志，1985，1：35。

## 黄芪小蓟汤

【药物组成】黄芪、墓头回、太子参、土茯苓、山药、小蓟各 30g，生地榆、藕节炭各 40g，升麻、当归、赤芍各 15g，射干、紫草、蒲黄（包）、茜草炭各 20g。

【功效主治】益气举陷，清热解毒，利湿散结，养血止血。主治湿热内蕴，气血不足型膀胱癌。

【用法】水煎，每日 1 剂，分 2 次服。

【来源】江苏中医，1991，12：16。

## 龙蛇羊泉汤

【药物组成】龙葵 30g，白英 30g，蛇莓 15g，海金沙 9g，土茯苓 30g，灯心草 9g，威灵仙 9g，白花蛇舌草 30g。

【功效主治】清热利湿，解毒消肿。主治湿毒内蕴型膀胱癌。

【用法】水煎，每日 1 剂，分 2 次服。治疗 2 年以上未复发者可隔天 1 剂，3 年以上未复发者可每周服 2 剂。

【来源】上海中医药杂志，1982，4：11。

## 复方斑蝥丸

【药物组成】斑蝥 15g，大黄 25g，人参 20g，猪苓 20g。

【功效主治】解毒消肿，扶正抗癌。主治膀胱癌。

【用法】斑蝥用 50 度白酒浸泡一昼夜，加温 60℃ 10min，过滤去渣用酒 150ml；将大黄、人参、猪苓轧成细粉；将斑蝥酒与药粉混合搅拌，然后用蛋清调之，团成绿豆粒大小丸，干燥后备用。每日 3 次，每次 5 粒。

【来源】黑龙江中医药，1982，4：27。

## 莲蓟地花汤

【药物组成】半枝莲 30g，大蓟 30g，小蓟 30g，六一散 30g（包），五苓散 15g，蒲黄炭 15g（包），贯众炭 15g，知母 9g，黄柏 9g，生地榆 12g，车前子 30g（包），槐花 15g。

【功效主治】清热利水，凉血止血。主治水热内结型膀胱癌。

【用法】水煎，每日 1 剂，分 2 次服。

【来源】中国中医秘方大全（下册）. 文汇出版社，1989：786。

## 牡蛎软坚汤

【药物组成】生牡蛎 60g，昆布 15g，海藻 15g，土木鳖 5g，炮穿山甲 10g，山慈菇 12g，半枝莲 30g。

【功效主治】化痰软坚，散瘀消积，清热解毒。主治痰瘀互结型膀胱癌。

【用法】水煎，每日 1 剂，分 2 次服。

【来源】中国中医秘方大全（下册）. 文汇出版社，1989：790。

## 解毒利湿汤

【药物组成】瞿麦 15g，萹蓄 15g，石韦 30g，黄柏 9g，车前子 30g，山豆根 12g，滑石 30g，金钱草 30g，苦参 9g，赤小豆 30g，白茅根 30g，木通 9g，竹叶 9g。

【功效主治】清热解毒，利湿攻癌。主治湿毒内蕴型膀胱癌。

【用法】水煎，每日 1 剂，分 2 次服。

【来源】中国中医秘方大全（下册）. 文汇出版社，1989：791。

## 川楝橘核汤

【药物组成】盐水炒川楝肉、盐水炒橘核、赤芍、天葵子、炒枳实、煨三棱、煨莪术各 10g，海藻、昆布各 15g，蒲公英、紫花地丁各 30g，夏枯草、白花蛇舌草各 60g，蜂蜜 60g（后加）。

【功效主治】散结软坚，消肿抗癌。主治瘀血内结型膀胱癌。

【用法】上药加水 6 碗，煎至 2 碗，去渣，加蜂蜜熬和。每日 1 剂，分次服用。

【来源】肿瘤临证备要. 北京：人民卫生出版社，1982：295。

## 猪茯苓汤

【药物组成】猪苓、茯苓、白术、泽泻、阿胶、滑石各 20g，三七 6g（研粉冲服），桃仁 12g，仙鹤草 60g。

【功效主治】适用于膀胱癌晚期急性出血。

【用法】水煎服，每日 1 剂。

【来源】中国中医急症，2016，25，05：892-894。

## 验方

【药物组成】金银花 30g，藕节 15g，泽泻 6g，黄柏 12g，猪苓 9g，车前子 9g，毛慈菇 9g，萆薢 12g，甘草 9g，蒲公英 15g，紫花地丁 15g，生贯众 15g，栀子 9g。

【加减】尿血加白茅根 12g，大蓟炭、小蓟炭各 12g；尿中有紫色血块加桃仁 9g；疼痛加乳香、没药各 18g；尿道刺痛加海金沙 9g，竹叶 9g。

【功效主治】膀胱癌。

【用法】水煎服，每日 1 剂。

【来源】中草药验方选编.通辽：内蒙古自治区人民出版社，1972：164。

## 验方

【药物组成】太子参 12g，茯苓 12g，白术 12g，炙甘草 9g，淡竹叶 6g，白花蛇舌草 9g，薏苡仁 30g，黄柏 4.5g，六味地黄丸 30g（包煎）。

【功效主治】膀胱恶性肿瘤。

【用法】每日 1 剂，水煎服。

【来源】浙江中医学院学报，1985，1：2。

## 验方

【药物组成】（1）黑栀子 9g，小蓟炭 12g，炒蒲黄 3g（包），生地榆 12g，淡竹叶 4.5g，生甘草 3g，木通 9g，藕节炭 30g。（2）蒲公英 30g，泽泻 9g，金钱草 30g，瞿麦 9g，萹蓄 9g，黄柏 9g，木通 3g，肥知母 9g，车前子 9g，粉萆薢 12g，甘草 3g，川楝子 9g。（3）生地黄 12g，牡丹皮 9g，泽泻 9g，肥知母 9g，黑玄参 12g，麦冬 9g，川黄柏 9g，白芍 9g，怀牛膝 12g，制龟甲 12g。

【功效主治】膀胱癌。方（1）适用于有尿血者；方（2）适用于湿毒滞留膀胱，小便赤黄，腹部有隐痛者；方（3）适用于湿热邪毒未净，肾阴亏虚者。

【用法】水煎服，每日1剂。

【来源】抗癌中草药制剂. 北京：人民卫生出版社，1981：282。

## 验方

【药物组成】土茯苓 30g（炒存性），百部 30g（炒存性），蜈蚣 30g（炒存性），斑蝥 10 个（炒存性），蝉蜕 15g（炒存性），滑石 15g，金银花 20g，薏苡仁 15g，苦丁茶 15g，金钱草 15g，海金沙 10g，牛膝 15g，干姜 15g，肉桂 15g，附子 15g，小茴香 15g，桃仁 15g，红花 15g，三棱 15g，莪术 15g，丹参 15g，水蛭 15g（炒存性），大枣 5 个，生姜 5 片。

【功效主治】化瘀解毒。用于血瘀毒结型膀胱癌。

【用法】水煎 2 次，早晚分服。

【来源】癌症的治疗与预防. 北京：春秋出版社，1988：124。

## 验方

【药物组成】土茯苓 30g（炒存性），百部 30g（炒存性），蜈蚣 30g（炒存性），斑蝥 10 个（炒存性），蝉蜕 15g（炒存性），滑石 15g，金银花 20g，薏苡仁 15g，苦丁茶 15g，金钱草 15g，海金沙 10g，牛膝 15g，生地榆 15～30g，玄参 15～30g，麦冬 15～30g，山豆根 15g，苍术 15g，黄柏 15g，大枣 5 个，生姜 5 片。

【功效主治】清热解毒利湿。用于湿热毒结型膀胱癌。

【用法】水煎 2 次，早晚分服。

【来源】癌症的治疗与预防. 北京：春秋出版社，1988：124。

## 验方

【药物组成】生地榆 30g，山药 30g，山茱萸 12g，茯苓 30g，猪苓 30g，紫草 30g，芦荟 6g，小蓟 12g，蒲黄炭 12g（包），半枝莲 30g，白花蛇舌草 30g。

【功效主治】清热凉血养阴。用于阴虚血热型膀胱癌。

【用法】水煎服，每日 1 剂。

【来源】百病良方（第二集）. 重庆：科学技术文献出版社重庆分社，1983：196。

### 验方

【药物组成】黄芪 30g，白术 24g，茯苓 24g，菌灵芝 30g，莪术 15g，龙葵 15g，蛇莓 15g，白英 30g，土茯苓 24g，白花蛇舌草 30g，薏苡仁 30g。

【功效主治】益气活血。用于气虚血瘀型膀胱癌。

【用法】水煎服，每日 1 剂。

【来源】百病良方（第二集）. 重庆：科学技术文献出版社重庆分社，1983：197。

## 二、术后、放化疗方

### 加味四君子汤

【药物组成】人参 15g，白术 15g，茯苓 15g，炙甘草 6g，黄芪 15g，赤芍 15g。

【功效主治】补脾益气。适用于预防表浅性膀胱癌术后复发。

【用法】水煎服，每日 1 剂。

【来源】中医药临床杂志，2012，24，9：875。

## 三、单方偏方

（1）蟾蜍 2 只，纱布包，煮成肉酱取肉汁内服。每日 1 剂。

（2）香蕉、大枣各适量，常服。

（3）生薏苡仁 30g，赤小豆 20g，熬粥晨服。常服。

（4）斑蝥烧鸡蛋：每个鸡蛋内可放入 1～3 个无头、肢的斑蝥，烧熟后去斑蝥，每日服 1～2 个。

（5）地榆炭 100g，加食醋 500ml，煎至 300ml，每日 1 剂，分次服完，每次量不限。

（6）干蜀葵 40g，或鲜蜀葵全株 100g。煎汤口服。

# 第二十三章

# 阴茎癌

阴茎癌是指生于阴茎头、包皮内板、系带及冠状沟附近等阴茎部位的癌肿。相当于中医的"肾岩翻花"。本病主要因为包茎或包皮过长，秽毒积聚于阴茎而成。其发生又多与肝、肾相关，由于素体禀赋不足，又因房劳过度，损伤肝肾，更兼忧思郁虑，使相火内灼，水不涵木，肝精血燥，脉络空虚，久之阴精干涸，火邪郁结，虚火痰浊侵袭，导致经络阻塞，积聚阴茎而成。此外，过食肥甘，嗜酒无度，脾胃受伤，久生湿热，化火生痰，则湿热痰浊循经下注，积聚阴茎而成疾病。

因患者多有包茎，病变开始时常不易察觉。当肿物发展至一定程度，且并发感染时，则出现局部痛痒感、烧灼感、疼痛及恶臭脓性分泌物。晚期可有局部灼痛和排尿疼痛，但一般无排尿困难。偶见出血，血量不多。晚期可见全身症状，如消瘦、贫血、无力、食欲不振及恶病质等。

## 一、辨证施治秘验方

### 苓花汤

**【药物组成】** 土茯苓 60g，金银花 12g，威灵仙 9g，白鲜皮 9g，丹参 6g，苍耳子 15g。

**【功效主治】** 阴茎癌。

**【用法】** 水煎服，每日 1 剂。另用茶叶加食盐适量煎汁后，供局部冲洗。

【来源】抗癌中草药制剂. 北京：人民卫生出版社，
1981：314。

## 银花八正散

【药物组成】瞿麦 30g，萹蓄 30g，金银花 30g，车前草 30g，
马鞭草 30g。

【功效主治】清利湿热。主治湿热内蕴型阴茎癌。

【用法】水煎，每日 1 剂，分 2 次服。

【来源】中西医结合常见肿瘤临床手册. 郑州：河南科学技术
出版社，1984。

## 薏仁异功散

【药物组成】党参 10g，白术 10g，云茯苓 15g，陈皮 15g，薏
苡仁 30g，赤小豆 30g，黄芪 10g。

【功效主治】益气健脾，利湿解毒。治脾虚湿盛型阴茎癌。

【用法】水煎，每日 1 剂，分 2 次服。

【来源】中西医结合常见肿瘤临床手册. 郑州：河南科学技术
出版社，1984。

## 赤豆衍宗丸

【药物组成】菟丝子 30g，金樱子 15g，枸杞子 30g，五味子
30g，车前子 15g，赤小豆 30g。

【功效主治】补益肾元，利湿解毒。治肾虚水泛型阴茎癌。

【用法】水煎，每日 1 剂，分 2 次服。

【来源】中西医结合常见肿瘤临床手册. 郑州：河南科学技术
出版社，1984。

## 解毒祛邪汤

【药物组成】土茯苓 30g，蜈蚣 3 条，半枝莲 30g，僵蚕 10g，

当归 10g，金银花 30g，薏苡仁 30g，赤芍 10g，甘草 30g。

【功效主治】清热解毒，凉血活血。治毒瘀内结型阴茎癌。

【用法】水煎，每日 1 剂，分 2 次服。

【来源】中西医结合临床外科手册. 北京：北京出版社，1980。

## 滋阴扶正汤

【药物组成】生黄芪 30g，当归 10g，生地黄 15g，山茱萸 10g，沙参 30g，白术 10g，肉苁蓉 30g，怀山药 10g，茯苓 10g。

【功效主治】益气养阴。治气阴两虚型阴茎癌。

【用法】水煎，每日 1 剂，分 2 次服。

【来源】中西医结合临床外科手册. 北京：北京出版社，1980。

## 阴茎癌药粉

【药物组成】马钱子 6g，枯矾 15g，鸦胆子 10g，附子 6g，硇砂 15g，雄黄 15g，密陀僧 6g，青黛 10g，轻粉 3g。

【功效主治】外用治疗阴茎癌。

【用法】上药共研细末。将适量药物细末撒于肿瘤局部，周围用凡士林纱条保护正常组织，每日换药 1 次，连用 5 次。观察局部，若肿瘤未全消尽，仍可再用。

【来源】肿瘤临证备要. 北京：人民卫生出版社，1980。

## 龙胆龙葵泻肝汤

【药物组成】龙胆 10g，黄柏 10g，知母 10g，柴胡 10g，栀子 10g，木通 10g，半枝莲 10g，莪术 10g，夏枯草 20g，马鞭草 10g，石见穿 10g，白英 30g，龙葵 20g，紫草 15g，干蟾皮 15g。

【功效主治】解毒降火。主治火毒内蕴型阴茎癌。

【用法】水煎，每日 1 剂，分 2 次服。

【来源】肿瘤临证备要. 北京：人民卫生出版社，1980。

## 新方五虎丹

**【药物组成】** 五虎丹结晶 1.2g，蟾酥、红娘子、斑蝥（去头、足）干粉末各 0.5g，洋金花粉末 1g。

**【功效主治】** 祛腐拔毒。外用治疗阴茎癌。

**【用法】** 治疗溃烂型阴茎癌，以上药糊涂于癌瘤溃疡面上，以万应膏覆盖。治疗菜花状阴茎癌，以上方钉剂在菜花型瘤体基底部平插入中央，视瘤体的大小可 1 次插入 1～3 个半支，最多不超过 4 个半支，瘤体面积大者可分期插药，然后用万应膏覆盖（《医宗金鉴》方）。待瘤体组织坏死脱落后，改用红升丹细末撒疮面，以万应膏覆盖，隔 3 天换药 1 次，待疮面平整，肉芽新鲜，经病理活检证实已无癌细胞时，将银灰膏粉末撒于疮面，每 2 天换 1 次，直至疮面愈合。

**【来源】** 新中医，1980，增刊（1）：4。

## 银灰膏

**【药物组成】** 水银、白锡各 60g，炉甘石 150g，铅粉 90g，轻粉 30g，冰片 15g。

**【功效主治】** 治阴茎癌。经治疗后疮面脱落，疮面平整，肉芽新鲜，经病理活检证实已无癌细胞时可有愈合疮面之功。

**【用法】** 上药研为粉末，撒于疮面，每 2 天换药 1 次。

**【来源】** 新中医，1980，增刊（1）：4。

## 验方

**【药物组成】** （1）抗癌一号：鸦胆子（肉）、硇砂、砒石、草乌各 6g，雄黄、轻粉各 10g，硼砂、枯矾各 30g，麝香 15g，冰片 3g。（2）抗癌二号：白及、象皮、紫草各 15g，炉甘石 30g。（3）八湿膏：樟丹 10g，梅片 1g，煅石膏、硼砂各 30g，密陀僧 6g。（4）中药汤剂内服：体质较弱病人给予八珍汤辅以半枝莲、重楼、土茯苓、山豆根等药物加减治疗，每日 1 剂，连续服用 1～

3 个月。

**【功效主治】**阴茎癌。

**【用法】**方（1）抗癌一号，此方有解毒去腐、消除肿瘤的作用。将此药粉均布在癌瘤局部，敷以凡士林纱条，每日或隔日 1 次，待癌瘤枯萎脱落，瘤巢局部可用盐水纱条敷盖，视癌瘤脱落是否彻底，酌情再次应用抗癌一号治疗，直至癌巢部病理检查阴性。方（2）抗癌二号，制法同上。取其粉剂洒布于癌瘤消失后的创面，有生肌收敛、促使创面愈和作用。方（3）用于肿瘤消失后顽固不愈之创面，有生肌和抗感染作用。涂在凡士林纱布或纱条上，局部敷盖。方（4）每日 1 剂，水煎服。

**【来源】**新医药学杂志，1978，2：27。

## 验方

**【药物组成】**红粉 9g，轻粉 6g，水银 3g，红枣适量。

**【功效主治】**阴茎癌。

**【用法】**上药研末为丸，每丸如绿豆大，每日 1 丸，不可超过 2 丸（以每丸剧毒药含量服后无毒性反应为当）。

**【备注】**药物毒性为剧，一定在医生观察指导下应用。遇有不适即停药，或间断用药为宜。

**【来源】**千家妙方．北京：中国人民解放军战士出版社，1982：522。

## 验方

**【药物组成】**（1）白花蛇舌草 120g，生薏苡仁 30g，重楼 15g，没药 9g，乳香 3g，蜈蚣 10 条，僵蚕 30g，生牡蛎 30g，当归 15g，黄芪 15g，白术 15g，香附 12g。（2）黄芪 120g，当归 30g，白术 30g，生山药 30g，生地黄 30g，重楼 30g，乳香 9g，没药 9g，香附 12g，僵蚕 15g，蜈蚣 3 条。

【功效主治】外阴癌。方（1）适用于痰湿内蕴，毒邪炽盛者。方（2）适用于中土已败，气血大衰阶段。

【用法】每日1剂，水煎，分2次服。

【来源】上海中医药杂志，1982，8：23。

### 验方

【药物组成】太子参30g，白术30g，茯苓10g，陈皮10g，半夏10g，女贞子30g，枸杞子30g，菟丝子30g，生黄芪30g，山萸肉15g，雷公藤20g，金荞麦30g，车前子30g，甘草10g，生姜3片，大枣6枚。

【功效主治】健脾祛湿，清热解毒，用于湿热内蕴型阴茎癌。

【用法】每日1剂，水煎分两次温服。

【来源】北京中医，2007，26，6：377。

## 二、术后方

### 花粉补阴丸

【药物组成】知母15g，黄柏10g，生地黄20g，天花粉30g，玄参20g，女贞子20g，墨旱莲20g，杭白芍10g，丹参20g，白花蛇舌草30g，莪术10g，白英20g，龙葵20g，藤梨根20g。

【功效主治】滋阴补肾。治阴茎癌手术、放疗、化疗后复发或后遗症。

【用法】水煎，每日1剂，分2次服。

【来源】肿瘤临证备要. 北京：人民卫生出版社，1980。

## 三、单方偏方

（1）活蟾蜍5只，黄酒500g。上2味共蒸1h，去蟾蜍取酒。每日服3次，每次10ml。

（2）六方藤50g，水煎内服，每日1剂。

（3）马齿苋120g。水煎。每日1剂。

（4）生薏苡仁50g，鲜藕30g，冰糖30g，煮粥，适量常服。

（5）猪脊髓60g，香油炸，常服。

（6）菝葜120g，水煎。每日1剂。

（7）淡竹叶60～100g，水煎。每日1剂。

# 第二十四章

## 睾丸癌

　　睾丸肿瘤是泌尿生殖系统的常见肿瘤，可以来源于生殖细胞、生殖间质细胞或非生殖细胞。大量资料证实，隐睾，特别是腹腔隐睾恶变率大大高于正常下降睾丸。一般认为，睾丸生殖细胞异常、温度升高、血供障碍、内分泌失调、性腺发育不全等因素与隐睾恶变有关。此外，睾丸创伤、长期摩擦、局部较高的温度与湿度、遗传等可能也是本病发生的因素。

　　其临床表现，早期多无症状或症状较少，发于一侧或两侧，逐渐出现睾丸肿大、牵拉不适感及相应的转移症状。尚可见内分泌失调引起的男性乳房发育、性早熟以及女性化等。本病属于中医之"子痈""子痰"范畴，多由于先天肾气不足、情志久郁，日久肝经失调，湿热痰滞于肾子，积聚而成。目前中医多以"肾子瘤"命名。

### 一、辨证施治秘验方

#### 疏肝导痰汤

　　【药物组成】柴胡 9g，白芍 10g，当归 15g，枳壳 10g，制南星 9g，浙贝母 30g，广郁金 10g，瓦楞子 30g，鸡内金 15g，橘核 10g，夏枯草 30g，芥子 10g，昆布 30g，海藻 15～30g。

　　【功效主治】疏肝解郁，化痰散结。主治肝郁气滞，痰浊内阻型睾丸癌。

【用法】水煎，每日 1 剂，内服。

【来源】中西医结合常见肿瘤临床手册. 郑州：河南科学技术出版社，1984。

## 苓桂逐瘀汤

【药物组成】当归 15g，赤芍 15g，桃仁 10g，红花 10g，牛膝 10g，香附 10g，牡丹皮 12g，桂枝 9g，茯苓 15g，炮山甲 15g，刺猬皮 15g，昆布 15～30g，海藻 15～20g。

【功效主治】活血化瘀，消坚散结。主治瘀血阻滞型睾丸癌。

【用法】水煎，每日 1 剂，内服。

【来源】中西医结合常见肿瘤临床手册. 郑州：河南科学技术出版社，1984。

## 黄芪化瘀利湿汤

【药物组成】薏苡仁 30g，猪苓 24g，茯苓 24g，土茯苓 24g，大黄 6g，龙葵 30g，半枝莲 30g，白花蛇舌草 30g，汉防已 12g，干蟾皮 6g，炮甲珠 15g，黄芪 30g。

【功效主治】化瘀利湿。主治瘀滞湿阻型睾丸癌。

【用法】水煎，每日 1 剂，内服。

【来源】肿瘤研究. 上海：上海科学技术出版社，1991。

## 地黄橘核丸

【药物组成】生地黄 30g，熟地黄 20g，女贞子 30g，山茱萸 12g，桑寄生 30g，肉苁蓉 15g，橘核 15g，荔枝核 15g，小茴香 12g，莪术 15g，虎杖 30g，夏枯草 30g，白术 24g，半枝莲 30g，白花蛇舌草 30g。

【功效主治】补益肝肾，理气散结。主治肝肾不足，气机郁滞型睾丸癌。

【用法】水煎，每日 1 剂，内服。

【来源】中医药防治肿瘤. 广州：科学普及出版社广州分

社，1982。

## 芡实益气补肾汤

【药物组成】生黄芪 18g，太子参 15g，牡丹皮 10g，泽泻 12g，熟地黄 12g，茯苓 12g，山茱萸 9g，怀山药 12g，芡实 15g，莲子肉 15g，枸杞子 12g，制黄精 12g，甘草 3g，菟丝子 15g，肉苁蓉 12g。

【功效主治】益气补肾。主治肾气不足型睾丸癌。

【用法】水煎，每日 1 剂，内服。

【来源】癌的扶正培本治疗. 福州：福建科学技术出版社，1989。

## 麻桂防己汤

【药物组成】麻黄 9g，桂枝 10g，白芍 12g，杏仁 12g，生石膏 24g，防己 24g，茯苓 12g，黄芪 24g，白术 12g，全瓜蒌 15g，夏枯草 31g，甘草 3g。

【功效主治】宣散和营，清热化结。主治痰热阻络型睾丸癌。

【用法】水煎，每日 1 剂，内服。

【来源】成都中医学院学报，1985，2：33。

## 橘夏六君汤

【药物组成】党参 15g，白术 12g，茯苓 12g，半夏 12g，陈皮 10g，青皮 12g，三棱 15g，莪术 15g，荔枝核 15g，橘核 12g，夏枯草 31g，甘草 3g。

【功效主治】益气健脾，除湿消痰，攻坚散结。主治脾虚湿阻，痰瘀互结型睾丸癌。

【用法】水煎，每日 1 剂，内服。

【来源】成都中医学院学报，1985，2：33。

## 乳没血竭胶囊

【药物组成】制乳香 3g，制没药 3g，血竭 3g，儿茶 3g，炮山甲 3g，浙贝母 3g，麝香 3g，牛黄 3g，海蛤粉 3g。

【功效主治】主治睾丸癌。

【用法】上药共研细末，装胶囊储瓶内备用。每日 3 次，每次 5～6 个胶囊。

【来源】中西医结合常见肿瘤临床手册. 郑州：河南科学技术出版社，1984。

## 二、术后、放化疗方

### 验　方

【药物组成】知母 10g，炒黄柏 10g，生地黄 10g，熟地黄 10g，牡丹皮 10g，泽泻 20g，山萸肉 10g，山药 10g，炒柴胡 10g，黄芩 10g，茯苓 10g，炒白术 15g，女贞子 15g，墨旱莲 10g，天麻 10g，清半夏 9g，合欢皮 30g，炒枣仁 30g，炮穿山甲 8g，鳖甲 10g，牛膝 10g，炒杜仲 10g，白花蛇舌草 30g，生甘草 10g。

【功效主治】用于睾丸切除术后肝肾阴虚证。

【用法】水煎服，两日 1 剂。

【来源】辽宁中医药大学学报，2011，13，12：132。

## 三、单方偏方

（1）蟾蜍 1 只。将蟾蜍除去五脏后洗净，清水煮烂，取煎汁。内服，分 2 次于饭后 0.5h 服。并以蟾蜍外敷局部肿块。

（2）薜荔 60g，水煎。每日 1 剂，内服。

（3）棉花根 60～120g，水煎。每日 1 剂，内服。

（4）土贝母 30g，水煎。每日 1 剂，内服。

（5）薜荔根 30g，棉花根 30g，王不留行 15g，小茴香 9g。水煎。每日 1 剂，内服。

（6）棉花根 30g，桔梗 10～20g，乌药 9g，枳壳 10g。水煎。每日 1 剂，内服。

（7）菝葜 30g，棉花根 30g，荔枝核 30g，八月札 30g，延胡索 15g。水煎。每日 1 剂，内服。

# 第二十五章

## 前列腺癌

　　前列腺癌是指发生于前列腺腺体的癌肿，相当于中医的"精癃"。该病多由饮食不节，嗜食膏粱厚味、辛辣之品，或嗜酒吸烟，而致湿热内蕴，热久化毒，结于精室；或长期郁闷不舒，或性情暴躁，肝郁气滞，血瘀痰凝，结聚于精室；或由劳逸无度，肝肾阴精阳气俱损，调节失司，正虚无力抗邪，致痰血败精聚于下焦而成。

　　本病临床表现为早期症状多不明显，常有短时间的尿频及夜尿增多。随着病情的发展可出现尿流变细、进行性排尿困难、尿程延长、尿痛及遗尿等与前列腺增生症相似的症状，晚期则可见血尿和疼痛。疼痛常表现为腰痛和腰背痛，也可见坐骨神经痛，或疼痛向会阴及直肠部放射。晚期癌肿可沿淋巴道和血道转移播散，侵及骨骼。常见的转移部位以骨盆、腰椎、股骨和肋骨多见。内脏转移以肺居多，其次是肝、胸膜、肾和脑等器官。

### 一、辨证施治秘验方

#### 川龙抑癌汤

　　**【药物组成】**蜈蚣 3g，地龙 15g，莪术 15g，红花 10g，白花蛇舌草 30g，龙葵 15g，破壁灵芝孢子 10g，三七粉 3g，大青叶 10g。

　　**【功效主治】**配合抗雄激素治疗晚期前列腺癌。

　　**【用法】**水煎服，每日 1 剂。

　　**【来源】**中国中医急症，2010，19（2）：315-316。

## 扶正抑瘤汤

**【药物组成】**黄芪 15g，党参 20g，白术 10g，茯苓 15g，枳壳 10g，厚朴 9g，绿萼梅 10g，半枝莲 20g，虎杖 15g，生薏苡仁 20g，白花蛇舌草 30g，砂仁 10g，炒谷芽 15g。

**【功效主治】**扶正祛邪。治疗前列腺癌。

**【用法】**水煎服，每日 1 剂。

**【来源】**江苏中医药，2010，42（6）：18-20。

## 前列消癥汤

**【药物组成】**生薏苡仁 40g，炙黄芪 15g，黄精 15g，白花蛇舌草 15g，土贝母 15g，莪术 10g，猪苓 10g。

**【功效主治】**补肾健脾，清热解毒，活血利湿。

**【用法】**水煎服，每日 1 剂。

**【来源】**北京中医药，2010，29（12）：918-919。

## 黄芪淫羊藿汤

**【药物组成】**生黄芪 18g，补骨脂 12g，益智 12g，牡丹皮 12g，茯苓 12g，枸杞子 12g，女贞子 15g，淫羊藿 15g，黄精 12g，党参 15g，泽泻 10g，怀山药 12g，熟地黄 16g，太子参 10g，麦冬 9g，白术 10g，甘草 3g。

**【功效主治】**益气补气，壮阳化水。主治肾阳不足，水湿内聚型前列腺癌。

**【用法】**水煎，每日 1 剂，内服。

**【来源】**癌的扶正培本治疗. 福州：福建科学技术出版社，1989。

## 双补抑邪汤

**【药物组成】**太子参 15g，沙参 10g，茯苓 12g，麦冬 9g，枸杞子 12g，生黄芪 15g，牡丹皮 9g，龟甲 10g，炙鳖甲 12g，制黄精

12g，紫河车 15g，鸡内金 9g，麦冬 15g，白术 12g，人参 6g（另炖）。

【功效主治】双补气血，扶正抑邪。主治气血两虚型前列腺癌。

【用法】水煎，每日 1 剂，内服。

【来源】癌的扶正培本治疗. 福州：福建科学技术出版社，1989。

## 冬苓八正散

【药物组成】木通 10g，瞿麦 30g，金钱草 30g，萹蓄 30g，败酱草 30g，白花蛇舌草 30g，土鳖虫 30g，白茅根 30g，忍冬藤 30g，土茯苓 30g，薏苡仁 30g，丹参 30g，赤芍 15g，泽兰 15g。

【功效主治】清化湿热，化瘀软坚。主治湿热瘀阻型前列腺癌。

【用法】水煎，每日 1 剂，内服。

【来源】中西医结合常见肿瘤临床手册. 郑州：河南科学技术出版社，1984。

## 二仙肾气汤

【药物组成】制附子 9g，肉桂 6g，熟地黄 15g，牡丹皮 10g，山茱萸 12g，淫羊藿 10g，仙茅 10g，炮山甲 15g，鸡内金 10g，刺猬皮 10g。

【功效主治】温阳益气，补肾通窍。主治肾阳不足型前列腺癌。

【用法】水煎，每日 1 剂，内服。

【来源】中西医结合常见肿瘤临床手册. 郑州：河南科学技术出版社，1984。

## 验方

【药物组成】生黄芪 15g，潞党参 12g，淫羊藿 12g，甜苁蓉 6g，巴戟天 6g，枸杞子 12g，制何首乌 12g，穿山甲 15g，牛膝 12g，制大黄 6g，炒黄柏 10g，知母 10g，土茯苓 15g，重楼 12g，白花蛇舌草 15g，杭白芍 12g，炙甘草 6g。

【功效主治】主治前列腺癌。

【用法】水煎，每日 1 剂，分两次服。

【来源】上海中医药杂志，1988，1：2。

二、术后、放化疗方

## 柴胡桂枝汤加减

【药物组成】柴胡 15g，黄芩 15g，法半夏 10g，党参 10g，生姜 10g，大枣 15g，桂枝 10g，白芍 10g，炙甘草 6g。

【功效主治】用于前列腺癌去势术后综合征，症见潮热、心烦、眩晕、耳鸣等。

【用法】水煎，每日 1 剂，分两次服。

【来源】贵阳中医学院学报，2008，04：40-41。

## 验方

【药物组成】黄芪 30g，太子参 15g，红参 6g，白术 15g，黄精 15g，柏子仁 10g，巴戟天 30g，生甘草 15g，厚朴 15g，虎杖 15g，牡蛎 30g，蒲公英 15g。

【功效主治】用于前列腺癌，可联合化疗使用。

【用法】水煎，每日 1 剂，分两次服。化疗周期结束后或间歇期服用。

【来源】中华中医药学刊，2016，34，11：2814-2816。

三、单方偏方

(1) 瞿麦 60～120g，水煎。每日 1 剂，内服。

(2) 野葡萄根 30～60g，水煎。每日 1 剂，内服。

# 第二十六章

## 骨肉瘤

　　骨肉瘤为骨性肉瘤中最恶性者，发病率略低于软骨肉瘤，占骨性肉瘤的 2/5，发病机制不明。多数学者认为骨组织的任何部分均能产生骨肉瘤，但以骨膜深层为最多。骨肉瘤的主要组织成分为肿瘤性成骨细胞、肿瘤性骨样组织和肿瘤骨。

　　患者多为 10～25 岁的少年或青年；由畸形性骨炎转变者，年龄常超过 50 岁。长管状骨的干骺端为骨肉瘤最易发生的部位。骨骺、骨干和其他任何部位的骨组织，亦能发生骨肉瘤。患者睡眠不佳，食欲不振，全身迅速消瘦，精神委靡。疼痛发生 2～3 个月后，局部或可摸到肿瘤，但软硬不定，且有轻度压痛。肿瘤周围肌肉萎缩甚早，使肿瘤部分显得更大。以后皮肤紧张发亮，色泽改变，呈紫铜色，表面静脉怒张，有时可以摸到搏动，或听到血管搏动的杂音，故有称为恶性骨动脉瘤者。体温略有增高，体重减轻。

### 一、辨证施治秘验方

#### 阳和汤

　　【药物组成】熟地黄 30g，鹿角胶 10g，芥子 10g，桂枝 10g，麻黄 6g，补骨脂 24g，骨碎补 24g，白花蛇舌草 30g，半枝莲 30g，细辛 6g，杭白芍 25g，威灵仙 15g，全蝎 6g，蜈蚣 2 条，甘草 5g。

　　【加减】患肢微温者，去麻黄，加生薏苡仁。

　　【功效主治】各类骨肿瘤，属阳虚血亏，痰瘀毒邪胶结者。

【用法】水煎，每日一剂，分两次服用。

【来源】山东中医杂志，1998，（2）：62。

## 阳和汤加减

【药物组成】熟地黄 30g，芥子 6g，肉桂 3g，生甘草 3g，炮姜 1.5g，鹿角胶 10g，补骨脂 20g，路路通 10g，威灵仙 30g，透骨草 15g，川乌、草乌各 2g。

【功效主治】散寒化滞。用于阴寒凝滞型骨肿瘤初起。

【用法】水煎服，每日 1 剂。可配合小金丹、犀黄丸内服。

【备注】肿瘤局部外敷阳和解凝膏、鲜商陆、独角莲、麝香回阳膏等。

【来源】中医肿瘤学（上）．北京：科学出版社，1983：331。

## 消毒化瘀汤加减

【药物组成】银花藤 30g，蒲公英 30g，黄柏 15g，肿节风 30g，徐长卿 20g，刘寄奴 15g，黄芩 10g，威灵仙 30g，土鳖虫 10g，天花粉 20g，乳香、没药各 5g，当归 10g，透骨草 30g，赤芍 10g，生甘草 3g，龙葵 30g。

【功效主治】清热解毒。用于毒热蕴结型骨肉瘤。

【用法】水煎服，每日 1 剂。

【来源】中医肿瘤学（上）．北京：科学出版社，1983：331。

## 骨瘤粉

【药物组成】三棱 9g，莪术 9g，麝香 0.3g，生半夏 9g，土鳖虫 9g，生川乌 9g，商陆 9g，桃仁 9g，红花 6g，木鳖子 0.9g，雄黄 3g，斑蝥 0.9g，乳香 9g，没药 9g。

【功效主治】骨肉瘤。

【用法】以上各药共研细末，制成外用散剂。外用，撒敷于癌肿处，或用蜜糖调和后涂敷，隔日 1 次。

【备注】用药后偶有局部瘙痒、发疱，一般停药数日即可自愈，如严重时可将处方中斑蝥除去，改用阿魏 3g，反应即减少。

【来 源】抗癌中草药制剂. 北京：人民卫生出版社，1981：312。

## 验方

【药物组成】菊花 9g，海藻 15g，皂角刺 9g，山慈菇 12g，三棱 9g，莪术 6g，马钱子 6g，山豆根 30g。

【功效主治】骨肉瘤。

【用法】水煎服，每日 1 剂。

【来 源】千家妙方. 北京：中国人民解放军战士出版社，1982：572。

## 验方

【药物组成】藁本 30g，川芎 30g，夏枯草 60g，白芷 15g，乳香 30g，薄荷 15g，赤芍 30g，桃仁 15g，当归 30g，没药 30g，红花 30g，三七 30g。

【功效主治】骨肉瘤。

【用法】以上各药共研细末，制成内服散剂。口服，每日 2 次，每次 3g。

【来 源】抗癌中草药制剂. 北京：人民卫生出版社，1981：310。

## 验方

【药物组成】陈皮 10g，肉桂 10g，干姜 20g，川乌 10g，草乌 10g，三棱 12g，莪术 12g，当归 15g，桔梗 10g，细辛 6g，川续断 15g，木香 15g，枳实 15g，大黄 15g，槟榔 15g，牵牛子 15g，鹿角胶 15g，玄明粉 10g（冲）。

【功效主治】颈椎癌。

【用法】每日 1 剂，水煎，分两次服。

【来 源】癌症的治疗与预防. 北京：春秋出版社，1988：149。

## 验方

【药物组成】生地黄 20g，山茱萸 15g，女贞子 30g，牡丹皮 10g，骨碎补 15g，补骨脂 15g，透骨草 20g，自然铜 10g，川续断 15g，当归 15g，黄柏 10g，知母 10g，肿节风 30g，核桃树枝 30g，寻骨风 15g。

【功效主治】益肾清热。用于肾虚火郁型恶性骨肿瘤晚期。

【用法】水煎服，每日 1 剂。

【来源】中医肿瘤学（上）. 北京：科学出版社，1983：332。

## 验方

【药物组成】（1）白蔹 60g，莪术 30g，蒲公英 30g，夏枯草 15g，生牡蛎 30g，制乳香、制没药各 9g，薏苡仁 30g，重楼 30g，血竭 9g，甘草 15g。（2）全蝎 9g，蜈蚣 2 条。

【功效主治】骨转移瘤。

【用法】方（1）水煎服。方（2）研粉，分次冲服。

【来源】山东中医杂志，1981，1：44。

## 验方

【药物组成】陈皮 10g，竹茹 10g，姜半夏 10g，白豆蔻 10g，生黄芪 30g，太子参 30g，女贞子 15g，枸杞子 15g，菟丝子 15g，茵陈 15g。

【功效主治】止呕开胃，生血保肝。可用于联合顺铂治疗骨肉瘤。

【用法】水煎服，每日 1 剂，分早晚两次温服。

【来源】中国中西医结合杂志，1993，13，3：150-152。

## 验方

【药物组成】生石膏 30～60g，知母 15g，玄参 15g，生地黄 15g，麦冬 15g，赤芍 15g，牡丹皮 15g，生黄芪 3g，太子参 30g，枸杞子 15g，女贞子 15g，墨旱莲 15～30g，清半夏 10g，茵陈 15g。

【功效主治】清热凉血，生血保肝。可用于联合氨甲蝶呤、长春新碱治疗骨肉瘤。

【用法】水煎服，每日 1 剂，早晚分两次温服。

【来源】中国中西医结合杂志，1993，13，3：150-152。

## 二、辨病施治秘验方

### （一）破骨细胞瘤（巨骨细胞瘤）方

#### 抗癌片

【药物组成】丹药 30g，琥珀 30g，山慈菇 30g，白及 30g，山药 30g，田七 60g，牛黄 18g，黄连 15g，黄芩 15g，黄柏 15g，陈皮 6g，贝母 6g，郁金 6g，桑椹 9g，甘草 9g，金银花 9g，黄芪 9g，蕲蛇 9g，犀角（现以水牛角代）0.9g。

【功效主治】溶骨性骨肉瘤。

【用法】诸药共为末，制成 10000 片。每次服 1 片，每日 3 次，1 个月为一疗程，用药一疗程停药 1 周，4～6 个月为一个疗程。服药期间如有口腔炎等不适症状发生，可酌情减少用药次数。外用散血膏敷贴。

【备注】用药期间要少吃葱、蒜，少喝浓茶，禁食鸡肉、鲤鱼、牛肉、母猪肉。抗癌片对治疗直肠癌、鼻咽癌、胃癌等恶性肿瘤也有较好疗效。

【来源】千家妙方. 北京：中国人民解放军战士出版社，1982：572。

#### 验方

【药物组成】党参 9g，黄芪 9g，当归尾 9g，赤芍 9g，白术 9g，丹参 9g，川续断 12g，狗脊 12g，桑寄生 30g，王不留行 9g，牡蛎 30g，夏枯草 12g，陈皮 6g，木香 4.5g，海藻 12g，昆布 12g，炙甘草 6g，全蝎粉 4.5g（吞服），地龙粉 4.5g（吞服），小温中丸 12g（包煎）。

【功效主治】溶骨性骨肉瘤。

【用法】水煎服，每日 1 剂。二黄丸（0.15g 装），每周吞 1 粒。

【来源】千家妙方. 北京：中国人民解放军战士出版社，1982：572。

### 验方

【药物组成】（1）内服方：延胡索 9g，乳香 9g，没药 9g，丹参 9g，红花 9g，刘寄奴 9g，牛膝 9g，续断 9g，益母草 9g，苏木 6g，血竭 6g，土鳖虫 3g。（2）外用方：当归 12g，赤芍 9g，儿茶 9g，雄黄 9g，刘寄奴 9g，血竭 9g，乳香 6g，没药 6g，西红花 2.1g，冰片 3g，麝香 0.15g。

【功效主治】巨骨细胞瘤。

【用法】方（1）内服方，水煎服，每日 1 剂。方（2）外用方，共研细末，调敷患处，3 日换药 1 次；若 3 日内敷药干燥，可稍加新药调之再敷。

【来源】千家妙方. 北京：中国人民解放军战士出版社，1982：572。

### 验方

【药物组成】（1）骨痨散：藤黄 180g，川乌、生草乌、生白及、山慈菇、木芙蓉、当归尾、赤芍、红花、制乳香、制没药各 120g，血竭 150g，麝香 6g，冰片 20g。（2）马钱子散：制马钱子 60g，当归身、制乳香、制没药、丹参、广三七、穿山甲、牛膝各 30g，地龙、血竭、重楼各 50g，土鳖虫 20g，虎骨（今以狗骨代）60g。

【功效主治】股骨上端骨巨细胞瘤。

【用法】方（1）诸药共为细末，用温开水调如糊状，外敷患

处，3 日换药 1 次。方（2）诸药共为细末，每日服 2 次，每次
1.5～3g，温开水送服，童便作引。

【来源】陕西中医，1989，6：264。

### 验方

【药物组成】党参 10～12g，黄芪 15～30g，丹参 9～20g，赤
芍 12g，金银花 12g，连翘 12g，茯苓 12g，夏枯草 12～30g，王不
留行 12～14g，昆布 9g，海藻 9g，狗脊 15g，乳香、没药各 9g，
甘草 3～4g，延胡索或川楝子 9g。

【加减】脾虚便溏加炒白术、山药、薏苡仁；胃不适饮食欠佳
加木香、陈皮、生姜；腰腿及关节痛加羌活、独活、姜黄、炒杜
仲、川续断；局部肿胀疼痛明显加白花蛇舌草、生龙骨、生牡蛎、
香附、乌药、桃仁、红花。

【功效主治】股骨上端溶骨性肉瘤术后局部皮下转移。

【用法】水煎服，每日 1 剂。

【来源】中西医结合杂志，1983，3（5）：287。

### （二）多发性骨髓瘤方

### 验方

【药物组成】党参 15～30g，五味子 10g，麦冬、何首乌、桑寄
生、女贞子各 15g，牛膝、丹参、墨旱莲、鸡血藤各 15～10g，杜
仲、川续断、天麻各 15g，全蝎 6g，蜈蚣 2 条，杭白芍 15～25g，
甘草 6～30g。

【功效主治】多发性骨髓瘤。

【用法】每日 1 剂，水煎服。

【来源】江苏中医，1989，12：47。

### 验方

【药物组成】仙鹤草 60～90g，白花蛇舌草、半边莲、半枝莲
各 15～30g，喜树根、败酱草根、蛇莓、白毛藤、大青叶、京三

棱、蓬莪术、赤芍、红花各 10g，薏苡仁 10～12g，蛇六谷 6g。

【加减】阴虚阳亢，湿热内蕴者可加黄芩、黄柏、知母、牡丹皮、生地黄各 10g，栀子 6～9g，玉竹 12g；恶心、呕吐、纳呆可加陈皮、姜半夏、竹茹各 6g，鸡内金 10g，山楂 6～9g；正气虚加黄芪 10～30g，党参 10～15g，当归、生地黄、熟地黄、黄精各 10g。

【功效主治】多发性骨髓瘤。

【用法】水煎服，每日 1 剂。在应用 M2 化疗方案时，整个疗程中药连服 21 天后，可停服至第二个疗程开始时继续服用，亦可不停服。在应用 PN 方案时中药连续应用到实验室检查指标恢复正常，改为 1 周服 3 剂，巩固疗效。

【来源】中西医结合杂志，1987，12：742。

### 验方

【药物组成】（1）生地黄、熟地黄各 15g，山药 12g，云茯苓 12g，女贞子 30g，菟丝子 30g，牡丹皮 12g，赤芍、白芍各 12g，延胡索 9g，白蔹 30g，白术 15g，蒲公英 30g，鸡血藤 15g，甘草 9g。（2）党参 12g，白术 12g，云茯苓 12g，陈皮 9g，枸杞子 15g，菟丝子 30g，川续断 12g，怀牛膝 12g，鸡血藤 30g，补骨脂 12g，丹参 30g，甘草 6g。

【加减】贫血严重可加黄芪当归补血汤、阿胶等；骨痛剧加制乳香、制没药、延胡索、全蝎、蜈蚣；若纳差腹胀严重加木香、砂仁、焦三仙、鸡内金等。

【功效主治】多发性骨髓瘤。肝肾阴虚并气滞血瘀用方（1）；脾肾两虚气滞血瘀用方（2）。

【用法】水煎服，每日 1 剂。

【来源】中西医结合杂志，1986，6（6）：552。

### 验方

【药物组成】（1）丹参、赤芍、穿山甲、川续断各 15g，桃仁、红花、地龙、胆南星各 9g，补骨脂 10g，夏枯草、半枝莲、白花蛇舌草、益母草各 30g。

（2）银翘白虎汤合犀角地黄汤化裁：金银花、连翘、石膏、知母、粳米、芦根、白花蛇舌草、蒲公英。

（3）北沙参、黄芪各 30g，川续断、狗脊、枸杞子各 12g，生地黄、熟地黄、石斛、麦冬、补骨脂、白蒺藜各 15g。

**【功效主治】**多发性骨髓瘤。方（1）用于瘀血阻络型；方（2）用于热毒炽盛型；方（3）用于气阴两虚型。

**【用法】**水煎服，每日 1 剂。并配合化疗。

**【来源】**辽宁中医杂志，1986，12：19。

## （三）尤因肉瘤方

### 验方

**【药物组成】**麦冬 20g，天花粉 20g，沙参 15g，桂枝 15g，桑枝 15g，姜黄 15g，肉桂 15g，干姜 15g，桃仁 15g，香附 15g，牡蛎 15g，穿山甲 10g，斑蝥 4 个，滑石 15g，蕲蛇 10g，蟾蜍 1 个，竹茹 15g，赭石 20g，急性子 15g，肉苁蓉 30g。

**【功效主治】**右肱骨尤文瘤。

**【用法】**水煎 2 次，早晚分服。

**【来源】**癌症的治疗与预防．北京：春秋出版社，1988：148。

## （四）软骨肉瘤方

### 金匮泻心汤加减合黄连粉

**【药物组成】**（1）金匮泻心汤加减：大黄 12g，黄连 10g，黄芩 15g，牡丹皮 15g，栀子 15g，大贝母 18g。（2）黄连粉：黄连 30g，羚羊角粉 5g。

**【功效主治】**上颌骨软骨肉瘤术后。

**【用法】**方（1）水煎服，每日 1 剂。方（2）上药研面，同时将药面撒于牙托、纱布上，外敷，每日换药 3 次。

【来源】山东中医杂志，1987，3：43。

## （五）骨纤维肉瘤方

### 大龟丸合三胶丸

【药物组成】（1）大龟丸：乌龟1个（约500g），雄黄15g，胡椒、穿山甲各9g。（2）三胶丸：熟地黄240g，山药120g，山茱萸120g，茯苓90g，牡丹皮90g，鹿角胶30g，鳖甲胶30g，龟甲胶30g。

【功效主治】骨纤维瘤。

【用法】方（1）上三药共为细末，将药末放入龟腹内，盐泥严封，火煅存性后去泥，研细末，水丸梧桐子大。大龟丸每次3～6丸，日服2次。方（2）共为细末，炼蜜为丸，每丸7g重。三胶丸早晚各服1丸。

【来源】中医杂志，1981，9：47。

### 验方

【药物组成】（1）生黄芪50g，生地黄、牡丹皮、杏仁、橘红、玄参、炒知母、炒黄柏、乳香、没药、天花粉、山慈菇、牛膝各10g，云茯苓、重楼、车前子各15g。（2）麝香0.5g，黄酒适量，犀黄丸4.5g。

【功效主治】股骨下段纤维肉瘤。

【用法】方（1）水煎服，每日1剂。方（2）麝香、黄酒口服，配用犀黄丸，每日2次。

【来源】内蒙古中医药，1988，4：18。

## （六）脊索瘤方

### 验方

【药物组成】怀山药12g，生薏苡仁24g，熟薏苡仁24g，山茱萸9g，桑寄生24g，淫羊藿9g，赤芍9g，白芍9g，川牛膝9g，丹参9g，牛黄醒消丸3g（分吞），六味地黄丸12g（分吞）。

【功效主治】骶尾部脊索瘤。

【用法】水煎服，每日 1 剂。

【备注】服本方期间，可配合服用小金片，每日 9～12 片，分 3 次服。

【来源】千家妙方. 北京：中国人民解放军战士出版社，1982：570。

### （七）造釉细胞瘤方
#### 验方

【药物组成】（1）石膏 60g，知母、麦冬各 12g，生地黄、玄参、白花蛇舌草、半枝莲各 30g，牛膝、蜈蚣、莪术各 10g，夏枯草、丹参各 20g，穿山甲片 15g。（2）生川乌、生草乌、生天南星、穿山甲、赤芍、猪牙皂、石菖蒲、冰片各等份。

【功效主治】下颌骨造釉细胞瘤。

【用法】方（1）水煎，内服，每日 1 剂。方（2）研末，用适量凡士林烊化和匀成膏，涂在纱布上，加入麝香 0.3g，敷贴患处，每 3 天更换 1 次。

【来源】湖北中医杂志，1986，3：39。

## 三、单方偏方

天麻 9g，鸭蛋一个。天麻压极细末。鸭蛋放盐水中浸泡 7 日后，开一小孔，倒出适量（相当于 9g 天麻面的容积）蛋清，放器皿内，再把天麻面装入鸭蛋内（如鸭蛋不充盈，可把倒出的蛋清重新装进鸭蛋内，至鸭蛋充盈为度），用麦面和饼将鸭蛋封固，置炭中煨熟，备用。早晨空腹食 1 个，每日 1 次，开水送下。

# 第二十七章

## 软组织肉瘤

凡起源于黏液、纤维、脂肪、平滑肌、横纹肌、间质、滑膜、血管、淋巴管等间叶组织并且位于软组织部位（内脏器官除外）的恶性肿瘤，称为软组织肉瘤。肉瘤可发生于全身各处的软组织，如纤维肉瘤、脂肪肉瘤、平滑肌肉瘤、淋巴管肉瘤等。不同类型与发生部位不同的肿瘤各具特点，每例患者的临床表现也颇不一致。

临床表现常为无痛性肿块，但有的也伴有疼痛，其疼痛是根据肿瘤的恶性程度、发生部位、是否压迫或侵犯神经等而决定的，还与温度和压力改变有关。

*辨证施治秘验方*

### 参芪紫银汤

【药物组成】生黄芪 15g，透骨草 30g，银花藤 15g，川牛膝 30g，伸筋草 30g，野白术 10g，党参 10g，紫草 18g。

【功效主治】软组织肉瘤。

【用法】水煎服。独角莲 4.5g，研末分 3 次吞。肿物溃破用独角莲 30g 加轻粉 6g 同研制成生毒散外敷，每日换药 1 次或隔 2～3 日 1 次。

### 阿魏消瘤汤

【药物组成】阿魏 1.5g，柴胡 1.5g，甘草 1.5g，当归尾 4.5g，赤芍 4.5g，桔梗 3g。

【功效主治】软组织肉瘤。

【用法】水煎服，忌油腻生冷。本方剂量为婴儿用量，周岁以下者服用；年龄稍大者需增加剂量，特别要增加阿魏的剂量；3 岁小孩此药可作丸吞服，以大便通利为度。上方桔梗是引经药，视其瘤生部位适当更换。

## 阳和汤加减

【药物组成】熟地黄 30g，鹿角胶（烊化）30g，麻黄 10g，炒白芥子 20g，干姜 12g，肉桂 10g，甘草 6g，砂仁（后下）15g，白花蛇舌草 30g，半枝莲 30g，盐黄柏 20g，夜交藤 30g，浙贝母 30g，土茯苓 50g，莪术 20g，大蜈蚣粉（冲服）3g。

【功效主治】温阳化瘀，散结消瘤。适用于软组织肉瘤属阳虚瘀结证。

【用法】水煎服，忌油腻生冷。

【来源】中医学报，2016，31，3：319-321。

# 第二十八章

# 白血病

白血病是一种造血系统的恶性肿瘤，俗称血癌。其特征为白细胞及其幼稚细胞，即白血病细胞，在骨髓或其他造血组织中进行性、失控制地异常增生，浸润各种组织，导致正常造血功能衰竭，引起红细胞、粒细胞和血小板减少。按病程缓急和白血病细胞成熟程度，可分为急性白血病和慢性白血病两类。中医认为本病归属于"血证""虚劳""积聚"等范畴。其病因病机为内因七情郁滞，积劳内伤，外因邪毒侵袭，损伤人体气、血、阴、阳、五脏六腑而发病。

临床常有贫血，发热，出血，肝、脾及淋巴结不同程度肿大等表现。

## 一、辨证施治秘验方

### 四物汤加减

【药物组成】生地黄 15g，白芍 15g，川芎 6g，当归 9g，阿胶 9g，何首乌 15g，鸡血藤 9g。

【功效主治】白血病。

【用法】水煎服，每日 1 剂。

【来源】中草药验方选编. 通辽：内蒙古自治区人民出版社，1972：174。

# 抗白丹

【药物组成】雄黄 3g，巴豆 3g，生川乌 3g，乳香 3g，郁金 3g，槟榔 3g，朱砂 3g，大枣 7 个。

【功效主治】白血病。

【用法】先将雄黄、生川乌、乳香、郁金、槟榔共研细末，把已去外皮的巴豆置砂锅中以文火炒至微黄为度，去内皮，用双层纸包裹后压碎，微热 0.5h，稍去油脂。另将大枣煮熟去皮，枣核与上述药物混合并充分捣研均匀，制成黄豆大小的丸剂，上述处方用量共制约 90 丸，朱砂为衣，晾干即得。口服，成人每日 4～8 丸，小儿每日 1～4 丸。于清晨空腹吞服，连服 3～5 天，休息 1 天。一般先以小剂量开始，逐步加大，保持大便 4～5 次/天为宜。

【备注】本方主要副作用为胃肠道反应，有腹泻、恶心、呕吐、胃脘不适及食欲不振等现象。

【来源】抗癌中草药制剂. 北京：人民卫生出版社，1981：293。

# 猪莲二根汤

【药物组成】猪殃殃 60g，半枝莲 30g，羊蹄根 30g，板蓝根 30g，制黄芪 12g，当归 12g，党参 9g，三棱 9g，莪术 9g。

【加减】发热加生地黄、牡丹皮；出血加仙鹤草、白茅根、墨旱莲；纳减加炒谷芽、炒麦芽、焦六曲、陈皮。

【功效主治】白血病。

【用法】水煎服，每日 1 剂。

【来源】抗癌中草药制剂. 北京：人民卫生出版社，1981：299。

# 消瘰丸合二陈汤加减

【药物组成】玄参、生牡蛎、海蛤粉、云茯苓、黄芪各 15g，贝母、海浮石、海藻、陈皮、白花蛇舌草、半枝莲、当归、赤芍各 9g，海螵蛸、昆布、法半夏各 12g，炮山甲 6g，薏苡仁 24g。

【功效主治】淋巴肉瘤性白血病。

【用法】水煎服，每日1剂。同时配合小剂量化疗。

【来源】贵阳中医学院学报，1979，2：28。

### 犀角地黄汤加减

【药物组成】犀角4g（以水牛角10g代），生地黄20g，牡丹皮20g，墨旱莲30g，女贞子20g，杭白芍15g，血余炭20g，大蓟、小蓟各30g，仙鹤草30g，地榆炭20g，羊蹄根30g，大青叶20g，露蜂房10g，生黄芪30g，藕节30g。

【功效主治】滋阴凉血止血。用于阴虚血热，迫血妄行型白血病。

【用法】水煎服，每日1剂。

【来源】中医肿瘤学（上）．北京：科学出版社，1983：310。

### 清瘟败毒饮加减

【药物组成】生地黄40g，生石膏、玄参、牡丹皮、金银花、连翘、蒲公英、地骨皮、天花粉各30g，知母、石斛各20g，赤芍15g，生地榆60g，生大黄粉3g，三七粉6g。

【功效主治】白血病高热、出血、昏迷。

【用法】水煎服，每日1剂。

【来源】江西中医药，1988，5：14。

### 当归补血汤加减

【药物组成】黄芪25g，当归15g，炙甘草7.5g，防风7.5g（盐水炒），羌活7.5g（砂糖炒），竹沥1杯（冲），姜汁1杯。

【功效主治】用于白血病血虚寒凝者。

【用法】作汤剂，水煎去滓，内服，每日1剂。

【来源】中国实用医药，2016，11，18：209-210。

### 六神丸

【药物组成】珍珠粉、牛黄、麝香各4.5g，雄黄、蟾酥、冰片各 3g。

【功效主治】适用于白血病。

【用法】水煎服，每日 1 剂，分早晚两次温服。

【来源】中医药导报，2018，24，08：40-42。

## 验方

【药物组成】灵芝 5g，大青叶 3g，牛黄 0.2g，女贞子 4g，沙苑子 3g，板蓝根 4g，冬虫夏草 7g，羚羊角 2g，黄精 5g，赤芍 3g，何首乌 5g，穿心莲 15g，当归 5g，红花 2g，麦冬 4g，五加皮 5g。

【功效主治】适用于白血病。

【用法】水煎服，每日 1 剂，分两次早晚温服。

【来源】实用中医内科杂志，2014，28，08：52-53。

## 验方

【药物组成】川芎 15g，板蓝根 15g，铁扁担 15g，猪殃殃 48g，罂粟壳 6g。

【功效主治】白血病。

【用法】水煎，每日 1 剂。或制成浸膏压片服用，每日分 4 次服。

【来源】千家妙方. 北京：中国人民解放军战士出版社，1982：580。

## 验方

【药物组成】柳树根、虎杖、党参、当归、熟地黄、薏苡仁、枸杞子、黄精各 30g，大枣 10 个。

【功效主治】单核细胞性白血病。

【用法】水煎服，每日 1 剂。

【来源】江西中医药，1985，5：14。

## 验方

【药物组成】党参、黄芪、当归、制何首乌各 20g，生地黄

15g, 白术 20g, 甘草 15g, 夏枯草 60g, 地榆 12g, 射干 12g, 金银花、白花蛇舌草、半枝莲、紫草各 30g, 野葡萄根 120g。

【功效主治】淋巴细胞性白血病。

【用法】浓煎, 日夜分 4 次服, 连服 15 剂。外用抗癌软坚一号敷淋巴肿处 (制川乌头 10g, 黄柏 10g, 文蛤 1 枚, 金头蜈蚣 1 条, 龙泉粉 10g, 共研末, 加麝香 0.5g, 陈醋调之, 温敷坚硬肿处, 每日更换)。

【来源】河北中医, 1987, 6:20。

## 验方

【药物组成】生地黄 20g, 玄参 15g, 知母 10g, 龟甲 10g, 鳖甲 30g, 地骨皮 20g, 牡丹皮 20g, 蒲公英 30g, 银柴胡 15g, 大青叶 15g, 半枝莲 30g, 白花蛇舌草 30g, 狗舌草 15g, 女贞子 30g, 青黛 3g (另包, 分冲服)。

【功效主治】清热凉血, 补益肝肾。用于肝肾阴亏, 毒热内蕴型白血病。

【用法】水煎服, 每日 1 剂。

【来源】中医肿瘤学 (上). 北京:科学出版社, 1983:309。

## 验方

【药物组成】人参 10g, 沙参 30g, 党参 15g, 生地黄 15g, 天冬、麦冬各 15g, 五味子 6g, 当归 15g, 杭白芍 20g, 云茯苓 10g, 白术 10g, 山药 10g, 枸杞子 15g, 山茱萸 20g, 生龙骨、生牡蛎各 20g, 炒枣仁 15g, 浮小麦 30g, 黄芪 15g, 甘草 10g。

【功效主治】补益心脾, 益气生血。用于血虚气亏, 心脾两虚型白血病。

【用法】水煎服, 每日 1 剂。

【来源】中医肿瘤学 (上). 北京:科学出版社, 1983:310。

## 验方

【药物组成】沙参 30g, 人参 10g (另煎兑), 丹参 30g, 赤芍

15g，当归尾 10g，炮山甲 10g，瓜蒌 20g，干蟾蜍 10g，山慈菇 15g，郁金 10g，枳实 10g，徐长卿 30g，黄芪 20g，山药 10g。

【功效主治】益气活血，化痰解毒。用于气虚血瘀，痰凝毒结型白血病。

【用法】水煎服，每日 1 剂。

【来源】中医肿瘤学（上）. 北京：科学出版社，1983：311。

## 验方

【药物组成】黄连 12g，芦荟 12g，龙胆 9g，青黛 6g（入胶囊吞服），大黄 9g，莪术 15g，黄药子 15g，夏枯草 30g，柴胡 6g。

【功效主治】疏肝泻火。用于肝郁火盛型白血病。

【用法】水煎服，每日 1 剂。

【来源】百病良方（第二集）. 重庆：科学技术文献出版社重庆分社，1983：209。

## 验方

【药物组成】玄参 12g，牡蛎 30g，浙贝母 12g，炮甲珠 15g，夏枯草 30g，昆布 30g，海藻 30g，法半夏 12g，生南星 12g（先煎 2h），瓜蒌 15g，黄药子 15g，山慈菇 24g，半枝莲 30g，重楼 24g，白花蛇舌草 30g。

【功效主治】清热凉血，化痰。用于热结核型白血病。

【用法】水煎服，每日 1 剂。

【来源】百病良方（第二集）. 重庆：科学技术文献出版社重庆分社，1983：209。

## 验方

【药物组成】人参 6g（嚼服），黄芪 30g，白术 24g，茯苓 24g，当归 12g，菌灵芝 30g（先熬），刺五加 30g，大枣 30g，阿胶 10g。

【功效主治】补益心脾。用于心脾不足型白血病。

【用法】水煎服，每日 1 剂。

【来源】百病良方（第二集）．重庆：科学技术文献出版社重庆分社，1983：210。

## 验方

【药物组成】熟地黄 24g，山药 30g，山茱萸 12g，肉桂 6g，炮姜 10g，龟甲胶 24g，鹿角胶 15g，枸杞子 15g，淫羊藿 30g，制附片 30g（先煎）。

【功效主治】温肾健脾。用于脾肾阳虚型白血病。

【用法】水煎服，每日 1 剂。

【来源】百病良方（第二集）．重庆：科学技术文献出版社重庆分社，1983：210。

二、辨病施治秘验方

### （一）急性白血病方

#### 龙胆泻肝汤加减

【药物组成】龙胆、黄芩、栀子、木通、当归、生地黄、柴胡、猪苓、泽泻各 10g，鸡血藤、丹参各 30g。

【功效主治】清肝利胆。用于肝胆湿热型急性白血病。

【用法】水煎服，每日 1 剂。

【备注】治疗中如感冒、感染，应停用本方，改予辨证施治，待其好转后再用本方。另应配合西医治疗，以联合间隙化疗为主。

【来源】中医杂志，1980，4：36。

#### 白血病方

【药物组成】（1）猪殃殃 15～30g，紫草根 15～30g，狗舌草 15～30g，羊蹄根 15～30g，生地黄 9～15g，黄精 15g，当归 9g，丹参 9g，赤芍 6g，川芎 6g，甘草 3g。

（2）黄芪 9～15g，制何首乌 15g，鸡血藤 9～15g，党参 9g，白术 9g，当归 9g，熟地黄 9～15g，枸杞子 9g，白芍 6g，黄精

15～30g，制甘草 3g。

【功效主治】急性白血病。方（1）用于诱导缓解期。方（2）用于维持缓解期，并适当配合化疗及支持疗法。

【用法】水煎服，每日 1 剂。

【来源】抗癌中草药制剂. 北京：人民卫生出版社，1981：298。

## 抗白合剂

【药物组成】（1）金银花 10g，漏芦 10g，黄芩 10g，黄连 3g，蒲公英 10g，紫花地丁 10g，鸡血藤 10g，菟丝子 10g，淫羊藿 6g，丹参 7g。（2）红人参 6g，鹿茸 37.5g，红花 4g，当归 10g，黄芪 10g，白芍 6g，生地黄 6g，何首乌 6g，枸杞子 6g，淫羊藿 6g，川芎 4g，五味子 6g，枣仁 6g，丹参 6g，雄黄 2g，香油 10g，蜂蜜适量。

【功效主治】小儿急性白血病。方（1）适用于诱导缓解期。方（2）适于维持缓解期。

【用法】方（1）加水煎煮，共制 100ml。方（2）各药共研细末，炼蜜为丸，共制 100 丸。口服，煎剂每次 25ml，每日 2 次；丸剂每次 1 粒，每日 2 次。如病人体质较弱，可将两方同时服用。

【来源】抗癌中草药制剂. 北京：人民卫生出版社，1981：296。

## 生脉二陈汤

【药物组成】太子参 15g，麦冬 15g，五味子 10g，半夏 10g，茯苓 10g，陈皮 10g，杏仁 10g。

【功效主治】急性非淋巴细胞性白血病。

【用法】水煎服，每日 1 剂。

【来源】河北中医，1987，3：39。

## 验方

【药物组成】当归 15～30g，川芎 15～30g，鸡血藤 15～30g，

赤芍 15～20g，红花 8～10g，三七 6g（研细末，分次吞服）。

【加减】气血两虚者加党参 15～30g，黄芪 15～30g，白术 10g，何首乌 10～15g，黄精 15g，枸杞子 15g，熟地黄 15～30g；肝肾阴虚者加枸杞子 15g，女贞子 15g，何首乌 10～15g；热毒炽盛加水牛角 30g，生地黄 30g，牡丹皮 12～15g，茜草 10g，重楼 6g，金银花 20g，连翘 15～20g，蒲公英 20～30g，板蓝根 15g。

【功效主治】急性白血病。

【用法】水煎服，每日 1 剂。

【来源】中西医结合杂志，1988，8（11）：683。

## 验方

【药物组成】当归 20g，丹参 20g，赤芍 20g，川芎 10g，沙参 20g，麦冬 15g，板蓝根 50g，山豆根 30g，山慈菇 50g。

【加减】血热妄行者合并犀角地黄汤加减；气滞血瘀者用丹参静脉滴注加理气药。

【功效主治】急性白血病。

【用法】水煎服，每日 1 剂。

【来源】中西医结合杂志，1989，8（10）：637。

## 验方

【药物组成】熟地黄、茯苓、黄芪、白花蛇舌草、龙葵、山豆根、紫草各 30g，山药 15g，山茱萸、肉苁蓉、巴戟天、补骨脂、人参（或党参）、麦冬、五味子各 10g，当归 6g。

【加减】发热加金银花、板蓝根、柴胡各 30g，连翘、黄连各 10g；出血加生地黄、牡丹皮、藕节、三七粉、云南白药、阿胶各 10g；口腔溃汤加生石膏 30g，玄参、知母、栀子各 10g。

【功效主治】急性非淋巴细胞性白血病。

【用法】水煎服，每日 1 剂。连用 3～4 周为一疗程，休息 1 周，可继续服用。

【来源】中西医结合杂志，1985，5（9）：542。

## 验方

【**药物组成**】（1）山茱萸 10g，熟地黄 5g，当归 10g，枸杞子、紫河车、白术、阿胶各 10g，何首乌、女贞子、骨碎补、白花蛇舌草各 15g，五味子、红参、鹿角胶各 6g。（2）红参 50g，熟地黄 150g，黄精、黄芪、龟甲各 150g，阿胶 60g，枸杞子、白芍、虎杖、白术、女贞子各 100g，当归、何首乌、天冬各 120g，冬虫夏草 60g，紫河车 120g，鹿角胶 30g。

【**功效主治**】急性单核细胞性白血病。

【**用法**】方（1）水煎服，每日 1 剂。方（2）共研细末，炼蜜为丸，每丸重 10g，每次 1 丸。口服 3 次，白开水送下。

【**来源**】中西医结合杂志，1985，5（4）：241。

## 验方

【**药物组成**】黄药子 6g，薏苡仁 30g，乌梅 4.5g，半枝莲 30g，山豆根 12g，白花蛇舌草 30g。

【**功效主治**】急性粒细胞性白血病。

【**用法**】每日 1 剂，水煎服。

【**来源**】千家妙方.北京：中国人民解放军战士出版社，1982：581。

## 验方

【**药物组成**】羚羊角 18g，水牛角 30g，白花蛇舌草 30g，半枝莲 30g，山慈菇 30g，玄参 15g，紫草根 30g，细叶蛇莓 30g，土鳖虫 12g，青黛末 15g。

【**加减**】骨疼痛加徐长卿 30g，枫香寄生 24g，石上柏 30g；齿衄、皮下出血加三七 9g，白茅根 30g，白及 15g；心悸头昏加九节菖蒲 18g，珍珠母 30g，朱砂 3g。

【**功效主治**】急性粒细胞性、淋巴细胞性白血病。

【**用法**】水煎服，每日 1 剂。

【来源】奇难杂证.广州：广东科技出版社，1983：25。

## 验方

【药物组成】(1) 白花蛇舌草 60～90g。(2) 党参 15g，败酱草 15g，白术 9g。

【功效主治】急性粒细胞性白血病。

【用法】煎水服，每日 1 剂，初治用方 (1)，待血象基本正常后再用方 (2)。

【来源】湖南中草药单方验方选编.长沙：湖南人民出版社，1970：146。

## 验方

【药物组成】人参 20g，麦冬 30g，生地黄 20g，白芍 20g，枣仁 25g，五味子 6g，山茱萸 30g，黄芩 15g，牡丹皮 30g，白花蛇舌草 25g，白薇 15g，知母 15g，石膏 60g，广角粉 5g（冲服）（现以水牛角代）。

【功效主治】急性单核细胞性白血病（邪热内蕴，犯及血分）。

【用法】水煎服，1 日 1 剂。

【来源】中原医刊，1989，5：46。

## （二）慢性白血病方

### 资生汤加味

【药物组成】山药 24g，牛蒡子 6g，鸡内金 12g，玄参 12g，土白术 9g，煅牡蛎 30g，鳖甲 30g，半枝莲 30g，毛慈菇 24g。

【功效主治】慢性粒细胞性白血病。

【用法】水煎，分 2 次服，每日 1 剂。兼服化癥回生丹 6g，每日 2 次。

【来源】新中医，1976，增刊（二）：18。

## 当归芦荟丸

【药物组成】当归 30g，芦荟 15g，黄柏 30g，龙胆 30g，栀子 30g，黄芩 30g，青黛 15g，大黄 15g。

【功效主治】慢性粒细胞性白血病。

【用法】以上各药共研细末，炼蜜为丸，每丸重约 5g，口服，每日 3～4 丸，如体质能耐受可逐渐增加到每日 6～9 丸。

【备注】服药后可发生腹痛、腹泻现象，一般每天泻 2～4 次，多时可达 6～7 次，腹泻次数与服药剂量有关。

【来源】抗癌中草药制剂. 北京：人民卫生出版社，1981：295。

## 加味补肾生髓汤

【药物组成】生地黄 18g，熟地黄 18g，枸杞子 5g，杜仲 24g，五味子 6g，山药 21g，枣皮 18g，生晒参 12g，茯苓 21g，蒲公英 18g，紫花地丁 15g，半枝莲 15g，白花蛇舌草 30g，青黛 6g，当归 12g，雄黄 3g，菟丝子 15g，女贞子 15g，甘草 6g。

【功效主治】慢性粒细胞性白血病。

【用法】水煎，每两日服 1 剂，每剂分 4 次服。

【来源】千家妙方. 北京：中国人民解放军战士出版社，1982：583。

## 消痞粉

【药物组成】水红花子、芒硝（皮硝）各 30g，樟脑、桃仁、土鳖虫各 12g，生天南星、生半夏、穿山甲、三棱、王不留行、芥子、生川乌、生草乌各 15g，生白附子、延胡索各 9g，麝香 1.2g，梅片 3g。

【功效主治】慢性白血病脾肿大。

【用法】诸药（除麝香、梅片外）共研细末，以蜜及醋调成泥，最后加入麝香、梅片，外敷脾肿大处，外用单层软皮纸盖上，以纱布扎好，再以热水袋外敷，以促使药力渗透。每日换 1 次。

【来源】中医杂志，1964，4：39。

## 十全大补汤

【药物组成】肉桂、川芎各 4.5g，甘草、白芍各 6g，党参、白术、茯苓、当归各 9g，黄芪、熟地黄各 15g。

【功效主治】慢性粒细胞性白血病化疗后白细胞下降。

【用法】水煎服，每日 1 剂。

【来源】浙江中医杂志，1982，2：60。

## 七味汤

【药物组成】白花蛇舌草 60g，夏枯草 15g，生牡蛎 30g，鳖甲 12g，板蓝根 21g，鲜半枝莲 125g，败酱草 12g。

【功效主治】清热解毒，化瘀消积。主治慢性粒细胞性白血病。

【用法】水煎，每日 1 剂，分 2 次服。

【来源】中西医结合杂志，1989，9（6）：377。

## 黄芪地黄阿胶汤

【药物组成】黄芪 24g，当归尾、牡丹皮、苏木各 6g，党参、龟甲、鳖甲、石决明各 15g，地骨皮 9g，干地黄、阿胶（烊化）各 12g。

【功效主治】益气补血，通络消瘀。主治慢性骨髓性白血病。

【用法】水煎，每日 1 剂，分 2 次服。

【来源】福建中医药，1987，2：48。

## 青麝散

【药物组成】青黛 30g，麝香 0.3g，雄黄 15g，乳香 15g。

【功效主治】活血通络。主治慢性粒细胞性白血病及真性红细胞增多症。

【用法】共研细末备用。每日 3 次口服，每次 0.1～1g。

【来源】福建中医药，1987，2：47。

## 参芪归甲汤

【药物组成】党参15g，炙黄芪9g，当归9g，炙鳖甲9g，制香附9g，炒枳壳4.5g，台乌药9g，炙乳香4.5g，炙没药4.5g，凌霄花9g，虎杖15g，石见穿60g。

【功效主治】补气活血，解毒抗癌。主治慢性白血病。

【用法】水煎，每日1剂，分2次服。

【来源】浙江中医学院学报，1990，14（5）：55。

## 半边双藤汤

【药物组成】半边莲30g，鸡血藤30g，白毛藤30g，平地木30g，石见穿30g，荷包草15g，虎杖15g，血竭15g。

【功效主治】清热解毒，消肿抗癌。主治慢性白血病。

【用法】水煎，每日1剂，分2次服。

【来源】浙江中医学院学报，1990，14（5）：55。

## 慢粒片

【药物组成】猫爪草、苦参、黄柏、雄黄、当归、诃子、青黛散各1份，土鳖虫、水蛭各半份。

【功效主治】清热解毒，活血化瘀。主治慢性粒细胞性白血病。

【用法】上药研粉，混合，制成糖衣片，每片含生药0.25g。治疗剂量为每日5.0～7.5g，维持剂量为每日2.5～5.0g，分次口服。

【来源】中西医结合杂志，1985，5（2）：80。

## 健脾补肾汤

【药物组成】党参30g，生黄芪30g，菟丝子30g，白术15g，山药15g，当归15g，山茱萸15g，黄精10g，石莲子10g，鹿角胶10g（烊化），熟地黄6g，茯苓6g，枸杞子6g，陈皮6g。

【功效主治】健脾补肾，扶正抗癌。主治急、慢性白血病。

【用法】上药加水 1000ml，文火煎熬两次，取汁 400ml。每日 1 剂，每 6h 服 1 次，随病情好转逐步减少服药次数。

【来源】浙江中医杂志，1990，7：318。

## 栀子二仁膏

【药物组成】栀子 30g，桃仁 30g，杏仁 30g，白芍 30g，大枣 9 枚（去核）。

【功效主治】解毒化瘀止痛。主治急慢性白血病。

【用法】上药共研细末，然后加带须洗净 7 根大葱共捣，以大葱黏烂为度，再用 7 个鸡蛋清调匀，掺入面粉少许成糊状。将制成之药分摊于两块宽 5 寸、长 9 寸（1 寸＝0.033m）的白布上备用。外用贴于左右胁下，用绷带固定，每 7 天换药 1 次。外敷至两侧胁下皮肤由浅黄色变为蓝色，再由深变浅即停止使用。一般使用 3 周。

【来源】浙江中医杂志，1990，7：318。

## 青黛鳖甲丸

【药物组成】鳖甲 62g，龟甲 31g，青黛 62g，金银花 15g，生牡蛎 31g，太子参 31g，生地黄 32g，鸡内金 13g，生山药 31g，地骨皮 31g，当归 15g，赤芍 12g，红花 9g，炮山甲 15g，牡丹皮 12g，甘草 3g，广木香 9g。

【功效主治】破积消瘀，凉血解毒。主治慢性粒细胞性白血病。

【用法】上药研末，炼蜜为丸，每丸 9g。每日服 4～6 丸。

【来源】中国中医秘方大全（下册）. 文汇出版社，1989。

## 龙葵苡仁汤

【药物组成】龙葵 30g，薏苡仁 30g，黄药子 15g，乌梅 12g，白花蛇舌草 30g，生甘草 5g。

【功效主治】清热解毒。主治慢性白血病急性发作。

【用法】水煎。每日 1 剂，分 2 次送服青黄片（青黛、雄黄为
7：3）或六神丸、当归龙荟丸、牛黄解毒片。

【来源】中国中医秘方大全（下册）. 文汇出版社，1989。

## 验方

【药物组成】 （1）消白散：壁虎 30 条，蜈蚣 30 条，朱砂
1.5g，枯矾 40g，皂角 15g，青黛 50g，汉三七 30g，乌梢蛇 50g，
僵蚕 25g。（2）栀子 15g，生地黄 15g，白芍 20g，胡黄连 10g，黄
药子 20g，半枝莲 25g，白花蛇舌草 50g，大青叶 20g，大黄 20g，
党参 35g，何首乌 20g，当归 15g。

【功效主治】各型慢性粒细胞性白血病。

【用法】方（1）加补益气血、解毒化瘀之党参、白术、黄芪、
当归、丹参、赤芍、莪术、何首乌、白花蛇舌草、黄药子、半枝
莲、大青叶，用于毒血搏结、正虚瘀积型。消白散各药共研细面，
每次 2.5g。方（1）加归脾丸（每次 1 丸）、牛黄解毒片（1 次 4～
6 片，每日 2 次），用于余邪内伏、郁而待发型，消白散用量同上。
方（1）、方（2）加安宫牛黄丸（1 次 1 丸，每日 3～4 次）、白消
安 2mg，每日 3 次口服（白细胞降至 2 万/m³ 即停药）。支持疗法
用于邪郁化热、营血热炽型，消白散 1 次 5g，每日 2 次。

【来源】辽宁中医杂志，1984，1：23。

## 验方

【药物组成】猪殃殃 30g，土大黄 30g，银花藤 30g，土茯苓
30g（也可用铁刺苓），黄精 15g，当归 12g，狗骨 30g，石菖蒲 9g，
丹参 15g，狗舌草 30g，青黛 6g。

【功效主治】慢性粒细胞性白血病。

【用法】水煎服，每日 1 剂。

【来源】中成药研究，1978，1：35。

## 验方

【药物组成】雄黄、青黛。

【功效主治】慢性粒细胞性白血病。

【用法】将两药按比例配伍后混匀，压片或装胶囊，每日 6～16g，分 3 次饭后口服。

【备注】副作用有恶心、胃脘不适、便溏等。

【来源】中医肿瘤学（上）. 北京：科学出版社，1983：315。

## 三、简易疗法

(1) 青黛，装入胶囊中内服（煎服无效）。每次服 3～6g，每日 3 次。

(2) 菌灵芝 30g，加水煎熬 2h，煎 3 次服。同时服蜂乳以增强疗效。

(3) 取 125g 重蟾蜍 15 只（剖腹去内脏），黄酒 1500ml，煮沸 2h，将药液过滤即得。成人每次服 15～30ml，1 日 3 次。

(4) 何首乌 10g，白芷 10g，水煎服。

(5) 喜树根研粉，每次服 3g，每天服 3 次，如白细胞下降，改 1.5g，每天服 3 次，维持量为每天 0.1～0.5g。

(6) 狗舌草 10～15g，水煎后与等量米汤和匀，分 2 次服下，每天 1 剂。

(7) 红枣 20 枚，柿叶 7 片，水炖服；或单用柿叶 60g，水煎服。

(8) 猪脾烘干研粉，加野百合粉等量，混匀，装入胶囊，每次 2 粒，每日 3 次。

(9) 漆姑草、甘草各 250g，每日 1 剂煎服。

(10) 将蟾蜍洗净（不剥皮），用剪子或刀子从腹壁正中线剖开（不去内脏），放入 1 个鸡蛋至腹腔内，用线缝合关腹，然后加水 300～400ml 煮沸 30～40min，至蟾蜍肉烂为宜，吃蛋不喝汤。治疗期间应配合加强营养等一般支持疗法。

(11) 白花蛇舌草 60g，狗舌草 30g，牛舌草 30g，水煎服；每日 1 剂。

# 第二十九章

## 恶性淋巴瘤

恶性淋巴瘤指原发于淋巴结和（或）结外淋巴组织的免疫细胞肿瘤，是来源于淋巴细胞或组织细胞的恶变。本病多发于青壮年，为我国常见十大肿瘤之一。中医以肿块皮色不变、无痛无痒而总属"阴疽"范畴，散见于"石疽""恶核""阴疽""痹瘤""失荣"等篇章中，目前多以"石疽"名之。中医认为本病的发生乃内外因合病，内而先天不足、脾肾气虚，外而风热或湿热之毒侵袭，正邪相争，日久不去，气血瘀滞，痰凝气结，发于五脏而留于皮肉之间，渐成本病；或因忧思郁怒、肝气郁结，脾气不足、痰湿内生，气血瘀滞，溢于脉外，聚而成形，结而成块，发为本病。病位在肝、脾、肾，属正虚邪实之证。

临床表现多种多样，而以无痛性浅表淋巴结肿大为多见。状如桃李或如痰痹，皮色不变，质韧或坚硬如石，难溃难消，溃后难敛，可伴有肝脾大、发热、消瘦及皮肤瘙痒等。

一、辨证施治秘验方

### 山土合剂

【药物组成】山豆根30g，土茯苓30g，连翘30g，牛蒡根15g，柴胡9g，土贝母12g，露蜂房30g，板蓝根30g，天花粉15g，玄参30g，鬼针草30g，家雀窝胆30g。

【加减】气滞明显者加川楝子、香橼皮；痰多者加芥子、僵蚕、胆南星、半夏；有虚热者加胡黄连、糯稻根。

**【功效主治】**恶性淋巴肉瘤。

**【用法】**水煎服，每日 1 剂。

**【来源】**陕西中医，1980，1：46。

## 加减四物消瘰汤化裁

**【药物组成】**当归、川芎、赤芍、生地黄各 10g，玄参、山慈菇、黄药子、海藻、昆布、夏枯草各 15g，牡蛎、重楼各 30g。

**【功效主治】**恶性淋巴瘤。

**【用法】**水煎服，每日 1 剂，连服 30 剂后，如肿块缩小 1/2 以上者，继服上方 1～2 个月。如肿块增大或变化不明显者，加化疗。

**【来源】**北京中医杂志，1985，5：22。

## 抗癌Ⅱ号丸

**【药物组成】**乳香 100g，没药 100g，朱砂、天花粉各 100g，轻粉 2.1g，血竭、枯矾、雄黄、全蝎、蜈蚣、生水蛭各 50g，白硇砂、白及、硼砂、苏合香油各 15g。

**【功效主治】**恶性淋巴瘤。

**【用法】**上药研末水泛为丸，如绿豆大，每次 2～10 丸，每日 3 次。

**【备注】**副作用稍有恶心。至少服药 3 个月才能开始产生效果。

**【来源】**中医肿瘤学（上）．北京：科学出版社，1983：325。

## 加味解毒散结汤

**【药物组成】**板蓝根 30g，马勃 4.5g，薄荷 10g，蒲公英 30g，瓜蒌 15g，玄参 15g，苦桔梗 10g，生地黄 12g，赤芍 12g，重楼 12g，郁金 10g，露蜂房 3g。

**【功效主治】**淋巴肉芽肿。

**【用法】**水煎服，每日 1 剂。

**【来源】**千家妙方．北京：中国人民解放军战士出版社，

1982：578。

## 二花二蓟散

【药物组成】半枝莲 500g，金银花 250g，野菊花 250g，夏枯草 250g，穿山甲 15g，大蓟 15g，小蓟 15g，牡丹皮 6g。

【功效主治】淋巴癌。

【用法】以上各药共研细末，制成内服散剂。口服，每次 9g，每日 3 次。

【来源】抗癌中草药制剂．北京：人民卫生出版社，1981：306。

## 江南白花汤

【药物组成】望江南 30g，白花蛇舌草 30g，夏枯草 30g，海藻 30g，牡蛎 30g，野菊花 30g，白毛藤 30g，紫丹参 30g，全瓜蒌 30g，昆布 15g，山药 15g，桃仁 9g，南沙参 12g，王不留行 12g，蜂房 13g，小金片 10 片，天龙片 15 片。

【功效主治】淋巴癌。

【用法】水煎服，每日 1 剂。小金片分 2 次，天龙片分 3 次。随汤药吞服。

【来源】抗癌中草药制剂．北京：人民卫生出版社，1981：306。

## 消瘰丸加味

【药物组成】川贝母 12g，玄参 15g，牡蛎 25g，瓜蒌 15g，穿山甲 18g，地龙干 15g，金银花 15g，虎杖 15g，天花粉 30g，白芍 15g，白花蛇舌草 30g。

【功效主治】化痰祛瘀，清热解毒。用于痰瘀互结，热毒内蕴之恶性淋巴肉瘤。

【用法】每日 1 剂，水煎，分两次服。同时服片仔癀，每天 1 粒。禁食辛辣、油腻、腥味之品。

【来源】福建中医药，1989，20（4）：12。

## 阳和汤加减

【药物组成】熟地黄 20g，麻黄 10g，芥子 10g，肉桂 4g，炮姜 5g，生甘草 10g，鹿角胶 10g，皂角刺 9g，天南星 9g，夏枯草 12g。

【功效主治】温化寒痰。用于寒痰凝滞型恶性淋巴瘤。

【用法】水煎服，每日 1 剂。另加小金丹内服。

【来源】中医肿瘤学（上）．北京：科学出版社，1983：322。

## 舒肝溃坚汤加减

【药物组成】夏枯草 12g，僵蚕 12g，香附 9g，石决明 9g，当归 6g，白芍 6g，青皮 6g，柴胡 6g，川芎 6g，红花 3g，姜黄 3g，穿山甲 6g，生甘草 3g，灯心草为引。

【功效主治】理气化痰。用于气郁痰结型恶性淋巴瘤。

【用法】水煎服，每日 1 剂。

【来源】中医肿瘤学（上）．北京：科学出版社，1983：323。

## 化坚丸

【药物组成】牡蛎 60g，海蛤壳 60g，海藻 60g，昆布 20g，象贝母 30g，夏枯草 30g，当归 30g，川芎 15g，桂枝 15g，细辛 15g，白芷 15g，藿香 30g，山慈菇 15g。

【功效主治】霍奇金病。

【用法】诸药研末，泛丸，如绿豆大，每日服 3 次，每次 9g。

【来源】江苏中医，1959，11：31。

## 六母二君丸加减

【药物组成】浙贝母 30g，知母 10g，石见穿 30g，猫爪草 30g，三棱 10g，莪术 10g，牡丹皮 15g，赤芍 15g，紫草 10g，陈皮 10g，清半夏 10g，炙刺猬皮 10g，木香 6g，砂仁 6g，山药 15g，山茱萸

15g，鸡内金 30g，山楂 10g，黄芪 30g，龙胆 10g。

【功效主治】适用于恶性淋巴网状细胞瘤。

【用法】每日 1 剂，水煎分两次服。

【来源】中国中医药信息杂志，2017，24，01：110-113。

## 验方

【药物组成】白花蛇舌草 100g，夏枯草 60g，山楂 50g，何首乌、鳖甲、牡丹皮、党参、半边莲各 30g，薏苡仁 25g，生地黄、白术、白芍、女贞子各 20g。

【加减】若伴消化道症状如进食后脘腹胀满、纳呆加谷芽、陈皮；腹泻加山药、莲子、马齿苋、黄芪；口燥咽干加麦冬、黄精、白茅根、南沙参、北沙参；舌淡苔薄、脉缓减牡丹皮。

【功效主治】恶性淋巴瘤。

【用法】每日 1 剂，水煎服。

【来源】四川中医，1988，4：31。

## 验方

【药物组成】白花蛇舌草 30～90g，山慈菇、三棱、莪术、炒白术各 15～30g，僵蚕、夏枯草各 30g，昆布、煅牡蛎、煅瓦楞子各 30～60g，炮山甲、黄药子各 9～15g，全蝎 6～12g（研末冲服）；甘草 6g。

【加减】偏寒加干姜、附片、肉桂；偏热加狗舌草、天葵子；气虚加黄芪、党参；血虚加当归、紫河车；胃阴虚加石斛、麦冬；肺阴虚加北沙参、天冬；心阴虚加麦冬、玉竹；肝肾阴虚加龟甲、鳖甲、生地黄、枸杞子；阳虚加附片、肉桂、补骨脂、棉花根；实热加生石膏、知母、黄芩、黄连。另外葵树子、猫爪草均可选用。蜈蚣能加强全蝎疗效，但易致转氨酶升高，用时需加保肝药 1～2 味。

【功效主治】恶性淋巴瘤。

【用法】水煎服，1 剂 3 煎，1 日 3 次。为巩固疗效，常用所服中药作丸，每次 10g，1 日 3 次。30 剂为一疗程。肿块处可外敷独角莲或鲜蟾皮。

【来源】浙江中医杂志，1988，8：367。

### 验方

【药物组成】天葵子 12g，水红花子 30g，重楼 12g，煅牡蛎 30g，炙甘草 6g，煅瓦楞子 30g，土茯苓 24g。

【功效主治】恶性淋巴瘤。

【用法】水煎服，每日 1 剂，分 3 次服。

【来源】肿瘤的辨证施治. 上海：上海科学技术出版社，1980：130。

### 验方

【药物组成】制何首乌 15g，炒白术 15g，象贝母 9g，僵蚕 12g，橘叶 9g，姜半夏 12g，制天南星 12g，夏枯草 24g。

【功效主治】恶性淋巴瘤。

【用法】水煎服，每日 1 剂，分 3 次服。

【来源】肿瘤的辨证施治. 上海：上海科学技术出版社，1980：130。

### 验方

【药物组成】(1) 四君子汤加味：党参 15g，黄芪 20g，白术 15g，茯苓 15g，薏苡仁 20g，浙贝母 15g，延胡索 10g，枳实 10g，广木香 6g。(2) 桂枝茯苓丸加减：桂枝 10g，茯苓 20g，牡丹皮 10g，桃仁 10g，赤芍 10g，党参 20g，薏苡仁 20g，广木香 6g。

【功效主治】恶性淋巴肉瘤。

【用法】每日 1 剂，分两次水煎服。方 (1) 偏重补益脾胃；方 (2) 可与方 (1) 同用，增强攻邪力量。

【来源】湖南中医杂志，1987，2：42。

## 验方

【药物组成】（1）天葵子、生牡蛎、玄参、生地黄各12g，黄柏、黄芩、土茯苓各9g，牡丹皮、金银花、蒲公英各6g，甘草5g。（2）生山柰、生川乌、生草乌各等份。

【功效主治】恶性淋巴肉瘤。

【用法】方（1）水煎服，每日1剂。方（2）研粉末，烧酒外搽肿结处，每日数次。

【来源】江西中医药，1987，5：35。

## 验方

【药物组成】海藻、昆布、土贝母、天葵子、夏枯草、炒白术、当归各9g，生牡蛎30g，海蛤壳、丹参各15g，怀山药、玄参各12g。

【功效主治】恶性淋巴瘤。

【用法】每日1剂，水煎服。

【来源】浙江省中医学院学报，1981，2：23。

## 验方

【药物组成】（1）枸杞子、鸡血藤各30g，何首乌、党参、当归、半夏、茯苓、山楂、神曲、薤白、天冬各10g，黄芪20g，丹参30g，陈皮6g，全瓜蒌60g。（2）全瓜蒌120g，薤白、天冬、莪术、土鳖虫、水蛭、穿山甲、半夏各10g，生薏苡仁60g，黄芪、茯苓各15g，丹参30g。

【加减】方（1）如胸痛者加当归、延胡索；胸闷加枳壳、郁金；痰多加贝母、杏仁；纳呆加焦三仙。

【功效主治】胸腺霍奇金病。

【用法】两方均每日1剂，水煎服，交替应用。方（1）主要应用于患者正气虚衰、气滞、血瘀、痰结为患时。方（2）主要应用于患者正气恢复，邪盛，能以攻伐为主治疗时。对于患本病的患者，应根据具体情况而配合其他方法综合治疗。

【来源】浙江中医杂志，1982，10：451。

## 验方

【药物组成】（1）扶正二号：生黄芪 30g，女贞子、当归、鸡血藤、枸杞子各 15g，陈皮粉 6g。

（2）扶正四号：生黄芪 30g，黄精、鸡血藤、菟丝子、女贞子各 15g。

【功效主治】恶性淋巴瘤、子宫颈癌、乳腺癌及其他肿瘤。

【用法】方（1）扶正二号、方（2）扶正四号均制成浓缩糖衣片剂，每片 0.5g，每日 3 次，扶正二号每次 6～10 片，扶正四号每次 8～10 片。一般患者服扶正二号，肾虚突出的患者服扶正四号，可配合化疗及放射疗法。

【来源】中西医结合杂志，1987，（12）：712。

## 验方

【药物组成】柴胡、赤芍、黄芩各 12g，枳壳、黄芪、地龙各 15g，大黄 4g，水蛭 3～6g（研末吞服），蛴螬、土鳖虫各 6g，半枝莲 15～30g，黄药子 10g，藤梨根 15～30g，虻虫 1～2g。

【功效主治】肠系膜恶性淋巴瘤。

【用法】每日 1 剂，水煎，分 3 次空腹服。

【来源】四川中医，1988，7：42。

## 验方

【药物组成】夏枯草 15g，牡蛎 15g，天花粉 12g，生地黄 12g，川贝母 9，玄参 9g，麦冬 9g，天龙 2 条（焙干，研末冲服）。

【功效主治】淋巴结转移性低分化癌。

【用法】水煎服，每日 1 剂。

【来源】中医杂志，1986，3：62。

## 验方

**【药物组成】**鳖甲、连翘各15g，半枝莲、白花蛇舌草、皂角刺、夏枯草各13g，三棱、莪术、赤芍、升麻、水蛭各10g。

**【功效主治】**颈部淋巴肉瘤。

**【用法】**水煎服，2日1剂，4次分服。

**【来源】**北京中医杂志，1989，2：50。

## 验方

**【药物组成】**鲜土茯苓、生地榆各60g，鲜杏香兔耳风根70g，土牛膝15g，全当归、威灵仙各12g。

**【加减】**便秘时加制大黄9～12g。

**【功效主治】**淋巴细胞性淋巴肉瘤。

**【用法】**水煎服，每日1剂。

**【来源】**浙江中医，1986，11：490。

## 验方

**【药物组成】**（1）沙参、玄参、生牡蛎、山慈菇、蒲公英、金银花、山豆根、枸杞子、赤芍、丹参、重楼、天葵子各15g，白花蛇舌草30g，大贝母、紫花地丁、板蓝根、射干、夏枯草各12g。（2）胜利丹：雄黄9g，乳香、没药、炮甲珠、血竭各4.5g，石膏3g，蜈蚣3条，全蝎、大黄各9g，蜗牛、朱砂、冰片、蟾酥、硼砂各6g，轻粉1.5g，麝香0.3g。（3）鲜独角莲。

**【功效主治】**网织细胞肉瘤。

**【用法】**方（1）水煎服，每日1剂。方（2）共研为末，面糊为丸如绿豆大。每日1次，每次5～8粒，饭后服。方（3）去粗皮捣成泥状敷于肿瘤部位，或用干品磨成细粉用温开水（忌开水）调成糊状敷贴肿瘤处。

**【来源】**湖北中医杂志，1980，6：21。

## 验方

**【药物组成】**干姜 15g，肉桂 15g，附子 15g，桃仁 15g，莪术 30g，三棱 15g，海藻 15g，牡蛎 15g，党参 15g，熟地黄 30g，枸杞子 15g，槟榔 30g，大黄 15g，蜈蚣 5 条，阿胶 12g（烊化冲），芒硝 15g（冲）。

**【功效主治】**小肠网织细胞肉瘤。

**【用法】**水煎 2 次，早晚分服。

**【来源】**癌症的治疗与预防.北京：春秋出版社，1988：143。

## 验方

**【药物组成】**黄芪、肉苁蓉、党参、怀山药、熟地黄各 15g，枸杞子、杜仲各 12g，山茱萸、熟附子各 10g，陈皮、肉桂、生甘草、炙甘草各 6g。

**【功效主治】**恶性淋巴网状细胞瘤，适用于脾阳不振、命门火衰，阴寒内盛格阳者。

**【用法】**每日 1 剂，水煎，分两次服。另以柿霜饼 60g，嚼服，徐徐咽下。

**【来源】**新中医，1984，16（12）：34。

## 二、单方偏方

(1) 明雄黄 30g，研细末，每天分 3 次服下。

(2) 醒消丸，每日 3 次，每次 1g，3 月为一疗程。

(3) 当归芦荟丸，每日 3 次，每次 2g，3 月为一疗程。

(4) 光慈菇 30g，猪肾及睾丸各 1 个，煮熟，常服。

(5) 猕猴桃适量，经常服用。

(6) 核桃树枝 200～250g（鲜与干均可），鸡蛋 3 个（带壳），将核桃树枝与鸡蛋小火煮 4h，吃蛋及部分汤汁，余下汤汁分次服完。

（7）半枝莲 120g，蒲公英 30g，煎水当茶饮，每日 1 剂，病情减轻后剂量可减半。并随症配合中药。

（8）炙天龙研末，每日服 2 次，每次 5g。

# 第三十章

## 恶性黑色素瘤

恶性黑色素瘤来源于黑色素细胞，与黑色素细胞的转化有关，神经棘上皮产生黑色素细胞。恶性黑色素瘤是高度恶性的肿瘤。恶性黑色素瘤在我国并不多见。发病在头颈部皮肤者占53.3％，主要在颊、头皮及颈部、耳部。性别差异不大，年龄在30～70岁，40岁为高峰。发病率随年龄上升，在儿童发病率几乎为零。恶性黑色素瘤好发于皮肤，但在我国发生于口腔黏膜者反比面部皮肤为多，约占80％以上。

### 一、辨证施治秘验方

#### 青仁绿梨汤

【药物组成】青黛12g，生薏苡仁30g，绿豆30g，藤梨根30g，茯苓15g，猪苓15g，黄芩10g，太子参15g，白茅根12g，生大黄8g，半枝莲20g，绞股蓝15g，生黄芪15g，白术12g，甘草4g。

【功效主治】清热解毒，扶正祛邪。主治毒热内炽型恶性黑色素瘤。

【用法】水煎，每日1剂，分2次服。

【来源】癌的扶正培本治疗. 福州：福建科学技术出版社，1989。

#### 黄山六君汤

【药物组成】党参15g，白术12g，茯苓12g，甘草3g，砂仁

6g，木香 6g，黄芪 20g，熟地黄 15g，怀山药 15g，枸杞子 12g，大枣 6 枚，补骨脂 9g，芡实 15g。

【功效主治】补肾健脾，扶正抑癌。主治脾肾两虚型恶性黑色素瘤晚期。

【用法】水煎，每日 1 剂，分 2 次服。

【来源】癌的扶正培本治疗. 福州：福建科学技术出版社，1989。

## 仙萸四君汤

【药物组成】党参 15g，白术 10g，茯苓 15g，甘草 6g，淫羊藿 10g，山茱萸 15g，巴戟天 10g，红花 10g，黄芪 10g，补骨脂 10g。

【功效主治】补肾健脾，扶正抑癌。主治脾肾两虚型黑色素瘤晚期。

【用法】水煎，每日 1 剂，分 2 次服。

【来源】中西医结合常见肿瘤临床手册. 郑州：河南科学技术出版社，1984。

## 八珍益母汤

【药物组成】党参 20g，苍术、白术各 20g，茯苓 30g，甘草 20g，当归 20g，赤芍、白芍各 20g，白花蛇舌草 30g，黄芪 30g，黛蛤散 20g（包煎）。

【功效主治】补气养血，解毒化瘀。主治气血虚弱，毒瘀内结型黑色素瘤老年体弱者。

【用法】水煎，每日 1 剂，分 2 次服。

【来源】肿瘤临证备要. 北京：人民卫生出版社，1983。

## 牛雄麝酥丸

【药物组成】牛黄 6g，重楼根 60g，菊叶三七根 60g，薏苡仁 60g，赤芍 60g，当归 60g，红花 30g，昆布 30g，海藻 30g，制马钱子 25g，珍珠粉 20g，麝香 3g，雄黄 3g，蟾酥 400mg。

【功效主治】清热解毒，活血化瘀，扶正固本。主治毒瘀内盛型恶性黑色素瘤。

【用法】上药共研细末，泛为蜜丸，制 400 粒。每日服 2 次，每次服 1 粒。同服参芪丹公汤。

【来源】南京中医学院学报，1986，4：22。

## 参芪丹公汤

【药物组成】太子参 12g，生黄芪、炙黄芪各 9g，丹参 9g，蒲公英 30g，薏苡仁 30g，茯苓 9g，炮甲珠 6g。

【功效主治】清热解毒，活血化瘀，扶正固本。主治瘀热内结型恶性黑色素瘤。

【用法】水煎，每日 1 剂，分 2 次服。

【来源】南京中医学院学报，1986，4：22。

## 双参鹿牛汤

【药物组成】红参 10g，玄参 15g，鹿角胶 20g（烊），田七 15g，水牛角 15g（先煎），生地黄 15g，麦冬 15g。

【功效主治】扶正抗癌。主治正气不足型恶性黑色素瘤。

【用法】水煎，每日 1 剂，分 3 次饭前服。

【来源】浙江中医杂志，1991，11：498。

## 黄药半枝莲汤

【药物组成】黄药子 30g，半枝莲 60g，当归 30g，玄参 30g，金银花 30g，陈皮 30g，紫荆皮 20g，牡蛎 30g，贝母 12g，儿茶 15g，夏枯草 60g，黑木耳 30g。

【功效主治】化痰祛瘀，软坚抗癌。主治痰瘀内结型恶性黑色素瘤。

【用法】水煎，每日 1 剂，分 2 次服。

【来源】四川中医，1983，5：42。

## 双蛇重楼汤

【药物组成】蛇莓 60g，白花蛇舌草 60g，重楼 30g，黑木耳 30g，木贼 30g，玄参 12g，牡蛎 30g，夏枯草 60g，橘红 12g，紫荆皮 30g，半枝莲 60g。

【功效主治】化痰祛瘀，软坚抗癌。主治痰瘀内结型恶性黑色素瘤。

【用法】水煎，每日服 1 剂，

【来源】四川中医，1983，5：42。

## 茯苓拔毒散

【药物组成】茯苓、雄黄、矾石各等份。

【功效主治】拔毒燥湿敛疮。主治湿毒内结型恶性黑色素瘤。

【用法】上药共研细粉，过 7 号筛，混合均匀备用。将患处皮肤按常规消毒，外敷此粉，每日换药 1～2 次。

【来源】中西医结合杂志，1986，6（11）：697。

## 验方

【药物组成】 （1）茯苓拔毒散：雄黄、矾石、茯苓各等份。（2）连翘、金银花各 50g。

【功效主治】溃疡性黑色素瘤。

【用法】方（1）共研细末，过 7 号筛，混合均匀备用。在患处常规皮肤消毒以后，外敷此粉，每日换药 1～2 次。如患处流血较多可撒少许三七粉。如用散剂后感到干痛，可制软膏或用熟麻油调化外敷。方（2）浓煎代茶饮，每日 1 剂，连服数月。

【来源】四川中医，1985，7：55。

二、术后、放化疗方

## 升血汤

【药物组成】生黄芪、黄精、鸡血藤、菟丝子、枸杞子、女贞子各等份。

【功效主治】补肾以生血，适用于联合化疗黑色素瘤，以增强对化疗药物的耐受力。

【用法】水煎服，每日1剂，分两次服。

【来源】北京中医药，2013，32，07：515-517。

## 地黄白蛇汤

【药物组成】生地黄20g，山茱萸10g，女贞子30g，墨旱莲10g，土茯苓20g，猪苓20g，黄精30g，当归20g，秦艽10g，白英20g，蛇莓20g，龙葵20g，丹参30g，紫河车10g，淫羊藿10g。

【功效主治】滋补肝肾，祛毒化结。主治黑色素瘤术后复发。

【用法】水煎，每日1剂，分2次服。

【来源】肿瘤临证备要. 北京：人民卫生出版社，1983。

## 丹皮石鳖汤

【药物组成】牡丹皮10g，山茱萸9g，怀山药12g，茯苓12g，泽泻9g，生地黄9g，麦冬12g，沙参10g，石斛10g，鳖甲15g，天冬10g，黄精12g，枸杞子12g，太子参12g，白术12g，甘草3g，绞股蓝15g，八百光6g（另炖）。

【功效主治】滋补肝肾，祛毒化结。主治黑色素瘤术后复发。

【用法】水煎，每日1剂，分2次服。

【来源】癌的扶正培本治疗. 福州：福建科学技术出版社，1989。

## 地黄黑首汤

【药物组成】熟地黄15～30g，山茱萸15g，枸杞子15～30g，黄精30g，茯苓15g，牡丹皮15g，黑芝麻30g，蒸何首乌30g。

【功效主治】滋补肝肾，祛毒化结。主治黑色素瘤术后复发。

【用法】水煎，每日1剂，分2次服。

【来源】中西医结合常见肿瘤临床手册. 郑州：河南科学技术

出版社，1984。

## 三、单方偏方

(1) 20％蟾酥软膏外敷，3 日后即可见效。

(2) 生草乌 10g，重楼 30g。上 2 味用童便浸泡 72h，晒干研末。每次服 2～5g，饭后温开水送服。并服双参鹿牛汤，外用鱼眼韦骨酊。

(3) 藜芦膏：单味藜芦研成粉末，以脂调膏外敷，数日一换。

(4) 五虎膏：疮面用甘草水洗净，拭干，外涂约分许厚，一日 2～3 次。

# 第三十一章

# 皮肤癌

皮肤癌是发于皮肤表面的恶性肿瘤，为较常见的癌症之一，中医称之为"瘟疮"，以其疮形如岩石而得名。古籍中凡"顽疮""翻花疮"多属此范畴。其病因病机为外感风湿热毒客于肌肤，或七情不畅，肝气郁结，肝虚血燥，或饮食不节，致脾胃虚弱，痰湿内生，脉络瘀阻，气血亏虚，难荣于外，毒邪积聚，留滞肌肤而发。皮肤癌的发生与肺、肝、脾、胃关系密切。

临床多发于 40 岁以上，表现为体表皮肤上发生较硬结节，边缘隆起，疮呈暗红，时有脉络显露，中心质硬而皲裂，进而溃败肌肤，浸淫不休，向四周蔓延，肿物高突如菜花或石榴状，亦可深入筋骨，病程缠绵不愈。

一、辨证施治秘验方

## 二花液

【药物组成】金银花、丹参、蒲公英各 30g，黄连、黄柏、白及、枯矾各 20g，白蔹 15g，煅珍珠、冰片各 3g，马勃 10g，75％酒精 200ml。

【功效主治】癌性、结核性溃疡及皮肤癌。

【用法】冰片、煅珍珠、枯矾共为细面。余药纳入酒精浸泡 48h，微火煎熬 20min，过滤取汁。将冰片、煅珍珠、枯矾粉入药液中混合。用时以消毒棉签蘸药液涂抹患处，每日 4 次。

【来源】国医论坛，1990，2：35。

## 蟾酥软膏

【药物组成】蟾酥 10g，清洗液 30ml，磺胺软膏 40g。

【功效主治】皮肤癌。

【用法】取蟾酥溶于 30ml 清洗液中，再加入 40g 磺胺软膏。上药调匀，每次适量外敷癌瘤处。

【来源】千家妙方．北京：中国人民解放军战士出版社，1982：521。

## 复方千足虫膏

【药物组成】千足虫（马陆）6g，鲜麻根心 6g，蓖麻仁泥 2g，陈石灰 1g，叶烟粉 1g。

【功效主治】皮肤癌。

【用法】将千足虫用 95% 乙醇浸泡后，捣烂，加入蓖麻仁泥、陈石灰、叶烟粉，调匀，最后加入捣烂的麻根心，调和均匀。外用，先将癌肿创面用双氧水或生理盐水清洗后，再涂敷此膏，每日或隔日换药 1 次，1～2 个月为一疗程。

【来源】抗癌中草药制剂．北京：人民卫生出版社，1981：290。

## 硇砂散

【药物组成】硇砂 9g，轻粉 3g，雄黄 3g，冰片 0.15g，大黄 3g，西月石 3g。

【功效主治】皮肤癌。

【用法】以上各药共研细末，用獾油或香油调和成糊剂，外用，每日涂搽患处 1 次。

【来源】抗癌中草药制剂．北京：人民卫生出版社，1981：285。

## 枯矾散

【药物组成】枯矾、煅石膏、轻粉、黄丹各等份，外敷患处。

【功效主治】适用于皮肤鳞状上皮癌。

【来源】中国中医药科技，1997，05：322-323。

## 泻火散加味

【药物组成】生石膏 12g，藿香 9g，防风 12g，甘草 9g，炒栀子 9g，全蝎 6g，蜈蚣 2 条，僵蚕 9g。

【功效主治】鳞状上皮癌。

【用法】水煎服，每日 1 剂；或用散剂，上方共研细末，日服 2 次，每次 9g，白开水送下。

【来源】中医杂志，1966，4：9。

## 验方

【药物组成】(1) 白砒条：白砒 10g，淀粉 50g，加水适量，揉成面团，捻成线条状，待自然干燥备用。(2) 一效膏：朱砂 50g，灸炉甘石 150g，冰片 50g，滑石粉 500g，淀粉 100g，加麻油适量，调成糊状。

【功效主治】皮肤癌。

【用法】局部常规消毒后，于肿瘤周围，间隔 0.5～1.0cm 处刺入白砒条，深达肿瘤基底部，在肿瘤周围形成环状，外敷一效膏。

【备注】本疗法适用于皮肤癌之初期无转移者，疗效可靠。白砒条插入后的 12～24h 内出现腐蚀作用，2～6 日肿物可脱落。白砒的每次用量为 2～3mg，按《中国药典》规定口服极量为 5mg，故不致引起中毒反应。

【来源】中医杂志，1986，2：40。

## 验方

【药物组成】番木鳖 240g，川蜈蚣 30 条，天花粉 9g，北细辛

9g，蒲黄 3g，白芷 3g，紫草 1.5g，穿山甲 1.5g，雄黄 1.5g，白蜡 60g。

**【功效主治】**皮肤癌。

**【用法】**将番木鳖水煮去皮毛。以麻油 300g，放入以上各药（除番木鳖、白蜡以外），煎至药枯去渣，次下番木鳖炸至松黄色（下令焦黑）捞起，熬成的油加白醋 60g 即成，涂敷患处。

**【来源】**安徽单验方选集. 合肥：安徽人民出版社，1972：318。

### 验方

**【药物组成】**麝香 0.5g，冰片 6g，大黄 10g，蟾酥 1g，雄黄 4g，乳香 10g，没药 10g，血竭 6g，芥子 8g。

**【功效主治】**体表原发或转移癌肿。

**【用法】**按上药比例配方，共研细粉和匀，其用量视肿块面积大小而定，用黄酒（白酒也可）调成糊状药膏，局部清洗热敷后，将药膏遍涂于肿块处，厚度约 2mm，用麝香虎骨膏（或橡皮膏）覆盖固定，每隔 2～3 天换敷一次。

**【来源】**山东中医杂志，1989，1：48。

### 验方

**【药物组成】**炉甘石 60g，密陀僧 60g，梅片 1.5g。

**【功效主治】**癌性溃疡。

**【用法】**共研细末，再与猪板油 250g 捣匀，捶成软膏状，涂患处。

**【来源】**中草药单方验方新医疗法选编. 南京：南京革命委员会卫生局卫生教育馆，1971：334。

### 验方

**【药物组成】**鸦胆子。

**【功效主治】**鳞状上皮癌。

**【用法】**第一周内服鸦胆子每次 9 粒，第二周每次 10 粒，第三周每次 11 粒，第四周每次 12 粒，第五周每次 15 粒。均每日 3 次，用龙眼肉包裹，饭后吞服。外搽鸦胆子凡士林膏（将鸦胆子捣碎，与凡士林混合，拌匀），外敷患处，每日 1 次。

【来源】广西中医药，1979，3：21。

### 验方

【药物组成】生地黄、当归各 12g，赤芍、丹参、川牛膝、僵蚕、金银花各 9g，蒲公英、白花蛇舌草、汉防己、茯苓皮各 30g，赤小豆 60g，干蟾皮 6g，制乳香、制没药、甘草各 4.5g。

【功效主治】高年气血不足、湿热瘀积化毒之鳞状上皮细胞癌。

【用法】上方每日 1 剂，水煎分两次服，可随证加减少量药物。外用金黄膏、千金散。外敷药每日以等份混用。

【来源】上海市医药杂志，1984，1：24。

### 验方

【药物组成】煅人中白 6g，大梅片 2g。

【功效主治】皮肤鳞状上皮细胞癌。

【用法】上药研细末备用。用时每日以淡盐水局部清创后，将药粉均匀撒在溃疡面上，并以红霉素软膏纱布覆盖，固定。每日换药 1 次。

【来源】上海中医药杂志，1986，12：23。

### 验方

【药物组成】生地黄、茯苓皮各 12g，白花蛇舌草、半枝莲各 30g，紫花地丁 15g，当归、赤芍、大贝母、僵蚕、干蟾皮、三棱、莪术、王不留行、金银花、泽泻各 9g，甘草 4.5g。

【功效主治】皮肤鳞状上皮细胞癌。

【用法】内服药每日 1 剂，分两次水煎服。外用金黄散、千金散。外用药 4 天换 1 次，涂患处。

【来源】上海中医药杂志，1988，3：19。

## 验方

【药物组成】丹参、赤芍、桃仁、当归、干蟾皮、泽泻、僵蚕各 9g，川芎 4.5g，蒲公英 30g，茯苓皮 12g，甘草 4.5g，田七粉 1.5g（另吞）。

【加减】若出现伤阴表现，加用大剂生地黄、石斛、玄参、天花粉等。

【功效主治】面部鳞状上皮细胞癌。

【用法】每日 1 剂，分两次水煎服。同时患者外敷金黄膏、桃花散。

【来源】上海中医药杂志，1981，7：32。

## 验方

【药物组成】夏枯草 30g，白及 9g，南瓜蒂 3 个。

【功效主治】眼鳞状上皮癌。

【用法】水煎服，每日 1 剂。

【来源】中草药单方验方新医疗法选编. 南京：南京革命委员会卫生局卫生教育馆，1971：323。

## 验方

【药物组成】（1）当归 10g，丹参 10g，蒲公英 15g，金银花 15g，浙贝母 10g，夏枯草 10g，乳香 10g，没药 10g，皂角刺 10g，玄参 12g，天花粉 12g，白芷 6g，穿山甲 5g。（2）胜红膏：樟脑 100g，松香 20g，白蜡 30g，黄蜡 30g，蜂蜜 12g，银珠 20g，黄连粉 15g。

【功效主治】耳垂鳞状细胞癌。

【用法】方（1）水煎服，每日 1 剂。方（2）前五味药隔水溶化，加入后两味药粉搅匀，待冷缩后外敷。每日 2 次。

【来源】内蒙古中医药，1989，1：38。

## 验方

【药物组成】（1）黄芪 15g，云茯苓、黄芩各 10g，当归、乳香、没药各 6g，金银花、野菊花各 20g，黄连 3g，皂角刺 50g。（2）蜈蚣 70g，干蟾蜍 50g，砂仁 30g。（3）乌梅 50g，熟地黄 10g（以上两味煅成炭），轻粉 3g。

【功效主治】头部鳞状上皮细胞癌。

【用法】方（1）水煎服，每日 1 剂。方（2）碾粉冲服，每日 3 次，每次 6g。方（3）碾粉和匀，撒在肿瘤表面。

【来源】江西中医药，1988，2：36。

## 验方

【药物组成】党参 15g，太子参 30g，当归 12g，白芍 12g，乌梅 30g，山楂 30g，牡蛎 30g，龙骨 15g，白花蛇舌草 30g，土茯苓 30g，黄芪 5g，甘草 10g。

【功效主治】骶尾皮肤鳞状上皮癌。

【来源】贵阳中医学院学报，1985，4：36。

## 二、单方偏方

（1）取大枣 10 枚，去核后将信石置于大枣内，于恒温箱内烤干，研细混匀（含信石 0.2g 为宜）密封于瓶中备用。同时与麻油调成糊状外敷。

（2）仙人掌，刮去皮刺，捣如泥，摊于纱布之上，敷患处，复以绷带包扎固定。敷药同时取全蝎 7 只，黄泥封煅，研细，黄酒冲服，每周 1 次。